Haug

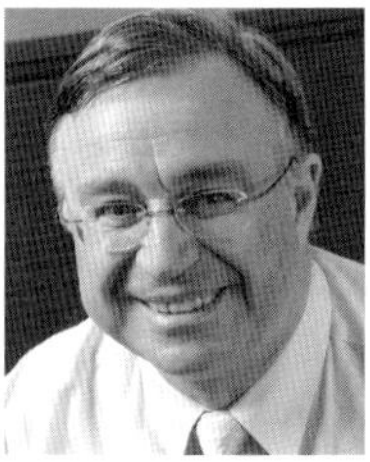

Thomas Feichtinger

Thomas Feichtinger wurde 1946 in Salzburg geboren und lebt in Zell am See. Er war Lehrer und wurde wegen einer schweren Krankheit, die 1983 erstmals auftrat, 1990 frühpensioniert. Nach jahrelanger Auseinandersetzung mit der Krankheit und ihrer Bewältigung, unter anderem mit Hilfe der Mineralstoffe nach Dr. Schüßler, kann Thomas Feichtinger heute wieder arbeiten. Neben Lehrgängen in der Mineralstofflehre nach Dr. Schüßler, und der damit eng verknüpften Antlitzanalyse nach Kurt Hickethier absolvierte er eine Ausbildung in Gestalttherapie und ließ sich zum Lebensberater in Existenzanalyse und Logotherapie nach Viktor Frankl ausbilden. Heute arbeitet er in der Erwachsenenbildung und in der Einzelberatung: Umfangreiche Vortrags- und Seminartätigkeit im In- und Ausland, Ausbildungslehrgänge in der Biochemie nach Dr. Schüßler und Antlitzanalyse. Er ist Vorsitzender der Gesellschaft für Biochemie nach Dr. Schüßler und Antlitzanalyse.

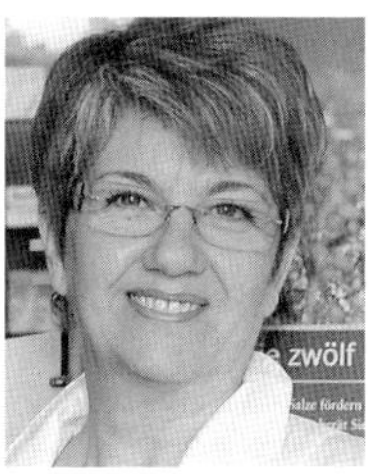

Mag. pharm. Susana Niedan-Feichtinger

Susana Niedan-Feichtinger wurde 1953 in Buenos Aires geboren. Von 1971 bis 1976 absolvierte sie ein Studium der Pharmazie an der Universität Wien und ist heute Inhaberin der Adler Apotheke und der Adler Pharma® in Zell am See. Da eines ihrer Kinder an Neurodermitis erkrankte, begann sie, sich intensiv und mit Erfolg mit Naturheilkunde auseinander zu setzen. Insbesondere arbeitet sie mit Blütenessenzen nach Dr. Bach, Homöopathie und Naturheilweisen. Durch die Entwicklung von speziellen Cremegelen und Salben, mit der die Mineralstoffe nach Dr. Schüßler äußerlich angewendet werden, verlieh sie dieser Heilweise ein neues und modernes Ansehen. Für viele überzeugend ist die gänzlich neu entwickelte biochemische Körperpflegelinie, in der ausschließlich Mineralstoffe nach Dr. Schüßler angewendet werden.

Ihr Ziel ist es, die Heilweise im medizinischen Bereich als eigenständige Heilweise zu etablieren und im Apothekenbereich in Beratung und Verkauf zu verankern.

Thomas Feichtinger
Susana Niedan-Feichtinger

Praxis der Biochemie nach Dr. Schüßler

Das Repertorium

4., vollständig überarbeitete
und erweiterte Auflage

103 Tabellen

Karl F. Haug Verlag · Stuttgart

Bibliografische Information der Deutschen Nationalbibliothek
Die Deutsche Nationalbibliothek verzeichnet diese Publikation in der Deutschen Nationalbibliografie; detaillierte bibliografische Daten sind im Internet über http://dnb.d-nb.de abrufbar.

Anschrift der Autoren

Thomas Feichtinger
Caspar-Vogl-Straße 8
A-5700 Zell am See
Tel. 00 43/(0)6542/53810
thomas.f@fst-gmbh.at

Mag. pharm. Susana Niedan-Feichtinger
Brucker Bundesstraße 25A
A-5700 Zell am See
Tel. 0043/(0)6542/55044
www.schuessler-mineralstoffe.at
susana.nf@adler-pharma.at

1. Auflage 2000
2. Auflage 2002
3. Auflage 2005

Oswald-Hesse-Str. 50, 70469 Stuttgart

Unsere Homepage: www.haug-verlag.de

Printed in Germany

Umschlaggestaltung: Thieme Verlagsgruppe
Umschlagfoto: Chris Meier, Stuttgart
Satz: deblik Berlin
Satzsystem: InDesign CS3
Druck: AZ Druck und Datentechnik, Kempten

ISBN 978-3-8304-7288-9 1 2 3 4 5 6

Geleitwort

Komplementäre Diagnose- und Therapiemethoden erfreuen sich zusehends größerer Beliebtheit unter den Patienten. Ganzheitsmedizin ist in aller Munde. Der Praxisalltag eines Arztes wird in zunehmendem Maße von nichtorganischen Krankheiten einerseits, andererseits von Krankheiten als Ausdruck falscher Ernährungs-, Lebens- und Denkweise beherrscht. Überdies hat sich der Stresspegel, der heute auf uns allen lastet, in den letzten Jahrzehnten genauso erhöht wie die Umweltbelastungen. Daraus ergibt sich die Notwendigkeit eines multikausalen, vernetzten Denkens, um sinnvolle und biologische Therapien durchführen zu können. Dies erfordert den pragmatischen, wachen Geist des Arztes, der eine scheinbare lokale Symptomatik richtig zu deuten weiß und dann therapeutisch einzugreifen vermag.

Einer modernen Medizin, die sich durch apparativen Objektivitätswahn und unglaubliche Verfächerung zunehmend vom Kern der Krankheiten entfremdet, kann auf Dauer aus medizinischen, aber auch aus Kostengründen, alleine kein Erfolg beschieden sein, zudem birgt sie die Gefahr der tiefen, meist nicht eingestandenen Frustration des Arztes, da er gar nicht mehr fähig ist, die Heilkunst auszuüben.

Jede Ergänzung der gängigen Sichtweise der Medizin hat zunächst Ablehnung, Anfeindung und Unverständnis, dann Duldung und zuletzt meist Anerkennung gefunden. Und so gesehen wird es ungewollt zur Aufgabe jeder „neuen" Sichtweise und Therapie, die Dogmen zu entlarven und manchmal auch zu helfen, einen Paradigmenwechsel herbeizuführen, der in der Physik, als Basisdisziplin der Naturwissenschaft, wie in der Medizin stattfindet.

Das Wesen von Krankheit und Gesundheit kann nicht über den Begriff und die Kenntnis von Rezeptoren, Genen oder Transmittern erklärt werden. Ältere bahnbrechende Konzepte, wie das schon vor 35 Jahren von Prof. Pischinger beschriebene „System der Grundregulation" und das „Stresskonzept" von Dr. Hans Selye, erhellen schon viel mehr. Die komplexen Prozesse, die Gesundheit und Krankheit bedingen, fristen jedoch ein Schattendasein, ja sind vielen Ärzten nicht mehr bekannt. Der Begriff des „Stoffwechselns" als Überbegriff für vernetzte energetische, humorale und stoffliche Vorgänge fehlt in der heutigen gängigen medizinischen Denkweise als Brücke zum Verständnis des Lebendigen komplett. Dabei wäre eine Behandlung des Stoffwechsels mit dem Ziel der Ausleitung und Entgiftung, aber auch Anregung des Organismus, ein oft kürzerer Weg zur Verbesserung der Gesundheit und zur prophylaktischen Behandlung unter Berücksichtigung der individuellen Konstitution und Lebensgeschichte.

Genau an diesem Punkt setzt die Biochemie nach Dr. Schüßler an: Den biochemischen Stoffwechsel des Körpers als Betriebssystem zu verstehen, das regelrechte Funktionsabläufe im Körper erst ermöglicht. Hierzu sind verschiedene Betriebsstoffe nötig, eben die biochemischen Salze, die durch ihre stoffliche und energetische Information die Zellfunktion wieder herstellen helfen. Und auch bei dieser Therapie wirkt die Substanz, gerade weil sie verdünnt ist und so vom Körper leichter aufgenommen werden kann.

Der Spruch des Paracelsus, „die Dosis allein macht das Gift", findet seine wunderbare Bestätigung. So ist die Biochemie nach Dr. Schüßler gleichzeitig eine Ordnungstherapie und eine echte Substitutionstherapie.

Die „alten" Ärzte, zu denen Dr. Schüßler gehörte, waren viel mehr als wir heute auf die exakte Beobachtung mittels ihrer fünf Sinne angewiesen. Umso höher muss auch die Entdeckung und nachfolgende Erforschung der biochemischen Salze gewertet werden. Wenn man sich von der Wirksamkeit der biochemischen Funktionsmittel überzeugt hat, wird man als Arzt Dr. Schüßlers Schaffen umso staunender zur Kenntnis nehmen. Es wäre jedoch falsch, nur auf seine Entdeckungen zu bauen. In Anbetracht unserer veränderten Lebenssituation im Vergleich zu Dr. Schüßlers Zeiten ist auch hier eine differenziertere Betrachtung notwendig. Den Autoren ist dies mit diesem Buche in bemerkenswerter Weise gelungen, sodass zu hoffen ist, dass es bei einer großen Leserschaft Verbreitung findet.

Zell am See, April 2002
Dr. Peter Laszloffy

Vorwort zur 4. Auflage

Die Mineralstoffe nach Dr. Schüßler bieten überzeugende Vorteile: Sie sind einfach anwendbar, haben keine Nebenwirkungen, sind für jedes Alter geeignet, stärken den gesamten Organismus und dienen einer lang anhaltenden Krankheitsvorsorge und Gesundheitspflege. Sie können mit jeder anderen Heilweise kombiniert werden, weil sie deren Wirkung unterstützt, indem notwendige Betriebsstoffe zur Verfügung gestellt werden. Ihre tiefgreifende Wirkung ist vor allem auch bei chronischen Erkrankungen von großer Bedeutung.

Mit ihrer Anwendung wird dem Therapeuten eine Möglichkeit zur Verfügung gestellt, die dem heutigen Patienten in seinem Vorbehalt und sogar bei Ablehnung gegen Medikamente sehr entgegenkommt, wenn er sich nach einer natürlichen Heilweise sehnt. Schüßler-Salze sind oft die richtige Antwort auf Betriebsstörungen, die sich auf Defizite in Speichern von Betriebsstoffen zurückführen lassen. Diese Mineralstoffe sind bei vielen Beeinträchtigungen der Gesundheit sehr hilfreich und manchmal von überraschender Wirkung.

Nach einer Übersicht über die wichtigsten Fakten zur Therapie werden die einzelnen Mineralstoffe – auch alle 15 Erweiterungsmittel – in der kompakten Form von „Steckbriefen“ vorgestellt, sodass die wichtigsten Informationen auf einen Blick zur Verfügung stehen.
Wir haben festgestellt, dass bei einer homöopathischen Dosierung (einige wenige Tabletten am Tag) wohl auch Erfolge möglich sind, aber eher selten und nur begrenzt.

Eine deutliche Besserung von Leiden und überzeugende Erfolge stellen sich unserer Erfahrung erst ein, wenn die Mineralstoffe nach Dr. Schüßler aus der Sichtweise einer zellulären Substitution empfohlen werden. Dr. Schüßler hat selbst zwischen Betriebs- und Baustoffen unterschieden, die wir als Mikro- und Makromineralien bezeichnen. Eine Substitution mit Schüßler-Salzen erfolgt ausschließlich im Betriebsstoffbereich. Für den Baustoffbereich sind Nährstoffe erforderlich, auf die in einem speziellen Abschnitt eingegangen wird. Schüßler-Salze sind manchmal zu wenig!

Aus dem Verständnis einer zellulären Substitution von Betriebsstoffen mit Schüßler-Salzen haben wir die vielen Einnahmeempfehlungen erstellt, die das Repertorium, den zentralen Teil dieses Buches, zu einer wertvollen Hilfe für die tägliche Arbeit macht. Bei sehr häufigen Beschwerden sind die Einnahmeempfehlungen in Form von Tabellen eingefügt. Sie sollen die praktische Arbeit insofern unterstützen, als sie einerseits einen Hinweis auf die Dosierungspraxis geben und andererseits durch den fertigen Plan dann mehr Zeit für den einzelnen Patienten bleibt.

Wir wünschen allen Therapeuten viele wertvolle Informationen, Erfolg bei der Anwendung und Freude mit der Biochemie nach Dr. Schüßler.

Zell am See, im Dezember 2009
Susana Niedan-Feichtinger
Thomas Feichtinger

Inhaltsverzeichnis

1 Was ist Biochemie?

Begriff

Dr. Schüßler verwendete für seine Heilweise den Ausdruck „Biochemie". Auch Kurt Hickethier, einer der bedeutendsten Vertreter dieser Heilweise, wählte für sein Buch im Jahre 1924 noch den Titel *Lehrbuch der Biochemie.* Nachdem dieses Wort von der Naturwissenschaft in Anspruch genommen wurde und heute eine viel umfassendere Bedeutung hat, lässt sich dieser Ausdruck allerdings nicht mehr auf die Heilweise Dr. Schüßlers anwenden.

Heute versteht man in der Wissenschaft unter Biochemie den „*Wissenschaftszweig, der sich mit den in lebenden Organismen ablaufenden chem. Vorgängen sowie der Zusammensetzung der Substanzen, die in ihnen vorkommen, einschließlich der Aufklärung ihrer Struktur und Wirkungsweise, beschäftigt*". (Meyers Lexikon Dienst 2002)

Obwohl der Begriff Biochemie noch immer von manchen Anwendern für die Heilweise nach Dr. Schüßler verwendet wird, stehen wir ausdrücklich zur Formulierung „Biochemie nach Dr. Schüßler".

Was wird therapiert?

Die Biochemie nach Dr. Wilhelm Heinrich Schüßler beschäftigt sich ausschließlich mit dem Mineralstoffhaushalt im Körper des Menschen und hier speziell mit den Mineralstoffmängeln innerhalb der Zellen. Schüßler musste sich in seiner Forschung noch nicht mit industriell veränderter Nahrung auseinandersetzen, heutzutage sind wir jedoch mit zwei Ebenen von Mineralstoffmängeln konfrontiert:

1. Mit Mängeln innerhalb der Zellen. Diese können u.a. durch die Mineralstoffe nach Dr. Schüßler ausgeglichen werden.
2. Mit Mängeln außerhalb der Zellen. Für diese sind „grobstoffliche Versorgungen" (Nahrungsergänzungsmittel, orthomolekulare Präparate, Elektrolytgetränke u.ä.) zuständig und werden zur Genüge angeboten. Wer sich einen Mangel an Mineralstoffen durch eine problematische Ernährung zufügt, kann nicht erwarten, dass dieses Defizit durch Mineralstoffe nach Dr. Schüßler ausgeglichen werden kann. Dazu muss er seine Ernährung umstellen. Werden Mängel außerhalb der Zelle aufgefüllt, ist es meistens sehr hilfreich, die Aufnahme der allopathischen Mineralstoffpräparate durch ein paralleles Auffüllen der Mängel innerhalb der Zellen mit Hilfe der Mineralstoffe nach Dr. Schüßler zu unterstützen.

Wichtige Grundsätze

Die Einflüsse der Forschungen der Wissenschaft in der zweiten Hälfte des 19. Jahrhunderts, nämlich die Erforschung der Zelle des Menschen, sind in Schüßlers Lehre deutlich erkennbar.

Vor allem zwei Wissenschaftler hatten ihm auf seinen Forscherpfaden dabei den Weg gewiesen: der berühmte Zellularpathologe Rudolf Virchow sowie der Niederländer Jacob Moleschott.

Merke: „Die Krankheit des Körpers ist gleich der Krankheit der Zelle." (Virchow) „Die Krankheit der Zelle entsteht durch Verlust an anorganischen Salzen (Mineralstoffen)." (Moleschott)
Zu diesen beiden Lehrsätzen fügte Schüßler als Schlußfolgerungen: „Dann muss die Gesundheit der Zelle und damit des Körpers entstehen durch Deckung des Verlustes." und „Um Schaden zu verhüten und um die Mittel aufnahmefähig für die Zelle zu machen, müssen dieselben potenziert (verdünnt) werden." (Schüßler)

Als Arzt wusste Schüßler, dass Mineralstoffe, wenn sie in zu hoher Dosierung gegeben werden, für den Organismus eine Belastung darstellen können.

Cave

Hoch dosierte Kalzium-, Magnesium- oder Eisenpräparate sollten ohne Kontrolle nicht unbedarft eingenommen werden, da es zu unerwünschten Nebenwirkungen kommen kann.

Deshalb ist Schüßlers zweiter Satz so wichtig!

Er lässt die Mineralstoffe so verdünnen, dass sie von der Zelle direkt aufgenommen werden. Der Stoffwechsel der Zelle findet ausschließlich auf molekularer Ebene statt (Prof. Vincent, Schleimer 2002).

1.1 Wirkung der Mineralstoffe

Die **Betriebsstoffe** oder **Funktionsmittel**, wie sie von Schüßler genannt wurden, die den Betrieb der Zelle organisieren, sind von den Baustoffen, wie dem Kalzium im Knochenbau, zu unterscheiden.

Die Heilweise nach Dr. Schüßler geht davon aus, dass Betriebsstörungen im Körper, die wir gewöhnlich als„Krankheiten" bezeichnen, durch einen Mangel an Mineralstoffen entstehen.

Merke: Konkret lassen sich durch die Schüßler'sche Heilweise ausschließlich solche Krankheiten („Betriebsstörungen") behandeln, welche als Mangelerscheinungen an einem bestimmten Mineralstoff klassifizierbar sind. Das bedeutet, die Erkrankungen, die reversibel sind.

Irreparable Schäden, irreversible Zerstörungen, wie sie z.B. bei schweren Erkrankungen wie der Multiplen Sklerose vorkommen, können damit auf keinen Fall behandelt werden. In diesen Fällen ist ausschließlich eine Unterstützung der allgemeinen Befindlichkeit möglich.

Werden Mängel aufgefüllt, gehen die Betriebsstörungen zurück. Die Mängel, welche durch diese Heilweise behandelt werden, bestehen, wie schon erwähnt, innerhalb der Zellen. Damit die Mineralstoffe allerdings bis in das Innere der Zellen gelangen können, benötigen sie eine besondere Zubereitung. Deshalb werden sie, wie in der Homöopa-

thie, potenziert, aber zu dem alleinigen Zwecke, dass sie in der Trägersubstanz, dem Milchzucker, in molekularer bzw. vereinzelter Form vorliegen.
Durch die Versorgung der Zelle wird das physiologische Ungleichgewicht, das gestörte Konzentrationsverhältnis zwischen den Mineralstoffen innerhalb und außerhalb der Zellen, beseitigt, und der Mensch wird wieder gesund.

Hinweise

- Die Mineralstoffe nach Dr. Schüßler sind grundsätzlich die gleichen Mittel wie in der Homöopathie: Die Mineralstoffe werden nach homöopathischer Rezeptur hergestellt, sodass z.B. eine Tablette Silicea D 12 in der Biochemie nach Dr. Schüßler in der Zubereitung identisch ist mit einer Tablette Silicea D 12 als homöopathisches Mittel. Der Unterschied liegt in der Menge der empfohlenen Tabletten.
- In der Homöopathie werden die Mittel als Reize eingesetzt, in der Biochemie nach Dr. Schüßler zur Substitution. Mit dieser Thematik haben wir uns ausführlich im *Handbuch der Biochemie nach Dr. Schüßler* im Kapitel 7 auseinandergesetzt.
- Damit die Mineralstoffe nach Dr. Schüßler gut aufgenommen werden können, sollte die Mundschleimhaut unbelastet von der Nahrungsaufnahme sein. Die Einnahme ist bis zum Essen ungehindert möglich, danach sollte eine Pause von ca. 15 Minuten eingehalten werden.
- Der Genuss von Zigaretten und Kaffee beeinträchtigt die Aufnahme der Mineralstoffe, weil die Schleimhäute im Bereich des Mundes, des Rachens und der Speiseröhre in ihrer Aufnahmefähigkeit irritiert werden.
- Die Mineralstoffe lassen sich auch für Pflanzen und Tiere einsetzen.
- Die Tabletten sollten kühl und trocken aufbewahrt werden und halten auf diese Weise sehr lange (siehe Ablaufdatum).
- Beachtet werden muss jedoch, dass die Laktose Gerüche und Dämpfe sehr rasch aus der Umgebung aufnimmt, daher sollten die Dosen gut verschlossen gelagert werden.

Zwei Beispiele aus der Praxis

1. Ablagerung von Kalzium in Form von Steinen

Wenn eine starke Übersäuerung eine Neutralisierung notwendig macht, dann geschieht diese häufig über den Kalziumhaushalt. Kalzium ist im Körper der Mineralstoff mit dem größten Vorrat. Für die Neutralisierung werden allerdings Kalziummoleküle aus der Zelle herausgelöst. Das physiologische Verhältnis der Kalziummoleküle innerhalb und außerhalb der Zelle ist gestört. Die Kalziumkonzentration außerhalb der Zelle ist zu hoch, überfordert den Körper und kann sich als Ablagerung auch in Form von Steinen auswirken.
Bekommt der von solchen Steinen belastete Mensch Calcium phosphoricum Nr. 2 empfohlen, dann lässt sich das nur über diesen Zusammenhang verstehen. Der Kalziumhaushalt innerhalb der Zellen wird aufgefüllt, wodurch es dem Organismus wieder möglich ist, die Kalziummoleküle, die in Steinen abgelagert waren, wieder „in den Griff" zu bekommen, sie in sein Gefüge wieder zu integrieren. Ohne das Erkennen dieses Zusammenhangs wird es jedem Schulmediziner unverständlich bleiben, dass in diesem Fall Calcium phosphoricum Nr. 2 verabreicht wird, und er könnte scharf gegen diese Verabreichung protestieren.

2. Einnahme von Eisenpräparaten
Ein zweites Beispiel zeigt das notwendige Zusammenwirken von Schulmedizin und Biochemie nach Dr. Schüßler: Eisen ist für den Körper relativ schwer aufzunehmen. Oft ist der Eisenspiegel nur während der Einnahme einigermaßen in Ordnung, um nach Beendigung der Kur wieder abzusinken. So war auch bei der Mutter einer Frau, die sich intensiv mit der Biochemie nach Dr. Schüßler auseinandersetzt.
Die Mutter bekam nach einer Blutuntersuchung ein Eisenpräparat verschrieben, weil der Eisenwert im Blut außerordentlich gering war. Während der Einnahme war der Wert einigermaßen in Ordnung – nach Beendigung der Kur jedoch wie zuvor, denn sie hatte nur den Eisenhaushalt außerhalb der Zellen aufgefüllt. Diesem Eisen stand aber nicht genügend Eisen innerhalb der Zellen gegenüber, sodass das eingenommene Eisen in den Zellen kein physiologisches Gegenüber hatte, um das physiologische Konzentrationsverhältnis an Eisen im Körper wieder herstellen zu können. Der Organismus konnte das Eisen daher nicht dauerhaft integrieren und verlor es wieder.
Als der praktische Arzt ihr eine zweite Packung verschrieb, empfahl ihr ihre Tochter, gleichzeitig Ferrum phosphoricum Nr. 3 einzunehmen, damit der Organismus das Eisen im Körper integrieren könne. Sie nahm jeden Tag 20 Stück Ferrum phosphoricum Nr. 3 parallel zum Eisenpräparat ein, wodurch der Eisenhaushalt auch innerhalb der Zellen aufgefüllt wurde. Nach der zweiten Kur war der Eisenspiegel innerhalb des Grenzwertes. Als der Arzt ihr eine dritte Packung verschrieb, sagte er: „Aber die Mittel von deiner Tochter, die nimmst du mir dazu!" Er wusste, dass diese schon lange mit Mineralstoffen nach Dr. Schüßler arbeitete und immer wieder überraschende Erfolge hatte. Nach der dritten Kur war der Eisenwert in Ordnung und blieb es auch. Ein physiologisch richtiges Verhältnis an Eisen innerhalb und außerhalb der Zelle war geschaffen.

1.2 Wie entstehen Mängel?

Der Mangel an Mineralstoffen beginnt schon im Mutterleib, wenn die Mutter Mängel hat und die entsprechenden Mineralstoffe dem Embryo nur gering zur Verfügung stehen.

Eine häufige Ursache für Mineralstoffmängel liegt auch in mangelhafter, v.a. einseitiger Ernährung. Dazu tragen die einseitige Düngung, die Denaturierung, Isolierung und Konservierung bei. Auch gibt es sehr einseitige Ernährungsweisen, die Mängel verstärken, wenn nicht gar verursachen, wie z.B. bestimmte Diät- und Fastenformen.
Eine weitere Ursache kann in einer belasteten energetischen Umwelt gefunden werden, besonders am Schlafplatz (Erdstrahlen, Elektrosmog, Strahlen von Spiegeln).
Eine ganz besondere Belastung des Mineralstoffhaushaltes liegt in der permanenten Vergiftung des Menschen, was in der Häufigkeit von allergischen Reaktionen des Körpers abgelesen werden kann (Homotoxikologie).

Nicht zu unterschätzen sind Belastungen im Zahnbereich, denen auf lange Sicht immer nachgegangen werden sollte.
Wenn die Arbeit überhaupt keine Freude macht (Di-Stress) oder wenn man zu großem Druck ausgesetzt ist (Konkurrenz, Leistung), dann ist der Verschleiß an den wertvollen Mineralstoffen besonders groß.

Einseitige, v.a. zwanghafte charakterliche Strukturen verschleißen auf Dauer ganz bestimmte Mineralstoffe, worauf in den Steckbriefen kurz hingewiesen wird (► S. 29)

1.3 Der übersäuerte und „verschlackte“ Mensch

Wenn durch die vorgenannten Punkte die Vorräte der Mineralstoffe extrem abnehmen, ist der Organismus nicht mehr in der Lage, die entstehenden Säuren zu neutralisieren und diese mit den Schadstoffen auszuscheiden. Es entsteht eine Übersäuerung und „Verschlackung“ mit entsprechenden Folgen. Diese lässt sich in vier Gruppen zusammenfassen:

- Entmineralisierung der Körpers
- Ablagerung von Stoffen
- unangenehme Ausscheidung der belastenden Stoffe
- Schwächung des Immunfeldes

Entmineralisierung des Körpers

Probleme an den Haaren und Nägeln, Bindegewebsschwäche, Zahnkaries, Schädigung der Blutgefäßwandungen wie Krampfadern und Hämorrhoiden, Osteoporose, Altersknochenbrüche, Leistenbrüche, Bandscheibenschäden usw.

Ablagerung von Stoffen

Normalerweise werden diese ausgeschieden. Alle Belastungsstoffe verbrauchen, wenn sie im Körper mangels vorhandener Entgiftungsstoffe gebunden werden müssen, viele wertvolle Betriebsstoffe, wie bei Rheuma, Arthritis, Gicht und allen Steinablagerungen, Allergien sowie Hautkrankheiten.

Unangenehme Ausscheidung der belastenden Stoffe

Die Ausscheidung der Säure und der Schadstoffe über die Haut wird begleitet von einem säuerlichen Geruch (Juckreiz, Ekzeme, etc.). Da die Säure nicht ausgeschieden werden kann, stauen sich die Schadstoffe auch und finden u.U. den Ausgang in einem offenen Bein.

Schwächung des Immunfeldes

Es entsteht eine Anfälligkeit gegenüber allen Infektionskrankheiten, angefangen von der simplen Erkältung bis zu den verschiedensten schwersten Infektionen.

1.4 Die Blutuntersuchung und ihre Aussagekraft über die Mineralstoffspeicher im Körper

Immer wieder gibt es Patienten, die von ihren hervorragenden Blutwerten sprechen und trotzdem gesundheitliche Probleme haben. Für sie ist es gut, wenn man ihnen für dieses Phänomen eine Erklärung anbieten kann. Um auf diese Frage eine Antwort geben zu können, ist es notwendig, die Arbeitsweise des Organismus genauer anzuschauen: Das Blut wird in der optimalen Zusammensetzung durch die Adern geschickt, damit alle Organe reibungslos arbeiten können.

So braucht v.a. das Herz sehr viel Mineralstoffe. Wenn nun im Blut durch eine mangelhafte Versorgung, beispielsweise durch die Ernährung, der Vorrat der notwendigen Mineralstoffe wie z.B. von Kalzium absinkt, muss der Organismus auf seine Speicher zurückgreifen und das Fehlende ergänzen. Das bereitet am Anfang keine Probleme.

Unser Körper ist ein Vorsorgewesen und füllt in Zeiten des Überschusses immer wieder seine Speicher auf. Sie beinhalten die frei verfügbaren Mineralstoffmoleküle, die keine Struktur bzw. kein Gewebe aufbauen. Es gibt z.B. frei verfügbare Kalzium phosphoricum-Moleküle und solche, die an eine kalkbildende Zelle gebunden sind und dadurch einen Knochen aufbauen. Die Speicher werden nach Möglichkeit nicht bis zur Neige verbraucht. Sie stellen einen bedeutenden Betriebsfaktor für den Organismus dar.

Bevor der Organismus seine Speicher erschöpft, geht er an die Substanz. Im Falle eines Mangels an Calcium phosphoricum geht er an die Knochen und baut sie ab. Beim Mangel an Calcium fluoratum baut er z.B. den Zahnschmelz oder die Aderwandungen ab. Beim Kieselerde- bzw. Silicea-Mangel werden die Haare und die Nägel nicht mehr ordentlich ausgebildet. Bewundernswert ist die Weisheit des Organismus, der den Abbau nach einer ganz bestimmten Reihung vornimmt, je nach der Bedeutung eines Körperteiles oder Organs für den Betrieb des Körpers.

Die Blutzusammensetzung ist also, soweit es für den Organismus auch nur irgendwie möglich ist, immer nach der Versorgung der lebensnotwendigen Organe ausgerichtet. Sie ist immer noch optimal, auch wenn es im Körper schon überall mangelt. **Wenn also der Mineralstoff im Blut fehlt, dann fehlt schon viel!** So wertvoll die Untersuchung des Blutes ist, es wird nicht nach dem Abbau der Mineralstoffspeicher gefragt. Daher ist es leicht möglich, dass jemand gesundheitliche Probleme hat, obwohl die Werte im Blut völlig normal sind.

1.5 Die Rolle des Therapeuten

Immer mehr Ärzte und Heilpraktiker versuchen, die Patienten auch mit alternativen medizinischen Methoden zu begleiten. Dazu ist es notwendig, dass der Therapeut die Biochemie nach Dr. Schüßler gründlich erlernt, auch unter Einbeziehung der Antlitzanalyse. Das Interessante an dieser Heilmethode ist, die biochemischen Zusammenhänge zu durchschauen und zu begreifen, die den verschiedenen Betriebsstörungen des Körpers zugrunde liegen. Der Therapeut baut dabei ein grundlegendes Verständnis für diese Zusammenhänge auf und ist in weiterer Folge auch imstande, psychosomatische Zusammenhänge zu erkennen, die als Hintergrund der Erkrankungen und Beschwerden vorliegen.[1]

Grundsätzlich können die Mineralstoffe nach Dr. Schüßler jede andere Heilweise unterstützen und fördern, weshalb sie eine ausgezeichnete Begleitmöglichkeit für jede Therapie sein können. Der Patient sollte über diese Heilweise und ihre Möglichkeiten ausreichend informiert werden. Ein empfehlenswertes Buch für den Patienten wäre dazu das im gleichen Verlag erschienene Buch mit dem Titel: *Gesund durchs Jahr mit*

1 Bezüglich der Ausbildungsmöglichkeiten wenden Sie sich bitte an die Autoren.

Schüßler-Salzen. Mit diesem könnte eine eigenständige und selbstverantwortliche Gesundheitsvorsorge initiiert werden.

Für Familien ist diese Heilweise eine gute Möglichkeit, mit den Alltagsbeschwerden zurechtzukommen. Auf Reisen ist es z.B. sehr empfehlenswert, eine Art biochemische Reiseapotheke mitzunehmen.

Da besondere charakterliche Strukturen, v.a. wenn sie zwanghaft sind, auf der körperlichen Ebene Mängel verursachen, kann über ihr Erkennen und die entsprechenden vorsichtigen Rückschlüsse eine psychologische/psychotherapeutische Beratung/Behandlung für den Patienten angestrebt werden. Damit wird auch der Forderung nach der Sicht auf den ganzen Menschen in einem besonderen Maße Rechnung getragen.

1.6 Verordnung von Mineralstoffen nach Dr. Schüßler

In der Praxis hat es sich bewährt, ein Formular für die Verordnung zu erstellen. Es ist für den Routinegebrauch gedacht und sollte Platz für sechs Spalten bieten, welche gleichbedeutend für sechs Besuche sind.

Das Formular könnte in der Praxis mit Durchschlag geschrieben werden und steht zugleich als Patienteninformation und zur eigenen Dokumentation zur Verfügung. Außerdem könnte der Patient mit dieser Verschreibung in der Apotheke eine entsprechende Beratung bezüglich der jeweiligen Menge der zu beschaffenden Mineralstoffe bekommen.

1.7 Antlitzanalyse in der Praxis

Mangelfeststellung

Wenn in der Praxis der Antlitzanalyse das Defizit für die einzelnen Mineralstoffe festgestellt wird, hat sich eine Einteilung in fünf Stufen (► **Tab. 2.1**) bewährt:

► **Tab. 2.1** Einteilung in fünf Stufen.

Kürzel	Mass des Mangels	Anzahl Tabletten
E	erkennbarer Mangel	0–3 Stück
L	leichter Mangel	3–5 Stück
M	mittlerer Mangel	5–7 Stück
S	starker Mangel	7–10 Stück
SS	sehr starker Mangel	über 10 Stück

Praxis

Da es meistens um das Ausgleichen von Defiziten für die einzelnen Mineralstoffe geht, ist es nicht unbedingt notwendig, die Stückzahlen genau zu bestimmen, sondern eher eine gute Einschätzung der Mangelstufe.

Das befreit von einer zu engen Forderung nach der richtigen Menge, letztlich geht es um die richtige Einschätzung, was dem Klienten an Einnahmemenge gut tut und das korrespondiert nicht unbedingt mit dem festgestellten Mangel. Das zeigt sich am allerbesten bei der so genannten Einstiegs- oder Eröffnungsdosierung für chronisch belastete Menschen. Im Nachfolgenden als Beispiel ein Formular (► **Tab. 2.2**) für die Verordnung.

► **Tab. 2.2** Beispiel eines Formulars für die Verordnung der Mineralstoffe.

Mineralstoffe nach Dr. Schüßler	
Einnahmeempfehlung für	
Datum	
	Stückzahl pro Tag
Nr. 1 Calcium fluoratum, Hüllen Karofalten, Furche, bräunlich-schwärzlich rund um die Augen, blaue Lippen, Firnisglanz – wie lackiert, splitternde/biegsame Nägel, welke Haut	
Nr. 2 Calcium phosphoricum, Knochen, Eiweiß wächsern, durchsichtige Zahnspitzen, Muskelkrämpfe, Knochen, Eiweiß	
Nr. 3 Ferrum phosphoricum, Sauerstoff Ferrum-Röte, Schatten: bläulich-schwärzlich, Einbuchtung an der Nasenwurzel innen, evtl. warme Ohren, Konzentration, Immunsystem, Sonne, „Erste Hilfe“	
Nr. 4 Kalium chloratum, Drüsen milchig: bläulich – rötlich – lila, oberflächliche Adern (Couperose), Besenreiser, Hautgrieß, wie gepudert, bläuliche Augäpfel, Milchbart, schleimiger Husten	
Nr. 5 Kalium phosphoricum, Energie aschgrau (vor allem ums Kinn), eingefallene Schläfen, Zahnfleischbluten, Mundgeruch, matte Augen (wenig Glanz), Erschöpfung, diffuses Hungergefühl, Nussschokolade	
Nr. 6 Kalium sulfuricum, Bauchspeicheldrüse bräunlich – gelblich – ocker (Kinn, Augen), Lufthunger, Pigmentflecken, Kaffeeflecken, Altersflecken, Melaninsteuerung, Hautstörungen (Schuppenflechte), Diabetes Typ I	
Nr. 7 Magnesium phosphoricum, Herz, Nerven Magnesia-Röte (karmesinrot), Verlegenheitsröte (kurzfristig), hektische Flecken (am Hals), Schokoladenhunger (dunkle Schokolade), Stressschutzstoff	
Nr. 8 Natrium chloratum, Niere Gelatine-Glanz, große Poren, schmieriger Lidrand, Platzbacken, Schlundbrennen, trockene Haut (feuchtigkeitsarm), knackende Gelenke, Allergie	
Nr. 9 Natrium phosphoricum, Lymphe Fett-Glanz, Mitesser, Pickel, Akne, Fettbacken, Säureflecken, Säurefalten (über der Oberlippe), gerötete Kinnspitze, trockene Haut (fettarm), fette/trockene bzw. spröde Haare, plötzliches Müdigkeitsloch, Sodbrennen, Kohlenhydratstoffwechsel	
Nr. 10 Natrium sulfuricum, Leber grünlich-gelblich (Kinn), bläulich-rötlich (Nase), geschwollene Füße – Unterschenkel – Hände – Finger, stinkende Winde, verschwollene Augen – Tränensäcke, gelblich-grünliche Augäpfel, juckend beißend, Sonnenallergie, Diabetes Typ II	

▼

▲

Mineralstoffe nach Dr. Schüßler
Nr. 11 Silicea, Bindegewebe Politurglanz – Glasurglanz, Lidhöhlen, Zieharmonikafalten, Krähenfüße, Lichtempfindlichkeit, gespaltene Haarspitzen (+Nr. 9), Nägel: in Schichten aufgelöst, Säurebelastung
Nr. 12 Calcium sulfuricum, Leber alabasterweiß, kreidebleich, von innen her weiß schimmernd, kompaktiertes Bindegewebe: gewölbte Falten, Schock, Gicht, Rheuma, eitrige Probleme (offen), Schneewittchengesicht
Nr. 13 Kalium arsenicosum, Hypophyse Wechsel im Leben, Destabilisierung, Haut – trockene Ekzeme, verlangsamt den Stoffwechsel, Hormonstoffwechsel
Nr. 14 Kalium bromatum, Schilddrüse, Hypophyse deutlich betonte Augäpfel, Rastlosigkeit, Ruhelosigkeit, innere Unruhe
Nr. 15 Kalium iodatum, Schilddrüse Druck am Hals, Schwellung am Hals, ständiges Räuspern, gefühls- und gemütsmäßige Überlastung
Nr. 16 Lithium chloratum, Niere, Harnwege Gicht der kleinen Gelenke, Niere, depressive Stimmungen
Nr. 17 Manganum sulfuricum, Bauchspeicheldrüse fächerartige bräunlich-ocker bis bräunlich-schwärzliche Verfärbung der Haut vom äußeren Augenwinkel Richtung Schläfe ausgehend, Knorpelbildung, Enzymaktivator, Energie, Eisenhaushalt, Kohlenhydratstoffwechsel, Pigmentierung
Nr. 18 Calcium sulfuratum, Leber Aussackung – innerer – oberer Augenwinkel, Schwermetallausscheidung
Nr. 19 Cuprum arsenicosum, Pigmentierung heller Lidansatz vom inneren Augenwinkel ausgehend, Eisenhaushalt, Melaninbildung, Antioxidantium
Nr. 20 Kalium aluminium sulfuricum, Aluminiumausscheidung Hautwulst am unteren Augenlid, Vergesslichkeit, Blähkoliken Erwachsener, Zellreinigung
Nr. 21 Zincum chloratum heller Streifen – die Lippen umrahmend, Diabetes, Haut – Haare – Nägel, Haarausfall, auch an Wimpern und Augenbrauen, weiße Flecken: Zähne – Nägel, Immunfeld, Schwermetallausscheidung
Nr. 22 Calcium carbonicum Schlupflider, schwere innere Erschöpfung, Entwicklungsrückstände (der Kinder), Schleimhaut
Nr. 23 Natrium bicarbonicum Übersäuerung, saures Aufstoßen, sauer riechender Stuhl, träger Stoffwechsel
Nr. 24 Arsenum iodatum Allergie, Heuschnupfen, nässende Ekzeme, Reinigung – Stärkung
Nr. 25 Aurum chloratum natronatum, Epiphyse, Herz, Arterien Endometriose, Polypen, Zysten, Myome, wenn Pap-Werte nicht in Ordnung sind, Hormonschwankungen, Thema: Gelbkörperhormon, Menstruationsbeschwerden, Stimmungsschwankungen, PMS: (extremes) Ziehen in der Brust

▼

Mineralstoffe nach Dr. Schüßler
Nr. 26 Selenium Grübchen im inneren Augenwinkel, (Leber), Herpes, antioxidativer Schutz (vor allem in der Leber)
Nr. 27 Kalium bichromicum senkrechte Wülstchen am unteren äußeren Rand des Oberlides – Wimpernansatz, Diabetes, Cholesterin erhöht, Glukosetoleranzfaktor

Für weitere Informationen bezüglich der Antlitzanalyse steht Ihnen das Fachbuch „Antlitzanalyse in der Biochemie nach Dr. Schüßler" zur Verfügung, ▶ **Literaturverzeichnis S. 234**.

1.8 Einnahme der Mineralstoffe nach der Organuhr

Um auf diesen Punkt näher eingehen zu können, muss zuerst geklärt werden, was die Organuhr[2] eigentlich ist. Nach Erkenntnissen, die vor allem aus dem chinesischen Raum stammen, wird jedes Organ während eines bestimmten zweistündigen Zeitraumes im Ablauf von 24 Stunden verstärkt mit Energie versorgt. Treten während dieser Zeit regelmäßig Beschwerden auf, so kann dies ein Hinweis auf eine Störung des Organs sein. Es ist auch möglich, dass sich in dieser Zeit ein Mangel an einem bestimmten Mineralstoff als Betriebsstoff meldet, weil dem Organ mehr Energie als sonst zur Verfügung steht und sich ein Betriebsstoffmangel als ein Hindernis für die verstärkte Tätigkeit auswirkt.

Wenn zu bestimmten Zeiten immer die gleichen Beschwerden auftreten, so darf trotzdem nicht zwangsläufig nach der Organuhr vorgegangen werden. Es kann andere Ursachen für spezielle Probleme geben. Die Organuhr kann eine der vielen möglichen Erklärungen für Schwierigkeiten zu bestimmten Zeiten sein.

Cave

Bei ernsten Beschwerden ist immer eine ärztliche Abklärung anzuraten!

Nach der chinesischen Anschauung werden die Organe zu den angeführten Zeiten besonders aktiv (**▶ Tab. 2.3**).

2 Grundsätzlich ist dazu festzustellen, dass die Organuhr in der chinesischen Medizin ihren festen und guten Platz hat. Sie geht davon aus, dass die verschiedenen Meridiane zu ihren Zeiten den Körper optimal mit Energie versorgen. Da in der westlichen Medizin nach anderen Gesichtspunkten betrachtet und gehandelt wird (auch das Leben stellt sich anders dar), ist es sicher nicht unbedingt vorgesehen, westliches Gedankengut mit östlicher Betrachtungsweise zu beladen, weil es desorientiert und unnötig verkompliziert.

► **Tab. 2.3** Zeiten der Organaktivität.

	Zeit	Organ
morgens	7–9 Uhr	Magen
	9–11 Uhr	Milz und Bauchspeicheldrüse
	11–13 Uhr	Herz
mittags	13–15 Uhr	Dünndarm
	15–17 Uhr	Blase
	17–19 Uhr	Niere
abends	19–21 Uhr	Kreislauf
	21–23 Uhr	innere Organsteuerung
nachts	23–1 Uhr	Gallenblase
	1–3 Uhr	Leber
	3–5 Uhr	Lunge
	5–7 Uhr	Dickdarm

Diese Erkenntnisse lassen sich für die Einnahme der Mineralstoffe nach Dr. Schüßler nutzen. Sie werden dann von den einzelnen Organen sofort für den Betrieb des Körpers verwertet.

Die physiologische Heilweise bzw. Substitutionsheilweise bevorzugt das Auffüllen der Speicher des Körpers zu Zeiten, in denen der Körper noch keine Schwierigkeiten in seiner Organisation hat. Wenn zu lange gewartet wird und die Betriebsstörungen eintreten, kann es sinnvoll sein, die Mineralstoffe nach der Organuhr einzunehmen.

Es ist nicht die grundsätzlich empfohlene Einnahmeart, weil dies die Einnahmemöglichkeit unnötigerweise verkompliziert. Außerdem ist zu bedenken, dass in dringenden Fällen nicht das Organ die Notwendigkeit des Mineralstoffes aufzeigt, sondern das in Erscheinung tretende Problem, die Krankheit oder die Betriebsstörung. Unter einem Mangel haben nicht nur Organe zu leiden, sondern auch die Gewebe, wie Knochen, Aderwände, Bindegewebe, vor allem das Knorpelgewebe sowie die Schleimhäute, etc. Aus dieser Sicht her ist eine Einnahme, die nur die Organe berücksichtigt, als einseitig zu sehen (**► Tab. 2.4 und Tab. 2.5**).

► **Tab. 2.4** Empfohlene Einnahmezeiten der einzelnen Mineralstoffe nach der Organuhr.

Tageszeit	Mineralstoff	
morgens	Nr. 2	Calcium phosphoricum
	Nr. 3	Ferrum phosphoricum
	Nr. 8	Natrium chloratum
	Nr. 11	Silicea
vormittags	Nr. 10	Natrium sulfuricum
nachmittags	Nr. 4	Kalium chloratum
	Nr. 5	Kalium phosphoricum
nach 17 Uhr	Nr. 6	Kalium sulfuricum
nach 18 Uhr	Nr. 12	Calcium sulfuricum

▼

▲

Tageszeit	Mineralstoff	
nach 19 Uhr	Nr. 1	Calcium fluoratum
	Nr. 7	Magnesium phosphoricum
	Nr. 9	Natrium phosphoricum

► **Tab. 2.5** Günstigste Einnahme der einzelnen Mittel nach der Organuhr.

Nr.	Mineralstoff	Stück/Tag	wann einzunehmen
Nr. 1	Calcium fluoratum		nach 19 Uhr
Nr. 2	Calcium phosphoricum		morgens
Nr. 3	Ferrum phosphoricum		morgens
Nr. 4	Kalium chloratum		nachmittags
Nr. 5	Kalium phosphoricum		nachmittags
Nr. 6	Kalium sulfuricum		nach 17 Uhr
Nr. 7	Magnesium phosphoricum		nach 19 Uhr
Nr. 8	Natrium chloratum		morgens
Nr. 9	Natrium phosphoricum		nach 19 Uhr
Nr. 10	Natrium sulfuricum		vormittags
Nr. 11	Silicea		morgens
Nr. 12	Calcium sulfuricum		nach 18 Uhr

Wenn jemand für sich die optimale Einnahmeart finden will, ist die Berücksichtigung der Organuhr ein wichtiger Gesichtspunkt, sollte aber nie zum alleinigen werden. Wir bestehen nicht nur aus Organen, sondern auch aus anderen Geweben. Nur im konkreten Fall, wenn ein Organ tatsächlich gestärkt werden soll, scheint diese spezielle Einnahmeform gerechtfertigt.

Es können für die Einnahme auch die Mondphasen oder der Biorhythmus berücksichtigt werden.

So sind wir wieder bei dem Punkt angelangt, an dem wir feststellen, dass es keine Regel für den Menschen gibt. Es kann der Fall eintreten, dass zu verschiedenen Zeiten verschiedene Einnahmemöglichkeiten für den gleichen Menschen die „richtigen" sind. Dies gilt ebenso für die Menge der einzunehmenden Mineralstoffe.

1.9 Einnahme der Mineralstoffe nach anderen Kriterien

Die Mineralstoffe nach Dr. Schüßler können nach vielen weiteren Kriterien gegeben werden.

Die Autoren gehen entsprechend dem Substitionsgedanken Schüßlers von dem Grundgedanken aus, dass der Körper ein ausgeklügeltes Speicherwesen ist, das sich aus den vorhandenen Reserven, die auch die Ressourcen des Körpers darstellen, versorgt.

Aus der „Abgekürzten Therapie“: *„Ist in irgendeinem Körpertheile ein Defizit an Molekülen eines der erwähnten 12 Mineralstoffe entstanden, so entwickelt sich eine Krankheit, deren Heilung sich in dem Maße vollzieht, wie mittels Zufuhr an homogenen Molekülen jenes Defizit gedeckt wird. Da das Defizit ein molekulares ist, so muss der Ersatz ebenfalls ein molekularer sein. Die durch die Verdünnung frei gewordenen Moleküle der therapeutisch angewandten Mineralstoffe gelangen auf dem schnellsten Wege, dem der Diffusion, nach ihrem Bestimmungsorte. Die Bewegung der Moleküle vollzieht sich um so schneller, je weniger Moleküle in der Verdünnungsflüssigkeit enthalten sind. Die Zahl der Moleküle der zu therapeutischen Zwecken anzuwendenden Mineralstoffe muss aber groß genug sein, um den zur Deckung des Defizites erforderlichen Ersatz zu liefern.“* (Schüßler 1874)

Der Organismus setzt die vorhandenen Betriebs- wie Baustoffe nach der ihm eigenen Weisheit ein, die sich nach der Dringlichkeit der Lebensnotwendigkeiten richtet. Aus diesem Grund erübrigt sich, außer in Ausnahmefällen, eine unnötige Verkomplizierung des Einnahmemodus, wie er im vorherigen Absatz beschrieben wird.

1.10 Mineralstoffe nach Dr. Schüßler – eine Substitutionsheilweise?

Wir unterscheiden drei verschiedene Arten, wie Menschen mit ihren Leiden umgehen:

- Die **schulmedizinische Heilweise** bekämpft die Krankheit als Feind des Menschen. Dabei gerät der Kranke selbst oft aus dem Blickfeld. In dieser Heilweise wird gefragt: „Welches Mittel muss ich nehmen gegen ...?“ Diese Art der Betrachtung der Krankheit ist dann angebracht, wenn sich der Kranke aus eigener Kraft oder eigenem Vermögen nicht mehr aus seiner misslichen Lage herausarbeiten kann.
- In der **Reizheilweise** wird versucht, die Selbstheilungskraft so herauszufordern, dass der Organismus von sich aus mit dem Leiden zurechtkommt. Doch um auf einen Reiz antworten zu können, bedarf es gewisser Vorräte an Betriebsstoffen (Speicher). Wenn diese nicht mehr zur Verfügung stehen, kann über diesen Weg keine Besserung mehr erfolgen. Deshalb hat ein homöopathischer Arzt einmal formuliert: „Die Homöopathie will etwas bewegen, aber manchmal lässt sich nichts mehr bewegen.“
- Eine **Substitutionsheilweise** versucht, den Ursachen auf den Grund zu gehen. Das, was fehlt, muss entdeckt werden. Dann kann der Mangel abgestellt werden. Die Biochemie nach Dr. Schüßler will die Mängel innerhalb der Zellen auffüllen, und damit das gesunde Spannungsverhältnis zwischen den Mineralstoffkonzentrationen innerhalb und außerhalb der Zellen wieder herstellen.

Die Heilweise nach Dr. Schüßler käme sofort in Verruf, wollte sie behaupten, dass sie die Mineralstoffmängel **im Körper** auffülle. Das ist nicht der Fall. Es geht um den Mineralstoffhaushalt **innerhalb** der **Zellen**. Bei einer so geringen Menge an Substanz, wie sie in D 6 oder gar in D 12 vorhanden ist, ließen sich nicht einmal die Spurenelemente supplementieren. Allerdings gehen die Berechnungen bei der D 12 immerhin auf über 100 Millionen Wirkstoffmoleküle, die in dieser Potenzierung in einer Tablette noch vorhanden sind.

1.11 Abrechnungsmöglichkeiten

Deutschland

Die privatärztliche Leistungserbringung muss nach der Gebührenordnung für Ärzte abgerechnet werden. Welche Ziffern abgerechnet werden können, richtet sich nach der konkreten Leistungserbringung. Evtl. ist eine Analogabrechnung nach §6 Absatz 2 GOÄ erforderlich.

Österreich

Die Mineralstoffe nach Dr. Schüßler in Österreich sind rezeptfrei und werden von den Krankenkassen nicht rückerstattet.

1.12 Handelsformen biochemischer Mittel

Die Mineralstoffe nach Dr. Schüßler werden in verschiedenen Packungsgrößen und verschiedenen Arzneiformen angeboten. Je nachdem, wie der Anwender die Mineralstoffe sieht, wird er auch verordnen.

- Verordnet er in homöopathischer Sichtweise, in der Form einer Reizheilweise, benötigt er nur wenige Tabletten, weshalb Packungen zu 20 g ausreichend sind, das sind 80 Stück.
- Will der Anwender tatsächlich Mängel innerhalb der Zelle auffüllen (Substitionsheilweise), benötigt er die dafür üblichen Handelsformen in 100 g, 250 g, 500 g und 1 000 g.
- Außerdem können die Mineralstoffe in Form eines Pulvers bezogen werden.
- Es gibt sie in der Zubereitung in Form von Salben, Gelen und Cremegelen und sie wurden in eine erfolgreiche Körperpflegelinie eingearbeitet.
- Was die Anwendung der Mineralstoffe nach Dr. Schüßler als Tropfen betrifft, verweisen wir auf das entsprechende Kapitel im *Handbuch der Biochemie nach Dr. Schüßler.* ▶ **Literaturverzeichnis S. 234**

1.13 Diagnosemöglichkeiten

Für das Feststellen der Mängel und die sich daraus ergebende Menge der einzunehmenden Mineralstoffe können mehrere Wege gewählt werden.

Die beste Möglichkeit ist wohl jene, bei der ein erfahrener Therapeut, der auch die Antlitzanalyse[3] beherrscht, zur Verfügung steht. Er wird den Hilfesuchenden so lange begleiten, bis er allein zurechtkommt.

3 Die Antlitzanalyse wurde von Kurt Hickethier entwickelt und befähigt den Berater, die Mängel an den Mineralstoffen aus dem Antlitz abzulesen. Dabei werden die Farbe, die Form, die Falten und der Glanz im Antlitz des Menschen berücksichtigt.

Eine weitere Möglichkeit besteht darin, dass anhand des Repertoriums aufgrund der anstehenden Mangelzeichen die nötigen Mineralstoffe gesucht werden. Die Einnahme ist ohne Gefahr möglich, da die Mineralstoffe keine Nebenwirkungen haben.

Ein anderer Weg besteht darin, dass die Beschreibung der einzelnen Mineralstoffe gut erarbeitet und von diesem Wissen und Verständnis her der Organismus betrachtet wird. Das Erkennen der einzelnen Mangelerscheinungen und ihrer Ursachen lässt dann auf die Mineralstoffe schließen, die benötigt werden.

Je dringender Mineralstoffe im Körper benötigt werden, umso schneller zergehen sie. Je dringender sie benötigt werden, umso süßer schmecken sie. Beide Vorgänge können auch zugleich auftreten. Allerdings müssen alle getesteten Mineralstofftabletten vom gleichen Hersteller sein!

Es gibt noch weitere Möglichkeiten v.a. der Alternativmedizin, die benötigten Mineralstoffe festzustellen, z.B. mit Hilfe der Kinesiologie.

Wird der Bedarf mit dem Biotensor ermittelt, ist die Fragestellung sehr wichtig. Meistens heißt die Frage, die gestellt wird: „Was braucht der Mensch, der jetzt bei mir ist, um Hilfe zu bekommen?“ (Kurz formuliert: Was braucht er? Wieviel braucht er?) Die Antwort besteht meistens in der Angabe der verschiedenen Mittel und ihrer Zahl, welche den Status quo, also den gegenwärtigen Zustand zufriedenstellend organisiert. Damit wird der momentane Zustand eher fixiert als verändert. Die Frage, welche eine lebendige Veränderung bringt, könnte folgendermaßen formuliert werden: „Welche Mittel bzw. wie viele Tabletten werden benötigt, damit eine Veränderung des momentanen Zustandes (damit ein Heilungsprozess in Gang kommt) möglich wird?“

Eine weitere Möglichkeit, bestimmte Defizite im Körper festzustellen, besteht in der Frage nach besonderen Vorlieben oder Abneigungen. In diesem Zusammenhang ist es von besonderer Bedeutung, die Sprache des Organismus verstehen zu können.

Oft behaupten Menschen, sie wüssten schon, was ihr Körper braucht und essen vermehrt Schokolade und Geräuchertes oder salzen ihre Suppe, bevor sie diese gekostet haben (►**Tab. 2.6**). Tatsächlich sind diese besonderen Bedürfnisse nichts anderes, als die Signale für Defizite im Körper. Am auffallendsten sind sie wohl bei schwangeren Frauen, über die man sich manchmal amüsiert, aber auch diese manchmal ausgefallenen Gelüste sind die Folge des Abbaus von Speichern im Körper zugunsten des heranwachsenden Kindes.

► **Tab. 2.6** Spezielle Bedürfnisse bzw. Abneigungen, die einen bestimmten Mangel anzeigen.

Bedürfnis nach	Mineralstoff		Stück/Tag
Milch	Nr. 2	Calcium phosphoricum	10–20
Geräuchertem	Nr. 2	Calcium phosphoricum	10–20
Ketchup	Nr. 2	Calcium phosphoricum	10
Senf	Nr. 2	Calcium phosphoricum	10
Käse	Nr. 2	Calcium phosphoricum	10
Leber, Leberstreichwurst	Nr. 3	Ferrum phosphoricum	10
Schokolade (dunkel)	Nr. 7	Magnesium phosphoricum	10–30

▼

▲

Bedürfnis nach	Mineralstoff		Stück/Tag
Schokolade (Nuss – Milch)	Nr. 5	Kalium phosphoricum	10–30
Salz	Nr. 8	Natrium chloratum	10–30
Mehlspeisen	Nr. 9	Natrium phosphoricum	10
Weißbrot	Nr. 9	Natrium phosphoricum	10
Nudeln	Nr. 9	Natrium phosphoricum	10
Fett	Nr. 9	Natrium phosphoricum	10
Süßigkeiten	Nr. 9	Natrium phosphoricum	10–30
Hirse	Nr. 11	Silicea	10

Zungenbelag und Schleimabsonderungen

Für alle Absonderungen, egal ob sie aus der Nase, der Lunge oder den Ohren kommen, gelten die gleichen Mineralstoffe wie für die Zungenbeläge. Es ist vor allem auch auf die Mischung der einzelnen Farben zu achten (**►Tab. 2.7**).

► **Tab. 2.7** Einnahmeempfehlung bei Zungenbelag und Schleimabsonderungen.

Zungenbelag, Schleim	Mineralstoff	
weiß	Nr. 4	Kalium chloratum
ocker, honiggelb, braun	Nr. 6	Kalium sulfuricum
grün-gelblich	Nr. 10	Natrium sulfuricum
wässrig, glasklar	Nr. 8	Natrium chloratum
bei grauem Zusatz im Schleim	Nr. 5	Kalium phosphoricum

Der wässrige, glasklare Schleim, der aus der Nase kommt (das „Tröpfchen"), entsteht durch einen Mangel an Nr. 8 Natrium chloratum.

1.14 Laktoseintoleranz

Milchzucker: Einnahme von Milchzucker und die mögliche Problematik

Die Laktose (Milchzucker) als Trägersubstanz für die Mineralstoffe nach Dr. Schüßler ist für uns ein besonders wichtiges Thema.

Laktose ist ein Disaccharid, bestehend aus Glukose und Galaktose. Sie kommt ausschließlich in der Milch vor und wird aus Molke gewonnen. Laktose wird als Hilfsstoff in der Nahrungs- und pharmazeutischen Industrie verwendet, so z.B. in Beutelsuppen und -saucen, Gewürzmischungen, Wurstwaren, Zucker- und Backwaren, Schokoladeartikel, Tabletten und Kapseln (**►Tab. 2.8**).

► **Tab. 2.8** Laktosegehalt in Milch- und Milchprodukten.

Produkt	Laktosegehalt g/100 g
Milch	4,5 – 5
Naturjoghurt	3,2
Sauermilch Bifidus	3,6
Kondensmilch	10,2
Eiscreme	7
Vollrahm	3,2
Kaffeerahm	3,8
Molke	5
Butter	0,6
Camembert	0,1
Hartkäse	0

Im Magen-Darm-Trakt wird Laktose durch intestinale (im Darm vorkommende) Laktase enzymatisch gespalten.

Laktose gibt es verschieden aufbereitet; je nach Kristallisationsart und dem Trocknungsprozeß variieren die kristallinen und amorphen Anteile der Alpha- und Beta-Laktose und deren Hydratationsstadien.
Alpha-Laktose gibt es als wasserfreie Form (unhydriert) oder als Monohydrat. Beta-Laktose gibt es nur als unhydrierte Form. Die übliche Handelsform ist die des Alpha-Monohydrats.

Ein Teil Laktose ist löslich in fünf Teilen Wasser oder in 2,6 Teilen kochendem Wasser. Eine 9,75 %-Laktoselösung hat dieselben osmotischen Eigenschaften wie menschliches Blut.

Folgende Störungen könne bei der Einnahme von Laktose auftreten:
Bei einem Mangel an intestinaler Laktase kommt es zu erheblichen Verdauungsstörungen, die man unter dem Begriff Laktoseintoleranz zusammenfasst.
Symptome der Laktoseintoleranz:
- Bauchkrämpfe
- Durchfall
- Blähungen
- Flatulenz

Diese Symptome können auch auftreten, wenn zuviel Laktose eingenommen wird.
Laktose darf nicht genommen werden bei:
- Galaktosämie (sehr selten) – eine genetische Erkrankung
- Laktosemaladsorbtionssyndrom – Folge des gänzlichen Fehlens von Laktase

Laktoseintoleranz entsteht beim erwachsenen Menschen durch einen Rückgang der Aktivität des Enzyms Laktase, das im Kindesalter zur Genüge vorhanden ist. Nach dem Abstillen bzw. Entwöhnen nimmt die Laktaseproduktion Jahr für Jahr ab. Der Abfall der Laktaseaktivität beginnt bei Schwarzamerikanern oder -Afrikanern, wie auch den

Asiaten etwa ab dem zweiten Lebensjahr. Bei den Nord- und Mitteleuropäern beginnt der Abfall oftmals erst in der Pubertät. Primärer Laktasemangel d.h. völliges Fehlen der Laktase, also die echte Laktoseintoleranz, tritt bei der weißen Bevölkerung Europas, Nordamerikas und Australiens bei ca. 5 – 20 % auf. Afrikaner und asiatische Völkergruppen haben bis zu einem Anteil von 95 % einen völligen Laktasemangel.

Die Behandlung der völligen Laktoseintoleranz ist durch die Einnahme von Beta-Galaktosidase in Form von Tropfen oder Kautabletten möglich. Dabei ist darauf zu achten, dass vor jeder Zufuhr von Laktose dieses Enzym eingenommen wird.

Laktoseverdauung

Laktose wird durch Beta-Galaktosidase, die im Bürstensaum des Dünndarms lokalisiert ist, hydrolysiert, bei einem optimalen pH-Wert von 5 – 6. Die höchste Aktivität wird im Jejunum gemessen. Die Spaltprodukte sind Galaktose und Glukose, die dann in den Blutkreislauf resorbiert werden. Auch Galaktose wird nach Phosphorylierung in den Glykosestoffwechsel eingeschleust. Wenn zu wenig Laktase vorhanden ist, gelangt „unverdaute" Laktose in den Dickdarm (Laktose, die nicht gespalten wurde). Der hohe osmotische Druck der Laktose bewirkt, dass Wasser in den Dickdarm strömt, zusätzlich zersetzen die im Dickdarm angesiedelten Bakterien die Laktose. Dabei entstehen kurzkettige Fettsäuren, Milchsäure (die den pH-Wert des Dickdarms in den sauren Bereich verschiebt), Wasserstoff (der über die Lunge ausgeatmet wird) sowie Kohlendioxid und Methan. Das alles kann zu den schon erwähnten Symptomen der Laktoseintoleranz führen.

Achtung ist auch für Menschen geboten, die an Morbus Crohn erkrankt sind, hier liegt ein sekundärer Laktasemangel vor, der wieder rückgängig gemacht werden kann.

Wirkung des Milchzuckers bei Verstopfung (Obstipation)

Als normal anzusehen sind Stuhlentleerungen von 2 – 3-mal täglich bis 3-mal wöchentlich. Unter Obstipation versteht man, wenn zwei Kriterien der nachfolgenden Liste über mindestens drei Monate bestehen:

- Stuhlgang weniger als 3-mal wöchentlich
- starkes Pressen ist notwendig
- Gefühl der unvollständigen Entleerung
- Blockadegefühl
- manuelle Defäkationshilfe ist notwendig (z.B. Darmrohr, Einlauf, etc.)

Als Ursachen kommen eine verzögerte Darmpassage, aber auch ständiges Unterdrücken des Stuhldranges in Frage. Das Unterdrücken des Stuhldranges führt zu einer Erhöhung der Stuhldrangreizschwelle, die zu einer Defäkation notwendig ist. Es können aber auch ernsthafte Erkrankungen des Gastrointestinaltraktes vorliegen oder eine Hypothyreose (Schilddrüsenunterfunktion), weshalb eine Abklärung durch Untersuchungen anzuraten ist. Auch die Einnahme von bestimmten Arzneimitteln kann zu Verstopfung führen, z.B. Antidepressiva, Diuretika und v.a. paradoxerweise der Missbrauch von Laxantien (Abführmitteln).

Psychosomatische Ursachen können ebenfalls ein Grund für Obstipation sein. Die Obstipationsbehandlung sollte vorerst auf eine Änderung der Lebensführung hinzielen. Mehr Bewegung, Vollkornprodukte, Rohkost und Obst und eine vorwiegend pflanzliche Ernährung unterstützen einen natürlichen Stuhlgang. Auch die Flüssigkeitszufuhr sollte erhöht werden. Milchzucker kann helfen, die chronische Verstopfung günstig zu beeinflussen und zu beheben.

Die Resorbtion von Laktose durch enzymatische Spaltung erfolgt langsamer als bei Saccharose, sodass besonders bei höherer Zufuhr Laktose „unverdaut" in den Dickdarm gelangt und dort bakteriell gespalten wird. Die dafür verantwortlichen Keime sind Lactobazillus bifidus und Lactobazillus acidophilus. Bei der Spaltung entstehen Milchsäure, Essigsäure, Ameisensäure und Kohlendioxid. Die osmotische Aktivität des Milchzuckers bedingt auch eine Volumenzunahme des Speisebreies durch Flüssigkeitsvermehrung. Die im Dickdarm entstehende Milchsäure verstärkt die osmotische Aktivität zusätzlich, sodass insgesamt die Passagezeit verkürzt wird. Die Folge ist eine Erhöhung der Stuhlfrequenz, eine Erhöhung des Stuhlvolumens und eine weichere Stuhlkonsistenz. Zusätzlich fördert die Milchsäure das Wachstum der wichtigen Laktobazillen. Die Leber wird ebenfalls in ihrer Entgiftungsfunktion entlastet. Bei der Einnahme ist auf die zuvor erwähnten Kontraindikationen zu achten.

Merke: Es gibt keine Gewöhnung an Milchzucker.

Geschmacklich ist Laktose etwa ein Drittel so süß wie Saccharose.

Zahnärzte können beruhigt sein. Die kariogene Eigenschaft des Milchzuckers ist wesentlich geringer als die der Saccharose, da die Laktose erst im Dünndarm gespalten wird.

Merke: Wichtig für Diabetiker: Laktose kann auch von Diabetikern eingenommen werden. Sie wirkt etwas stärker blutzuckersteigernd als Fruktose. Zudem muss Milchzucker als Kohlehydrat in der Broteinheitrechnung (BE) berücksichtigt werden. 1 BE sind 12 g Kohlehydrate, das sind 48 Tabletten Mineralstoffe nach Dr. Schüßler zu 0,25 g. 48 Tabletten sind 45 Kcal. Eine Zufuhr von 1 bis maximal 3 Broteinheiten über den Tag verteilt, gilt allgemein als tolerabel.

Dilutionen

Für milchzuckerallergische Menschen und für Diabetiker können die Mineralstoffe als Dilutionen zubereitet werden.

1.15 Häufig gestellte Fragen

Warum muss man die Mineralstoffe nach Dr. Schüßler im Mund zergehen lassen?

Weil die Wirkstoffe über die Mund- und Rachenschleimhaut sowie über die Schleimhaut der Speiseröhre aufgenommen werden. Im Magen ist ihre Wirksamkeit durch die Magensäure verändert.

Ist eine Gewichtszunahme durch die Einnahme der Mineralstoffe nach Dr. Schüßler möglich?

Es ist möglich, weil alle Gewebe im Körper wieder fester werden. Dadurch nimmt der Mensch wohl an Gewicht, aber nicht an Umfang zu.

Kann durch die Einnahme Durchfall auftreten?

Der Durchfall ist eine Reaktion des Organismus, durch den er einen längst fälligen Abbau von Belastungsstoffen aus dem Körper bewerkstelligt. Der Milchzucker bewirkt keinen Durchfall, sondern eine weiche Konsistenz des Stuhles.

Entsteht eine Verstopfung?

Bei Verstopfung ist es möglich, dass der Organismus keine Flüssigkeit mehr freigibt, da er sie für den verstärkten Betrieb benötigt, welcher durch die Einnahme der Mineralstoffe nach Dr. Schüßler ermöglicht wird (viel trinken!).

Bei Verstopfung sollte auch überprüft werden, ob die dafür benötigten oder in Frage kommenden Mineralstoffe auch tatsächlich eingenommen werden.

Kann ich durch die Einnahme Sodbrennen bekommen?

Wenn die Mineralstoffe nach Dr. Schüßler eingenommen werden, dann wird hauptsächlich durch Natrium phosphoricum Nr. 9 die Säure v.a. im Magen reguliert. Ist jemand durch einen hohen Säurespiegel im Körper belastet, stellt sich der Organismus sofort auf die Entlastung ein und scheidet vermehrt überschüssige Säure in den Magen aus. Es entsteht dann Sodbrennen als Reaktion, jedoch nur so lange, wie im Körper ein besonderer Säureüberschuss besteht. Nach einigen Tagen verschwindet die Reaktion wieder.

Verträgt sich die Mineralstofftherapie nach Dr. Schüßler mit Homöopathie?

Die Biochemie nach Dr. Schüßler unterstützt jede Heilweise, weil sie dem Organismus notwendige Betriebsstoffe zur Verfügung stellt.

Verträgt sich die Mineralstofftherapie nach Dr. Schüßler mit Medikamenten?

Auf diese Frage kann dieselbe Antwort wie auf die vorherige Frage gegeben werden. Die Mineralstoffe nach Dr. Schüßler helfen dem Organismus, mit den Inhaltsstoffen der Medikamente gut umgehen zu können, v.a. was deren Ausscheidung nach dem notwendigen Einsatz anbelangt.

Entsteht eine Abhängigkeit?

Bei einem großen Mangel entsteht ein starkes Bedürfnis nach den Mineralstoffen nach Dr. Schüßler, das sich aber mit der Zeit durch das Auffüllen der Speicher verliert.

Was ist geschehen, wenn die Mangelzeichen eines Mineralstoffes besonders stark auftreten?

Wenn ein wichtiger Mineralstoff im Einnahmeplan übersehen wird, „schreit" der Organismus besonders danach. Dabei treten die Erkennungszeichen für diesen Mineralstoff besonders deutlich zu Tage.

Reichen bei einem Mangel die Mineralstoffe nach Dr. Schüßler alleine aus?

Nein! Es muss auch auf eine vollwertige Ernährung geachtet werden.

Warum schmecken die einzelnen Mineralstoffe unterschiedlich und zergehen verschieden rasch?

Je rascher die Mineralstoffe zergehen, umso mehr gehen sie dem Körper ab, umso dringender benötigt er sie. Auch schmecken sie umso süßer, je größer der Bedarf ist. Es ist möglich, dass beide Empfindungen auf einmal auftreten. Zur Beurteilung dieser Beobachtungen müssen die Mineralstoffe natürlich vom gleichen Hersteller sein.

Kann es sein, dass sie auch bitter schmecken?

Wenn bei einem durch Schadstoffe („Schlacken") belasteten Menschen im Mund durch Natrium sulfuricum Nr. 10 Schlackenstoffe umgebaut werden, sodass sie ausgeschieden werden können, entsteht im Mundraum eine Entlastung an diesen Stoffen, die das „Nachschieben" von weiteren Schlacken aus dem Körper zur Folge hat, was dann bitter schmeckt. Diese Reaktion tritt nur so lange auf, wie ein großer Überschuss an diesen belastenden Stoffen im Körper besteht.

Beeinträchtigt der Genuss von Kaffee oder Alkohol die Wirkung?

Beides sind Genussgifte, die auf den Stoffwechsel einen großen Einfluss haben. Sie belasten v.a. die Leber und damit auch den Haushalt an Natrium sulfuricum Nr. 10. Dabei wird v.a. die Ausscheidung von Belastungsstoffen behindert. Auch die Speicher von Ferrum phosphoricum Nr. 3 und Natrium chloratum Nr. 8 werden abgebaut, was eine große Belastung für den Organismus darstellt.

Wie schnell wirken die Mineralstoffe nach Dr. Schüßler?

Die Mineralstoffe nach Dr. Schüßler wirken verschieden schnell, je nachdem, um welches Problem es sich handelt. Um auf diese Frage eine Antwort zu bekommen, kann in den „Steckbriefen" der einzelnen Mineralstoffe nachgelesen werden (►S. 39 f).

Warum muss man von den einzelnen Mineralstoffen verschieden viel nehmen?

Weil die Mängel verschieden stark sind! Es hätte nicht dieselbe Wirkung, wenn von den einzelnen Mineralstoffen jeweils die gleiche Menge genommen würde! Außer zur Gesundheitsvorsorge.

Wenn die Mineralstoffe aufgelöst werden, muss es dann in Wasser sein?

Reines Wasser (wenn möglich Trinkwasser, abgekochtes oder stilles Wasser) ist das beste Lösungsmittel für die Mineralstoffe nach Dr. Schüßler überhaupt. Jede andere Flüssigkeit, in der die Mineralstoffe aufgelöst werden, beeinträchtigt die Wirkung.

Kann ein Mineralwasser die Mineralstoffe nach Dr. Schüßler ersetzen?

Mineralwässer sind meistens aus Heilquellen, die für den Ausgleich bestimmter Mängel geeignet sind und damit zur Heilung von bestimmten Krankheiten beitragen. Ist jedoch der Mangel aufgefüllt, besteht kein weiterer Bedarf an so reichhaltiger spezieller Mineralstoffzufuhr. Außerdem füllen Mineralwässer hauptsächlich den Bedarf außerhalb der Zelle auf, die Mineralstoffe nach Dr. Schüßler jedoch den Bedarf innerhalb der Zelle.

Da die Mineralwasser eine so hohe Konzentration an Mineralstoffen haben, sollten sie auch für die Zubereitung von Babynahrung nicht verwendet werden – außer sie sind entsprechend gekennzeichnet. Die Kohlensäure ist für viele Menschen belastend, weshalb es ratsam ist, auf sogenannte „stille" Wässer auszuweichen.

Können auch bei Zuckerkrankheit die Mineralstoffe nach Dr. Schüßler eingenommen werden?

Für Zuckerkranke ist wichtig zu wissen, dass 48 Mineralstofftabletten durch ihren Milchzuckergehalt einer Broteinheit (BE) entsprechen. Allerdings ist es für zuckerkranke Menschen möglich, die Tabletten aufzulösen und so die Milchzuckeraufnahme zu reduzieren. Auf diese Problematik wird im Kapitel über die Einnahme eingegangen (► S. 26).

Was tun bei Laktoseunverträglichkeit?

Es gibt bei Laktoseunverträglichkeit die Möglichkeit, in der Apotheke ein enzymhaltiges Mittel zu kaufen, das die Laktose spaltet und dadurch verträglich macht (z.B. Laluc Kautabletten) oder auf Dilutionen auszuweichen.

Greift der Milchzucker die Zähne an?

Der Milchzucker, die Laktose, ist die verträglichste Zuckerart und wird als leichtes Abführmittel verwendet. Er greift auch bei längerer Einnahme, selbst über Jahre hinweg, die Zähne nicht an.

Warum ist es durch eine vollwertige Ernährung nicht möglich, genügend Mineralstoffe aufzunehmen?

Wer sich vollwertig ernährt, hat auf jeden Fall eine bessere Versorgung an Mineralstoffen. Durch die starken Veränderungen im Leben der Menschen (Stress, Hektik, unregelmäßiger Lebenswandel), besonders aber durch zwanghafte charakterliche Strukturen (!) werden Mineralstoffe aus den Zellen verbraucht, die nicht ohne Weiteres aus der Nahrung nachgefüllt werden können.

Außerdem haben unsere Lebensmittel durch mineralstoffverarmte Böden in ihrem Mineralstoffgehalt zum Teil erheblich gelitten.

Warum stellt sich trotz längerer Einnahme kein Erfolg ein?

- Zu niedrige (homöopathische) Dosierung,
- es werden die falschen Mineralstoffe genommen,
- der Schlafplatz muss abgeklärt werden,

- wenn die Probleme auf Ebenen liegen, die durch Mineralstoffe nicht bearbeitet werden können, z.B. Energiehaushalt,
- problematische Ernährung,
- Amalgamfüllungen, durch ständige Vergiftung im Mundraum,
- wenn die zwanghaften Strukturen nicht verändert werden,
- wenn eine zu hohe Belastung (Arbeit, Familie, soziales Umfeld) vorliegt,
- wenn eine schwere Krankheit zu weit fortgeschritten ist.

Geben Mineralstofftabellen Auskunft darüber, welche Lebensmittel die Mineralstoffe nach Dr. Schüßler auffüllen?

Nein! Die Tabellen enthalten ausschließlich Angaben über einzelne Mineralstoffe (►Tab. 2.9, Tab. 2.10). Es sind keine Forschungen bekannt, die Auskunft über jene Mineralstoffverbindungen geben, wie sie die Mineralstoffe nach Dr. Schüßler darstellen.

1.16 Übersichtstabellen zur Biochemie nach Dr. Schüßler

► **Tab. 2.9** Die 12 Mineralstoffe in einer ersten Übersicht.

Nr.	Bezeichnung	Funktion	Organ – Körperteil	Mangel-erscheinungen
Nr. 1	Calcium fluoratum	Schutz, Elastizität, Spannung, Form	„Hüllen“: Knochen, Aderwände, Hautoberfläche, Zahnschmelz-Bindegewebe (Elastizität), Sehnen, Bänder	Hornhaut, Schrunden, Risse, Karies, Krampfadern, Senk-, Spreiz- oder Knickfuß, Knoten, Haltungsschäden, Hypermobilität, welke Haut, Phimose, Dupyutrenkontraktur
Nr. 2	Calcium phosphoricum	Stabilität, Halt gebend, Eiweißverarbeitung, Stärkungsmittel	„Fülle“: Knochen, Muskeln, Zahnbein, Rückgrat, Blutbildung	Osteoporose, Nasenbluten, verzögerte Knochenbildung, spätes Zahnen, Wachstumsschmerzen Herzschlag zu schnell, Nasenpolypen, Verspannungen der Muskulatur, Schulkopfschmerz, Muskelkrämpfe
Nr. 3	Ferrum phosphoricum	Erste Hilfe, Transport, Sauerstofftransport, Antioxidans	Blut, Gefäßsystem, Darm	Eisenstoffwechsel, Konzentrationsschwierigkeiten, niedriges Fieber (bis 38,8°C), pulsierende, klopfende Schmerzen, Kopfschmerzen, Entzündungen, akute Erkrankungen, Ohrenschmerzen, Mittelohrentzündung, Gehörsturz, erhöhte Blutsenkung

▼

▲

Nr.	Bezeichnung	Funktion	Organ – Körperteil	Mangel-erscheinungen
Nr. 4	Kalium chloratum	Drüsenbetriebsstoff, Entgiftung, Aufbau von Faserstoff,	Drüsen, Bronchien, Blut, Bindegewebsaufbau	Husten (weißlich-schleimig), Hautgrieß, Couperose, Besenreiser, weiche Schwellungen, Blutviskosität wird reguliert
Nr. 5	Kalium phosphoricum	Energie, Gewebeaufbau, schwindende Lebensenergie	Milz, Nerven, Muskeln, Psyche	Mundgeruch, Weinerlichkeit, Verzagtheit, Burn out, Kraftlosigkeit, Antiseptikum des Gewebes
Nr. 6	Kalium sulfuricum	Abbau, Sauerstoffübertragung, Atmungskette	Bauchspeicheldrüse, Leber, Haut, Schleimhäute,	„Lufthunger" – übertriebenes Bedürfnis nach frischer Luft, Schuppen auf der Haut, chronische Haut-Erkrankungen, Diabetes Typ I, bringt Schadstoffe aus der Zelle
Nr. 7	Magnesium phosphoricum	nervliche Anspannung, Entspannung, Enzymaktivator	Herz, Darm, Knochen	Schokoladenhunger, Verlegenheitsröte, Menstruationsbeschwerden, Koliken
Nr. 8	Natrium chloratum	Entgiftung, Flüssigkeits- und Wärmeregulierung	Nieren, Blut, Schleimhäute, Knorpel	Schnupfen (wäßrig-glasklar), feuchtigkeitsarme Haut, trockene Augen, trockene Schleimhäute, viel/wenig Durst, knackende Gelenke, Schlundbrennen, Gicht
Nr. 9	Natrium phosphoricum	Entsäuerung, Fettstoffhaushalt, Zuckerabbau	Magen, Gewebe, Lymphe,	Pickel, Mitesser, fette oder spröde bzw. gespaltene Haare, fette oder fettarme Haut, Sodbrennen, Rheuma
Nr. 10	Natrium sulfuricum	Schadstoffabbau, Abtransport	Leber, Galle	stinkende Winde, geschwollene Füße oder Hände, geschwollene Tränensäcke, Probleme im Dickdarm, Diabetes Typ II – Glykogen
Nr. 11	Silicea	Festigkeit, Bindegewebe, Strukturmineral	Bindegewebe (Brüchigkeit), Haut, Nerven, Haare, Nägel	Lichtempfindlichkeit, Ischiasschmerzen, Leistenbruch, Schweißfüße, Handschweiß, Schwangerschaftsstreifen, Risse im Gewebe, Falten
Nr. 12	Calcium sulfuricum	Reinigung, Durchlässigkeit des Gewebes	Leber und Galle, Muskeln (Herz), Bindegewebe	chronische Eiterungen, Gicht, Rheuma, kompaktiertes Bindegewebe, es „stockt" alles, was in Bewegung kommen soll

▼

▲

Nr.	Bezeichnung	Funktion	Organ – Körperteil	Mangel-erscheinungen
Nr. 13	Kalium arsenicosum	Hormon-regulator, Reinigung, Stärkung	Haut, Hypophyse	trockene Ekzeme, Anabolikum, Hormonsteuerung, Wachstum, Verhornungsstörungen der Haut, unerfüllter Kinderwunsch; Störungen der Hypophyse, Schilddrüse und der Nebennierenrinde
Nr. 14	Kalium bromatum	Entspannung	Schilddrüse, Hypophyse	innere Unruhe, Kopfschmerzen (Überanstrengung), Akne am ganzen Körper
Nr. 15	Kalium iodatum	Steuerung der Betriebsgeschwindigkeit (hochtourig – niedertourig)	Schilddrüse	Hypo-, Hyperthyreose, hoher Blutdruck, Arteriosklerose, Herzrasen, reguliert den Grundumsatz Niedergedrücktheit, Lebensüberdrüssigkeit, Tränen
Nr. 16	Lithium chloratum	Ausleitung	Niere	Gicht, Rheuma, Nierenstauungen, Entzündung der Harnwege, Immunabwehr, Herzstiche
Nr. 17	Manganum sulfuricum	Kohlenhydratstoffwechsel, Enzymaktivator, Energiehaushalt, Pigmentierung	Knorpel, Bauchspeicheldrüse	Knorpelaufbau, Arteriosklerose, Thrombosevorsorge, Eisenstoffwechsel, Diabetes
Nr. 18	Calcium sulfuratum	Entschlackung, Reinigung	Leber	Abmagerung trotz Heißhunger, Ausleitung von Schadstoffen, Schwermetallen und Amalgam
Nr. 19	Cuprum arsenicosum	Melaninbildung, antioxidativer Schutz, Schwermetallentgiftung	Darm, Blut, Schilddrüse	Eisenstoffwechsel, Vitiligo, Pigmentstörungen, Krämpfe im ZNS, Gehirnstoffwechsel, Schilddrüsenstörungen, Schwermetallausscheidung
Nr. 20	Kalium aluminium sulfuricum	Entschlackung, Verdauung	Trockene, spröde Haut	Demenz, Schwindel, Blähkoliken, Aluminiumausleitung, Verstopfung, trockene Schleimhäute, Bindegewebsreinigung

▼

▲

Nr.	Bezeichnung	Funktion	Organ – Körperteil	Mangel-erscheinungen
Nr. 21	Zincum chloratum	Immunsystem, antioxidativer Schutz, Wachstum, Zelldifferenzierung, Schwermetallentgiftung, Säure-Basenhaushalt	Nerven, Niere, Leber, Schleimhäute, reproduzierende Organe, Bauchspeicheldrüse	Ekzeme, Haarausfall, Infertilität, Aufbau von: Haut, Haare, Nägel, Nerven – Nervosität, Hell/Dunkel-Adaption, Schwermetallausscheidung, Diabetes
Nr. 22	Calcium carbonicum	Stabilität, Festigkeit, innerster Halt	härteste Schicht der Knochen (z.B. Oberschenkelhalsköpfe)	kennt in seiner Leistungsbereitschaft keine Grenzen, geht weit über die Möglichkeiten seiner Leistungsfähigkeit hinaus (vor allem der körperlichen), frühzeitiges Altern Kindermittel
Nr. 23	Natrium bicarbonicum	Säureüberladung	Belegzellen des Magens, Leber, Blut, Bauchspeicheldrüse	Säure-Basen-Haushalt, träger Stoffwechsel, Gicht, Rheuma, Fettsucht
Nr. 24	Arsenum iodatum	Reinigung	Haut	Allergien, unterstützt und beschleunigt die Schadstoffausscheidung, nässende Ekzeme, verlangsamt oxidative Prozesse
Nr. 25	Aurum chloratum natronatum	Hormonsteuerung, zirkadiane Rhythmen	Herz, Arterien, Epiphyse – Melatonin	Hormonschwankungen, PMS, Menopause, Pap-Werte, Myome, Jetlag, Prostatahypertrophie
Nr. 26	Selenium	Wachstum, antioxidativer Schutz, Schwermetallentgiftung	Leber, Schilddrüse,	Schwermetallausscheidung, Arteriosklerose, die Leberentgiftung wird unterstützt, Krebsprävention, Thrombosevorsorge, Immunhaushalt
Nr. 27	Kalium bichromicum	Glukosesteuerung Cholesterinsteuerung	Leber, Magen	Cholesterin, Arteriosklerose, Diabetes Typ I und II, Glukosetoleranzfaktor, Hunger-Sättigungs-Mechanismus, Akne, Anämie, chronische Eiterungen, Hautgeschwüre,

► **Tab. 2.10** Erkennungszeichen für einen bestimmten Mangel.[4]

Nr.	Mineralstoff	Absonderung (auch Inhalt von Blasen auf der Haut)	Verschlimmerung der Beschwerden	Verbesserung der Beschwerden
Nr. 1	Calcium fluoratum	Absonderungen, die rasch zu einer fest anhaftenden Kruste eintrocknen, ätzend	durch Kälte, in Ruhe, feuchtkaltes Wetter	durch Wärme, Hitze, durch leichte Bewegung, Bäder
Nr. 2	Calcium phosphoricum	weiß (wie rohes Hühnereiweiß), eiweißhaltige Ergüsse wenn eingetrocknet: weißgelbe Krusten	feuchtes, nebeliges, kaltes Wetter, bei schmelzendem Schnee, beim Naß-werden vom Regen, Durchnässung, Wetterwechsel	im Sommer, bei warmem trockenen Wetter, durch Ruhe und Entspannung
Nr. 3	Ferrum phosphoricum		durch Wärme, auch in der Nacht, durch Bewegung, mehr auf der rechten Seite	bei Anwendung von Kälte (Abkühlung des entzündlichen Vorganges)
Nr. 4	Kalium chloratum	fibrinhaltige, weißliche, gewölbte Bläschen, wenn eingetrocknet: mehlartig, weißlicher fadenziehender Schleim,	Bewegung, kräftige fette Speisen, elektromagnetische Belastung	durch Entspannung, Lockerung, ausgeglichene emotionale Verfassung
Nr. 5	Kalium phosphoricum	schmierig, stinkend, jauchig blutig, scharf ätzend, grau wenn eingetrocknet: stinkende schmierige Schuppen oder Krusten	durch Essen, Kälte, früh am Morgen, durch große Anstrengung	Ruhephasen, Wärme
Nr. 6	Kalium sulfuricum	gelblich-bräunlicher, ockerfarbener Schleim, Oberhautabschuppung auf klebrigem Grund	in warmen Räumen, am Spätnachmittag, am Abend	in kühler frischer Luft
Nr. 7	Magnesium phosphoricum		durch Berühren	Wärme, Zusammenkrümmen, Drücken und Reiben der schmerzenden Stelle

▼

4 Zu den nicht aufgeführten Mineralstoffen liegen zurzeit keine Erkenntnisse vor.

▲

Nr.	Mineralstoff	Absonderung (auch Inhalt von Blasen auf der Haut)	Verschlimmerung der Beschwerden	Verbesserung der Beschwerden
Nr. 8	Natrium chloratum	hell wäßriger glasklarer Schleim, blasig, oft scharf brennend und wund machend, wenn eingetrocknet: weiße Schuppen	durch geistige Anstrengung, Hitze,	in frischer Luft, durch kaltes Baden, bei nüchternem Magen, Wasser trinken
Nr. 9	Natrium phosphoricum	honiggelb, rahmartig, eitrig, fettige Ausschwitzungen, rahmartig bzw. ranzig riechend wenn eingetrocknet: honiggelbe Krusten	durch versäuernde Nahrung und Getränke, fette und schwere Speisen, energetische Belastungen, Süßigkeiten	entlastende Lebenshaltung, basische Nahrung, Stressabbau, viel trinken!
Nr. 10	Natrium sulfuricum	gelblich-grünlicher Schleim, gelblich wäßrig, gelbgrün, grün, wenn eingetrocknet: gelbliche Schuppen	in dumpfen Räumen (Keller), feuchtes Wetter, Streit	bei trockenem Wetter, Druck, Wärme, Versöhnung
Nr. 11	Silicea	eitrig, wenn eingetrocknet: gelbe Eiterkrusten	am Morgen, von Wein, während der Regel, Licht, Geräusche	durch Wärme
Nr. 12	Calcium sulfuricum	blutig eitrig, dick	durch Versäuerung	Wärme, Entlastung, Schonung
Nr. 13	Kalium arsenicosum	trockene Ekzeme		
Nr. 14	Kalium bromatum		Stress	Entspannung
Nr. 15	Kalium iodatum		gefühlsmäßige Anspannung	Abkopplung von inneren Forderungen
Nr. 16	Lithium chloratum		Missachtung der Lebensnotwendigkeiten, der biologischen Grundlagen	dem Leben und seinen Forderungen gerecht werden
Nr. 21	Zincum chloratum	Ekzeme	Stress	nervliche Entlastung, Ruhe, Regeneration
Nr. 22	Calcium carbonicum		willentliche Beanspruchung	Reduzierung der Ansprüche
Nr. 24	Arsenum iodatum	nässende Ekzeme		
Nr. 26	Selenium	Ekzeme	Schwermetallbelastung	Ausleitung

2 Die „Steckbriefe“ der 12 Hauptmittel

In den Steckbriefen haben wir die Mineralstoffe nach Dr. Schüßler in kurzer, übersichtlicher Form dargestellt, damit die gesuchte Information schnell zur Verfügung steht.

2.1 Calcium fluoratum Nr. 1 (Flussspat, CaF_2)

Empfohlene Potenzierung D 12

Biochemischer Zusammenhang

Calcium fluoratum Nr. 1

- bildet die Hüllen im Körper und damit den Schutz des Körpers: Hautoberschicht, Knochenhüllen, Aderwände, Zellwand,
- ist zuständig für die Elastizität in allen Geweben, vor allem in den Sehnen und Bändern,
- bindet im Körper den Hornstoff (Keratin) und
- ist überall zuständig, wo eine schützende Schicht gebildet wird – im weitesten Sinne die Hülle.

Zwanghafte charakterliche Struktur, die zu Mängeln bei diesem Mineralstoff führt

- Unfähigkeit zur Abgrenzung
- kann keinen Punkt machen, keinen Schlusspunkt, kann schwer Abschied nehmen
- ein verhärteter oder versteifter Standpunkt
- mangelnde Flexibilität
- die übertriebene Sorge um den guten Eindruck beim anderen

Zur charakterlichen Entsprechung sei angemerkt, dass versucht wird, auf die jeweilige charakterliche Entwicklung hinzuweisen, die mit dem Mineralstoff verknüpft ist. Die verschiedenen Strukturen im Menschen verbrauchen auf der körperlichen Ebene ihnen entsprechende Mineralstoffe. Je weiter sich jemand aus den einschränkenden, gefangen nehmenden Strukturen befreien kann und damit freiere, das Leben förderliche Strukturen und Handlungsmodelle entwickelt, umso weniger wird er dann von dem entsprechenden Mineralstoff übermäßig verbrauchen und umso weniger wird er in Zukunft einnehmen müssen.

Zunehmende Distanzierungsfähigkeit von den Zwängen

Eine Lockerung geht von der Beharrung (Versteifung) auf einen Standpunkt zur Bewegungsfähigkeit (Flexibilität) aus, d. h. beispielsweise verschiedene Standpunkte einnehmen zu können. Unangemessene Standpunkte sollten in Richtung einer weniger angstvollen Einschätzung des Lebens verlassen werden. Ein Ereignis beenden bzw. abschließen lernen, um auf neue Situationen zugehen zu können (Eine Tür zuschließen können). Allmähliche Abwendung von der Angst „Wie steh' ich vor dem anderen da?" zum Vertrauen, dass man angenommen ist.

Vom Menschen ist nicht nur die Oberfläche von Bedeutung!

Merke: Die befreiende Einstellung zu diesem Mineralstoff heißt: „Ich darf grundsätzlich davon ausgehen, dass mir der andere wohlgesonnen ist!" (Sollte es ausnahmsweise nicht der Fall sein, habe ich die Fähigkeit, das zu spüren.)

Emotionaler Zusammenhang

Ein größerer Mangel ist von unbegründeter Furcht und Ängstlichkeit gekennzeichnet.

Zeichen im Gesicht

- Karofalten
- Fächerfalten
- Würfelfalten
- bräunlich-schwärzliche Farbe auf dem Ober- und/oder Unterlid

Speicher im Körper

Knochen, Zahnschmelz, Sehnen, Haut, Nägel

Wirkung, Wirkungsweise

- langsam bei der inneren Anwendung – wirkt umstimmend (monate- bis jahrelang)
- überraschend schnell bei der äußeren Anwendung als Salbe oder Cremegel

Betriebsstörung, Krankheit, Symptom

Verhärtete Sehnen (z.B. Dupuytrenkontraktur), durchsichtige Zahnspitzen, Schwielen, Schrunden, Hornstoffaustritt (besonders an den Fersen), Hornhaut, Risse auf Händen und Lippen, Fischschuppen, Ichthiosis, Überbeine, Plattfüße, Senkfüße, Krampfadern, Hämorrhoiden, Karies, Fingernägel überaus biegsam oder splitternd wie Glas, Bänderdehnung (Schlottergelenke), hypermobile Knöchel, lockere Zähne, Organsenkungen, Hängebauch, welke Haut, Phimose, Verhärtungen, Versteifung im Bewegungsapparat, Haltungsschwäche, Skoliose, Kyphose.

Biochemisches Verständnis

Im Winter hat der Organismus sehr viel Elastizitätsarbeit zu leisten. Im Freien ziehen sich bei der vorherrschenden Kälte die oberflächlichen Gewebe, Muskeln und Blutgefäße stark zusammen. In den gut geheizten Räumen dehnen sich alle diese Körperteile unter dem Einfluss der Wärme. So ist es verständlich, dass der Betriebsstoff für die Elastizität, Calcium fluoratum Nr. 1, sehr stark verbraucht wird. Bei Menschen, die einen Mangel an diesem Mineralstoff auf der Betriebsstoffebene haben, kann das zu Problemen führen, wie sie als rissige Haut, rissige Lippen oder gar aufgesprungene Haut bekannt sind.

Reaktion

Vor allem in Gelenken, Sehnen und Bändern können Schmerzen auftreten, die auf „Baustellen“ im Körper schließen lassen, die wegen des Mangels an diesem Betriebsstoff stillgelegt werden mussten und nun wieder „in Betrieb“ gehen können.

Anwendung

- im Mund zergehen lassen, auflösen
- äußerlich als Brei, Cremegel, Salbe

Mangelzeichen, Zusatzfragen

Die Nägel sind bei einem Mangel entweder besonders biegsam oder außerordentlich spröde. Haben Sie Hornhaut an den Fersen? Krampfadern? Oder rissige Hände, rissige Lippen? Haben Sie schlechte Zähne?

Mangelursache, Mangelverstärkung

Hohe Elastizitätsleistung wie z.B. im Winter (im Freien ziehen sich v.a. die oberflächlichen Muskeln und Gefäße zum Schutz zusammen – Vermeidung von unnötigem Wärmeverlust – in der Wärme dehnen sie sich wieder: Dies führt zur weit verbreiteten rauen Haut bzw. den Rissen in der Haut – Schrunden.).

2.2 Calcium phosphoricum Nr. 2 ($CaHPO_4 \times 2H_2O$)

Empfohlene Potenzierung D 6

Biochemischer Zusammenhang

Calcium phosphoricum Nr. 2

- bindet das Eiweiß für den organischen Aufbau. Bei einem Mangel wird das Eiweiß nicht verarbeitet, sondern die Eiweißflocken werden im Körper angeschwemmt, wodurch es zu einer starken Gewichtszunahme kommen kann (Eiweißdickleibigkeit).
- ist das wichtigste Knochenaufbaumittel, ein Blutaufbaumittel sowie für den Zellaufbau zuständig – im weitesten Sinne für die „Fülle“ und
- ist der Betriebsstoff für die willkürlichen Muskeln.

Zwanghafte charakterliche Struktur, die zu Mängeln bei diesem Mineralstoff führt

- Angst, übersehen zu werden, klammert am anderen
- Angst vor Umklammerung – deshalb Scheu, in enge Räume zu gehen
- ist auf Reaktionen bei seinen Mitmenschen aus
- kann nicht begegnen, hat eine tief liegende Angst um sein Leben
- sorgt sich sehr um seine diesseitige, materielle Existenz
- ist angefüllt von Bildern der Bedrohung seines Lebens
- ist umzingelt von der Angst

Zunehmende Distanzierungsfähigkeit von den Zwängen

Die innere Bewegung geht von der Anspannung zur Lockerung und Lösung. Es besteht eine unbedingte Notwendigkeit, von der Angst, nicht gesehen zu werden, wegzukommen. Den Blick, der unentwegt auf die Bestätigung der eigenen Existenz aus ist, von sich weg auf andere richten können. Es geht um die Fähigkeit, sich entspannen zu können, loszulassen und auf sich und andere zuzugehen. Der Weg führt aus der eigenen Isolierung, von der Angst um sich, zur Verbindung der inneren mit der äußeren Welt.

Merke: Die befreiende Einstellung zu diesem Mineralstoff heißt: „Ich darf grundsätzlich davon ausgehen, dass mich der andere sieht und meine Bedürfnisse wahrnimmt!“

Emotionaler Zusammenhang

Die mit einem größeren Mangel verbundene Angst um das eigene Leben kann durch die Einnahme dieses Mineralstoffes gelockert werden.

Zeichen im Gesicht

Wächsern

- vor den Ohren
- an der Nasenunterkante
- unterlegte Augenbrauen

Speicher im Körper

Zähne und Knochen innen, Muskeln, Blut

Wirkung, Wirkungsweise

- kurzfristig (z.B. bei unruhigem, beschleunigtem Herzschlag)
- langfristig (z.B. bei Wachstumsproblemen), entspannend, entkrampfend, beruhigend, Gewichtszunahme (Substanzbildung), Regulierung der Brustgröße

Bei einer evtl. vorhandenen Sorge wegen Gewichtszunahme und gleichzeitigem Mangel an Kalzium könnte auf das reinigende und entschlackende Calcium sulfuricum Nr. 12 umgestiegen werden.

Betriebsstörung, Krankheit, Symptom

Blutarmut, Blutaufbau, Schlafstörungen, Verspannungen der Muskulatur, Muskelkrämpfe, nächtliche Wadenkrämpfe, Zähneknirschen vor allem der Kinder, Taubheitskribbeln, Wetterempfindlichkeit, sehr schneller Schweißausbruch, bellender Husten (v.a. bei Kindern), zu schneller Pulsschlag, Nervosität, Überanstrengungskopfschmerz, Eiweißallergie, eiweißhaltige seröse Ergüsse, Eiweißdickleibigkeit, Osteoporose, Wachstumsschmerzen, Wetterempfindlichkeit.

Biochemisches Verständnis

Calcium phosphoricum Nr. 2 hat eine beruhigende Wirkung auf die Muskeln, weshalb es bei Muskelkrämpfen das Mittel der Wahl ist. Wenn es durch Belastungen am Schlafplatz zu hohen Spannungen im Körper kommt, wird sehr viel von Calcium phosphoricum Nr. 2 verbraucht. Die darauf folgenden Wadenkrämpfe sind äußerst unangenehm und können mit Calcium phosphoricum Nr. 2 gut behandelt werden. Dasselbe gilt auch für die Muskelkrämpfe, die beim Bergaufgehen oder bei starker sportlicher Belastung auftreten.

Während der Schwangerschaft braucht der Organismus der Mutter u.a. sehr viel Calcium phosphoricum Nr. 2 für den Embryo, wodurch es leicht zu einem Mangel und schließlich zu Muskelkrämpfen, vorwiegend Wadenkrämpfen, kommt. Es wäre falsch, in diesem Fall die Krämpfe nur mit allopathischen Magnesiumpräparaten behandeln zu wollen; obwohl dies auch hilft, aber nur vordergründig.

Vor allem bei Osteoporose in den Wechseljahren der Frauen geht es um diesen Mineralstoff. Der Übergang in die Zeit ohne Menstruation ist für viele Frauen eine große Krise, die ihr Selbstverständnis oft völlig in Frage stellt: „Wer bin ich denn dann noch?" (als Frau ohne Menstruation ...). Die auftauchende Verunsicherung und Angst lässt die Muskeln sich verkrampfen. Da das Rückgrat auf der körperlichen Ebene die Person widerspiegelt, spannen sich besonders die Muskeln entlang des Rückgrates an. Bei einer Begleitung bzw. Betreuung einer solchen Frau ist es eine unzumutbare Reduzierung ihres Problems, zu sagen, sie brauche ein paar Hormone, dann noch ein paar Kalziumpräparate, dann sei alles in Ordnung.

Merke: Eine ganzheitliche Sicht des Problems ist hier besonders wichtig!

Reaktion

Chronisch verkrampfte, verhärtete Muskeln beginnen bei ihrer Lockerung zu schmerzen.

Anwendung

- innerlich: unterstützend
- auch äußerlich: als Cremegel oder Salbe bei allen Verspannungen der Muskulatur

Mangelzeichen, Zusatzfragen

Empfindung von Kälte (Die angespannten Muskeln binden sehr viel Energie, wodurch es zur Empfindung der Kälte kommt.)
Zähneknirschen, weiße Flecken auf Zähnen und Nägeln

Mangelursache, Mangelverstärkung

Bei Mangel an diesem Mineralstoff kommt es zu einem Heißhunger auf pikante Speisen, v.a. auf Ketchup, Senf und Geräuchertes (Besonders Kinder sind da sehr anfällig, gerade sie brauchen sehr viel von diesem Mineralstoff für einen gesunden Aufbau ihres Körpers.)

2.3 Ferrum phosphoricum Nr. 3 ($FePO_4 4H_2O$)

Empfohlene Potenzierung D 12

Biochemischer Zusammenhang

Ferrum phosphoricum Nr. 3

- bindet in den roten Blutkörperchen den Sauerstoff, wodurch dieser bis zu den Zellen gelangen kann,
- ist ein wichtiges Transportmittel im Körper,
- ist für den Energiehaushalt von großer Bedeutung und
- ist das Mittel für das erste Stadium einer Krankheit.

Zwanghafte charakterliche Struktur, die zu Mängeln bei diesem Mineralstoff führt

- unangemessene Reibung an der Welt
- muss sich mit allem und jedem auseinandersetzen
- läuft im Extremfall gegen die Wand und stößt sich den Kopf an
- versucht, anderen sein Tempo aufzuzwingen
- zerreibt sich am vermeintlichen Widerstand der Welt

Zunehmende Distanzierungsfähigkeit von den Zwängen

In der beständigen Arbeit an den problemhaften Strukturen kommt der Mensch weg von der Abwehr gegen die Welt und ihre Anforderungen hin zur mutigen Stellungnahme und Auseinandersetzung mit den gegebenen Situationen.

Er kommt dabei von der eingeschränkten Sicht in der Betrachtung der eigenen Situation in der Welt hin zur Wachheit und aufmerksamen Beobachtung dessen, was dran ist, im Augenblick, im Jetzt gefordert ist. Sich auf die Welt einzulassen, bedeutet nicht nur Reibung. Nur, wer sich unverhältnismäßig, ohne Augenmaß mit der Welt auseinandersetzt, verursacht viel Reibung und damit auch Energieverlust.

Der Mensch beginnt, sich auf das unterschiedliche Tempo, mit dem sich seine Mitmenschen mit der Welt auseinandersetzen, angemessen einzustellen und reibt sich nicht mehr an ihnen.

Merke: Die befreiende Einstellung zu diesem Mineralstoff heißt: „Ich darf mich mit der Welt so intensiv auseinandersetzen, wie es mir möglich ist!"

Emotionaler Zusammenhang

Durch die Einnahme wird das allzu schnelle Heißlaufen, dass man sich „zu schnell entzündet" und die viel zu heftige, unangemessene Reibung abgebaut.

Zeichen im Gesicht

- bläulich-schwärzliche Färbung an der Nasenwurzel innen
- warme, rote Stellen im Gesicht, v.a. sind davon häufig die Ohren betroffen

Speicher im Körper

An der Nasenwurzel innen – wer einen größeren Mangel hat, hat einen schmalen Steg bzw. Einbuchtungen an den Stellen, an denen sich die bläulich-schwärzliche Färbung zeigt.

Wirkung, Wirkungsweise

Bei Verletzungen und allen „plötzlich" auftretenden, akuten Gesundheitsstörungen, also immer dann, wenn die körpereigenen Abwehrkräfte in Alarmzustand versetzt werden, wirkt dieser Mineralstoff unterstützend und hilfreich.

- langfristig bei der inneren Anwendung, z.B. niedriges Fieber, Entzündungen
- kurzfristig innerlich wie äußerlich angewendet, schmerzstillend, als erste Hilfe z.B. bei Verletzungen und Prellungen

Betriebsstörung, Krankheit, Symptom

Pulsierend, klopfend, pochend, mit Hitze einhergehend und bei Bewegung stärker werdend. Beginnende entzündliche Prozesse und frische Wunden, aber auch infektiöse Kinderkrankheiten im Anfangsstadium werden günstig beeinflusst. Vorbeugend genommen stärken sie ganz besonders die Widerstandskraft des Körpers (z.B. Verkühlung).

Merke: Das Mittel für die Erste Hilfe! Auch bei Verletzungen und v.a. für Schmerzen.

Entzündungen, niedriges Fieber (bis 38,8°C), Angina, alle infektiösen Krankheiten im Anfangsstadium, Ohrenschmerzen, Mittelohrentzündung, Rauschen im Ohr, Tinnitus im Akutfall, klopfende, pulsierende oder pochende Schmerzen (Kopfschmerzen), mangelnde Konzentrationsfähigkeit, Sonnenunverträglichkeit, Durchfall oder Verstopfung, erhöhte Blutsenkung, Eisenstoffwechsel und zum Blutaufbau.

Biochemisches Verständnis

Eisen ist nicht nur für Sauerstoff das „Transportschiff", sondern unterstützt den Transport aller im Körper transportierten Mittel überhaupt. Wenn also durch besondere Beanspruchung, wie z.B. Kälte im Winter, sehr viel Eisen aus den aktuellen Speichern verbraucht wurde und auch die Substanz schon „angeknabbert" ist, steht von diesem Mineralstoff nicht mehr viel zur Verfügung.

Wenn es jetzt zu zusätzlichen Belastungen kommt, steht vom Transportmittel, dem Ferrum phosphoricum Nr. 3, nicht mehr viel zur Verfügung. Damit der erhöhte Anspruch an den Stoffwechsel trotzdem möglich ist, muss der Organismus zu einer Notmaßnahme greifen. Er erhöht die Betriebstemperatur und damit den Stoffwechselumsatz, was für uns so viel wie Fieber bedeutet. Bei einer Gabe von der Ferrum phosphoricum Nr. 3 wird also nicht das Fieber bekämpft. Es wird die Not beendet, durch die der Organismus gezwungen war, die Erhöhung der Temperatur vorzunehmen. Es ist für den Organismus nicht mehr notwendig, die Betriebstemperatur zu erhöhen.

Reaktion

Bei ausreichender Dosierung gehen die Beschwerden (niedriges Fieber, Schmerzen) rasch zurück. Es darf vor hoher Dosierung nicht zurückgeschreckt werden.

Anwendung

- vorbeugend bei Muskelkater
- Stärkung der Widerstandskraft
- fördert die Konzentrationsfähigkeit
- Schmerzmittel allgemein
- blutstillend
- Wunden heilen rasch ohne Narbenbildung

Mangelzeichen, Zusatzfragen

Ermüden Sie sehr leicht? Haben Sie Konzentrationsschwierigkeiten? Wie gut oder schlecht vertragen Sie die Sonne?

Haben Sie ein schwaches Immunsystem bzw. verkühlen Sie sich leicht? Sind Sie sehr leicht krank? Fangen Sie sich gleich jede Krankheit ein?

Mangelursache, Mangelverstärkung

Kaffee, schwarzer Tee und das Theobromin im Kakao verbrauchen im Körper sehr viel Eisen.

2.4 Kalium chloratum Nr. 4 (KCl)

Empfohlene Potenzierung D 6

Biochemischer Zusammenhang

Kalium chloratum Nr. 4

- bildet den Faserstoff, indem die Eiweißbausteine, die durch Calcium phosphoricum Nr. 2 gebildet wurden, zu Fasern zusammengefügt werden,
- ist ein bedeutender Betriebsstoff für die Drüsen im Körper,
- bindet chemische Gifte,
- ist das Mittel für das zweite Stadium einer Krankheit, wenn Gefahr besteht, dass sie sich im Körper festsetzt.

Zwanghafte charakterliche Struktur, die zu Mängeln bei diesem Mineralstoff führt

Wenn Gefühle allzu intensiv, übertrieben gelebt und erlebt werden, dann steckt meistens sehr viel Zwanghaftigkeit im Leben dieses Menschen. Ein Beispiel sind Mütter, die behaupten, dass es ihnen selbst schlecht gehe, wenn ihre Kinder krank sind. Sie koppeln unmittelbar an die Lage des Kindes an und verstehen das als besondere Form der Mutterliebe. Diese Erscheinung gibt es auch ganz allgemein im Leben: dass sich jemand so wenig von der Situation eines anderen distanzieren kann, dass er sie gefühlsmäßig genauso erlebt und somit an den Gefühlen des anderen „klebt“.

Eine Unterdrückung bzw. Verdrängung der Gefühle, die Gefühlskälte hat außerdem noch mit anderen Mineralstoffen zu tun. Das innere Kleben an den Gefühlen, an denen der anderen wie an den eigenen, die mangelnde Distanzierungsfähigkeit, strapaziert unentwegt die Drüsen und damit den Kalium-chloratum-Haushalt. Parallel dazu bringt die Überspanntheit, mit der die Gefühle gelebt werden, einen hohen Tonus für alle Gewebe, was den Kalium-chloratum-Haushalt noch mehr beansprucht.

Zunehmende Distanzierungsfähigkeit von den Zwängen

Das Gefühl ermöglicht, die Befindlichkeit der jeweiligen Situation wahrzunehmen, in der sich der Mensch befindet (körperlich: schwül, drückend, angenehm; psychisch: befreiend, bedrohlich, entlastend). Diese Wahrnehmung ist von großer Bedeutung, damit die in dieser Welt vorgefundenen Möglichkeiten nicht über-, aber auch nicht unterschätzt werden. Während Ferrum phosphoricum Nr. 3 die Quantität der Auseinandersetzung mit der Welt gewährleistet, ist Kalium chloratum Nr. 4 für die Qualität der Auseinandersetzung zuständig.

Die früheren Erziehungsideale von „fromm, brav und fleißig" haben den Menschen dazu gebracht, sein eigenes Leben zu verleugnen und die Erwartungen der anderen zu erfüllen. Das bringt allerdings nur Erleichterung, keine wirkliche Freude. So haben manche Menschen gelernt, Gefühle zu zeigen, die sie gar nicht haben. Sie inszenieren Gefühle und „spielen" auf diese Art ein Leben, das nicht ihr eigenes ist.

Die eigene Gefühlswelt wird dabei unterdrückt oder gar als gefährlich eingestuft, denn sie lässt Bilder und Gedanken entstehen, die als gefährdend erlebt werden. Eigenes Leben mit all seinen Einsprüchen, Widerständen und Protesten ersticken im Mangel an Mut, sich zu zeigen, oder in der überlebensnotwendigen Anpassung. Innerlich entsteht dabei ein Gefühlsstau. Es ist ein Unterschied, Gefühle zu erleben, sie zu zeigen, sie zu leben oder von ihnen gelebt zu werden.

Merke: Die befreiende Einstellung zu diesem Mineralstoff heißt: „Ich darf meine eigenen Gefühle haben, zu ihnen stehen und sie auch ausdrücken."

Emotionaler Zusammenhang

Wenn man in gefühlsmäßigen Überschwang ausbricht; wenn Gefühle inszeniert werden und spürbar ist, dass sie nicht echt sind, exaltiert.

Zeichen im Gesicht

- Milchig-rötliche bzw. milchig-bläuliche Färbung der Haut auf dem Ober- und Unterlid
- milchige „Brille" rund um die Augen
- Hautgrieß
- Couperose

Speicher im Körper

Bronchien, Schleimhäute, Drüsen

Wirkung, Wirkungsweise

- mittel- bis langfristig als Drüsenbetriebsstoff
- bei Entzündungen im fortgeschrittenen Stadium, wenn die Gefahr besteht, dass eine Erkrankung sich festsetzt und womöglich chronisch wird (zweites Stadium einer Krankheit)

Betriebsstörung, Krankheit, Symptom

Schleimiger Husten, Bronchitis, weißer Zungenbelag, weiche Schwellungen, weißer Schleim, fadenziehender Speichel, Couperose, Besenreiser, Blutviskosität (reguliert die Fließfähigkeit des Blutes, indem es den Faserstoff bindet), Schwerhörigkeit, Neigung zu Übergewicht, Drüsenschwellungen, bei Problemen des Bindegewebes (baut die zahlreichen Bestandteile des kolloidalen Bindegewebes auf), Immunschwäche (der Immunstoffwechsel wird unterstützt), beugt Impffolgen vor.

Biochemisches Verständnis

Das Kalium chloratum bindet im Körper den Faserstoff. Der Hauptspeicher für diese Moleküle befindet sich in den Bronchien. Wenn nun durch besondere Belastungen der Drüsen, z.B. durch Alkohol, durch elektromagnetische Belastung oder reichlichen, notwendigen Wärmeaustausch im Körper viel von Kalium chloratum Nr. 4 verbraucht ist, geht das an die Grenzen des Arbeitsspeichers, und dieser muss aus seinem Langzeitspeicher nachgefüllt werden. Dadurch werden viele Moleküle von Kalium chloratum Nr. 4 aus den Bronchien abberufen, und Faserstoff fällt als Abfall an.

Für uns ist das üblicherweise der schleimige Husten. Wenn man das nicht versteht, wird immer wieder verlangt, dass sich da „unten“ etwas löst; anstatt dafür zu sorgen, dass kein Kalium chloratum mehr herausgelöst werden muss, damit der Faserstoff seinen Halt nicht verliert. Deshalb ist die Salbe Kalium chloratum Nr. 4 ein fester Bestandteil der Mischung für die Hustensalbe.

Bei Schwellungen aller Art (Fußverletzung, Schwellungen der Leistengegend, Schwellungen im Halsbereich) ist immer auch an die Kalium chloratum Nr. 4 zu denken. Die Kalium chloratum Nr. 4 v.a. auch als Salbe, ist hervorragend geeignet, Couperose zu beeinflussen. Nach mehrjährigen Anwendungen der Schüßler-Mineralstoffe können diese sogar ganz verschwinden. Kalium chloratum ist Bestandteil der Venensalbe, die auch für die Hämorrhoiden verwendet werden kann.

Reaktion

Schnelle Reaktion als kurzfristige Verstärkung der Symptome möglich.

Anwendung

- im Mund zergehen lassen
- als Umschlag, Salben, Wickel oder Inhalation

Mangelzeichen, Zusatzfragen

Haben Sie Besenreiser? Leicht einen schleimigen Husten? Leiden Sie unter Hautgrieß? Haben Sie Drüsenprobleme? Allergien? Stoffwechselprobleme?

Mangelursache, Mangelverstärkung

Alkohol, Milchprodukte und Strombelastung verbrauchen sehr viel von diesem Mineralstoff im Körper.

2.5 Kalium phosphoricum Nr. 5 (KH_2PO_4)

Empfohlene Potenzierung D 6

Biochemischer Zusammenhang

Kalium phosphoricum Nr. 5

- baut mit Hilfe von Natrium chloratum Nr. 8 Gewebe auf,
- ist für das hohe Fieber zuständig,
- ist das biochemische Antiseptikum und
- ist für die Leistung, den Einsatz im Leben zuständig.

Zwanghafte charakterliche Struktur, die zu Mängeln bei diesem Mineralstoff führt

- übertriebener Einsatz im Leben
- Unangemessenheit in der Beantwortung bzw. Reaktion auf das Leben und seine Anforderungen
- Überforderung der eigenen Möglichkeiten
- lebt in der Diktatur idealistischer Vorstellungen
- verlangt von sich, Unmögliches zu verwirklichen, was schließlich zu einer Depression führen kann

Zunehmende Distanzierungsfähigkeit von den Zwängen

Den Blick weg von den Möglichkeiten der anderen und hin auf die eigenen richten und die Anforderungen an sich, die vom Blick auf Wunschvorstellungen und Ideale kommen, auf das eigene mögliche Maß reduzieren.

Auf das Eigene schauen und etwas daraus machen. Bei sich nachfragen, was ansteht, woran zu arbeiten ist und die eigene Sichtweise um die der anderen bereichern, indem versucht wird, sie zu verstehen. Nicht die anderen, sondern sich selbst verändern.

Sich aus der Diktatur idealistischer Betrachtungs- und Handlungsweisen in eine menschlich warme und barmherzige Lebensart befreien. Man bekommt v.a. den Mut, allen brisanten Lebenssituationen beherzt zu begegnen und sie angemessen einzuschätzen.

Von der Überforderung der eigenen Lebensmöglichkeiten hin zur angemessenen Forderung an das eigene Leistungsvermögen und durch die Arbeit an sich eine Einstellung bzw. Haltung gewinnen, die die Möglichkeiten der Verwirklichung des Eigenen ins Blickfeld rückt. Weg von allen überfordernden und belastenden Gedanken und hin zu einer Einstellung, die Bilder aufkommen lässt, die das Leben aufbauen. Ermutigung und Wachheit ermöglichen eine lebensbejahende Einstellung.

Die durch Überforderung und Überfrachtung entstandene Verkürzung des Lebens verlassen, in Richtung eines behutsamen Umgangs mit sich selbst und mit den eigenen Möglichkeiten.

Der Versuch, sich ins Leben der anderen „hineinzudrücken", bei ihnen anzukommen, sich damit die Lebensberechtigung zu verdienen, kostet viel Aufwand; ganz gleich, ob es durch Leistung oder entsprechende Darstellung versucht wird. Die Berechtigung zum eigenen Leben ist schon durch die Existenz vorhanden.

Merke: Die befreiende Einstellung zu diesem Mineralstoff heißt: „Ich muss nicht mehr von mir verlangen, als ich zu leisten imstande bin!“

Emotionaler Zusammenhang

Die durch einen starken Mangel hervorgerufene Entmutigung, die Schwäche der Nerven und die unter Umständen auftauchende Verzagtheit und Weinerlichkeit kann mit diesem Mineralstoff abgeschwächt werden. Die auftauchende Platzangst, derentwegen man es sich nicht zutraut, quer über einen großen freien Platz zu gehen, kommt ebenfalls von einem Mangel an Mut, was auf einen Mangel an diesem Mineralstoff hinweist.

Durch die alltägliche Nahrung erwartet der Organismus eine Energiezufuhr, die aber meistens nicht erfolgt. Ein nach dem Essen sehr bald wieder auftretendes starkes, diffuses Hungergefühl weist auf einen Mangel an diesem Mineralstoff hin, weil durch das Essen nicht die benötigte Energie zugeführt wurde.

Zeichen im Gesicht

- eingefallene Schläfen
- matter Glanz der Augen
- aschgrau um das Kinn – kann sich aber über das ganze Gesicht ausbreiten

Speicher im Körper

Schläfen, Milz, Nerven

Wirkung, Wirkungsweise

- schnell bei hohem Fieber, rasch bei üblem Mundgeruch
- langsam, wenn es sich um den Aufbau von Gewebe handelt

Betriebsstörung, Krankheit, Symptom

Es bringt als „Generalmittel“ die Energie bei allen Erschöpfungszuständen seelischer und körperlicher Natur zurück. Der Mineralstoff kommt in allen Gehirn- und Nervenzellen, im Blut und in den Muskeln vor.

Agoraphobie (Platzangst), Lähmungserscheinungen, schlechte Nerven, Mundgeruch (der nicht durch Zähneputzen weggeht), Zahnfleischbluten, Zahnfleischschwund, Muskelschwund (z.B. nach Operationen), burn out (Energiemittel), ständiges Hungergefühl nach dem Essen, hohes Fieber (über 38,5°C), Nagel- und Hautpilz, Antiseptikum, Gewebeschäden (Gewebsregeneration: baut in Kombination mit Natrium chloratum Nr. 8 Gewebe auf).

Biochemisches Verständnis

Dieser Mineralstoff ist aber auch für den Körper „das“ Antiseptikum. Wenn also eindringende Krankheitskeime oder anderes „desinfiziert“ werden müssen, braucht der Organismus dringend Moleküle der Kalium phosphoricum Nr. 5. Üblicherweise stehen sie zur Verfügung. Wurden sie aber z.B. durch sehr große Beanspruchung verbraucht – es ist ja auch das Energiesalz – muss Gewebe zerlegt werden, damit der Organismus an die notwendigen Moleküle von Kalium phosphoricum herankommt.

Das geschieht bei sehr hoher Temperatur, damit dann auch der Transport schnell vor sich geht. Das Ganze stellt für den Organismus einen dramatischen Ablauf dar, deshalb die große Eile durch die hohe Temperatur. Wenn dann bei solchen Vorgängen Kalium phosphoricum Nr. 5 gegeben wird, wird nicht das hohe Fieber bekämpft, sondern die Notwendigkeit des hohen Fiebers aufgehoben. Kalium phosphoricum Nr. 5 bindet im Körper das Lezithin und ist damit für die Energie zuständig.

Reaktion

Wenn das hohe Fieber nicht sinkt, kann der zusätzliche Einsatz von Calcium phosphoricum Nr. 2 notwendig sein.

Cave

Bei hohem Fieber ernsthaft überlegen, wie lange es dem Patienten zugemutet werden darf.

Anwendung

- im Mund zergehen lassen
- bei Mundfäule tropfenweise eingeben
- zur Stärkung der Muskeln und anderer Gewebe auch äußerlich

Mangelzeichen, Zusatzfragen

Wie geht es Ihrem Zahnfleisch? Leiden Sie unter Erschöpfungszuständen? Sind Sie eher verzagt, vielleicht sogar weinerlich oder niedergeschlagen? Hier lässt sich auch der Hinweis auf den Schlafplatz anbringen: Wie die Zähne im Zahnfleisch gebettet sind, ist meistens auch der Mensch in seinem Bett gebettet (Unterkiefer).

Diese Behauptung stimmt mit einer großen Wahrscheinlichkeit. Ein schlechter Schlafplatz kostet enorm viel Energie, wodurch der Mangel an Kalium phosphoricum Nr. 5 sofort wieder verständlich wird.

Bei Verdacht: Wie geht es Ihnen mit dem Mundgeruch, der auch mit dem Zähneputzen nicht weggeht? Wenn der Partner dabei ist, ist es günstig, ihn zu fragen. Es besteht eine gewisse Hemmung über dieses Problem zu sprechen, deshalb sollte damit diskret umgegangen werden.

Mangelursache, Mangelverstärkung

Vor, bei oder nach besonderer Anstrengung zur Auffüllung der angegriffenen Speicher ausgiebig nehmen.

2.6
Kalium sulfuricum Nr. 6 (K_2SO_4)

Empfohlene Potenzierung D6

Biochemischer Zusammenhang

Kalium sulfuricum Nr. 6

- ist zuständig für die Sauerstoffübermittlung in die Zelle hinein,
- dient als Betriebsstoff der Bauchspeicheldrüse – wichtig für die Langerhans-Inseln wegen der Produktion des Insulins,
- ist zuständig für die Pigmentierung der Haut,
- ist das Mittel für das dritte Stadium einer Krankheit, wenn sie sich schon im Körper festgesetzt hat, also chronisch ist und
- befördert Schadstoffe aus den Zellen heraus (Achtung: notwendige Kombination mit Natrium sulfuricum Nr. 10).

Zwanghafte charakterliche Struktur, die zu Mängeln bei diesem Mineralstoff führt

- übertriebene Aufmerksamkeitshaltung der Welt gegenüber
- übertriebene Sorge, die Erwartungen anderer zu übersehen
- „atemlos“, weil man vor lauter Erfüllung der Erwartung der anderen keine Luft mehr bekommt
- weil man dauernd beim Leben der anderen ist, sich selbst übersehen
- das Übersehen der eigenen Bedürfnisse lässt Ärger entstehen

Zunehmende Distanzierungsfähigkeit von den Zwängen

Überwindung von Ärger durch Erwerben innerer Toleranz, nachtragende Einstellungen, die sich selbst und anderen schwer verzeihen lassen, in verständnisvolle Zuwendung umarbeiten. Von einer verurteilenden Einstellung zum Einfühlungsvermögen finden, den Rest des Tages durch eine versöhnliche Haltung gut aufarbeiten und in das Konzept für den neuen Tag einarbeiten. Erfrischt vom erholsamen Schlaf, gereinigt, in den kommenden Tag gehen.

Wer an der Welt klebt, kann nicht bei sich sein. Angestrengt versucht man, die Erwartungen der Außenwelt zu erfüllen, sodass innerlich der Atem wegbleibt. Atemlos! Große Anspannungen im Bauchbereich können gemildert werden, wenn das Eigene zum Zug kommt. Der innere Raum wird durch die eigene Person ausgefüllt, es entsteht ein innerer Schwingungsraum. Das Verständnis für sich und für andere wächst. Die Person kann ihren Innenraum „bewohnen“.

Merke: Die befreiende Einstellung zu diesem Mineralstoff heißt: „Die eigenen Bedürfnisse haben ein Recht, im Leben umgesetzt zu werden, und sind nicht unbedingt den Interessen anderer im Wege. Sie sind auch nicht gegen das Leben anderer gerichtet.“

Emotionaler Zusammenhang

Eine traurige, missmutige und oft negative Stimmung verlangt dringend nach Gaben dieses Mineralstoffes. Auch bei einer ärgerlichen Grundstimmung ist dieser Mineralstoff eine wertvolle Hilfe.

Zeichen im Gesicht

Gelblich-bräunliche Färbung der Haut, v.a. um Kinn und Augen herum, Pigmentflecken

Speicher im Körper

Bauchspeicheldrüse

Wirkung, Wirkungsweise

- Entschlackung aus der Zelle
- v.a. bei chronischen Krankheiten, die sich schon bis in die Zelle abgelagert haben

Betriebsstörung, Krankheit, Symptom

Dieser Schüßler-Mineralstoff ist – neben der Ferrum phosphoricum Nr. 3 – ein unentbehrlicher Sauerstoffüberträger und sorgt dadurch für regelmäßige Zellerneuerung. Er hat große antioxidative Bedeutung. Außerdem leitet dieser Mineralstoff die Schlacken aus den Zellen des Körpers. Er wird deshalb überall dort eingesetzt, wo der Stoffwechsel behindert oder träge geworden ist, besonders bei „hartnäckigen" Fällen. Aber auch bei Gesundheitsstörungen oder Krankheiten, die nicht so recht herauswollen, nicht heilen wollen. Vor allem wird er eingesetzt bei chronischen Hautkrankheiten. Diese haben oft eine Überfüllung des Organismus mit Xenobiotika als Ursache.

Während Ferrum phosphoricum Nr. 3 für den Sauerstofftransport im Blut zuständig ist, hält Kalium sulfuricum Nr. 6 den Sauerstoff in der Zelle. Wenn von diesem Mineralstoff wenig vorhanden ist, entsteht ein übergroßer Bedarf an frischer Luft, um das Manko auszugleichen. In der Zelle werden die Elektronen übertragenden Reaktionen der Atmungskette aufrechterhalten und die ATP-Gewinnung mittels Zitratzyklus durchgeführt.

Ein Mensch, der an einem solchen Mangel leidet, meidet Situationen, in denen unter Umständen wenig „Luft" zur Verfügung steht, wie große Menschenansammlungen, kleine Räume usw. Mit der Zeit verlegt sich das Vermeidungsbestreben auch in den seelischen Bereich, und man unterscheidet nicht mehr zwischen engem Raum und wenig „Luft". Dadurch entsteht z.B. Angst vor einem Tunnel, obwohl in ihm genug „Luft" zur Verfügung steht. Die Gefühlslage des Menschen ist unbedingt ernst zu nehmen.

Lufthunger, Klaustrophobie bedeutet Angst vor engen Räumen wegen „Luft"-mangel (z.B. im Lift, in Seilbahnkabinen oder bei Tunnelfahrten. Es gibt die Angst vor engen Räumen auch noch aus einem anderen Grund, nämlich vor einer Umklammerung, wobei Calcium phosphoricum Nr. 2 eine gute Hilfe bietet.). Schuppen auf der Haut auf klebrigem gelblichem bis bräunlich-gelblichem Untergrund, chronische Hautkrankheiten. Wenn man keine Feuchtigkeit verträgt.

Asthma, Pigmentflecken (Ablagerungen in der Haut), Muttermale, Muskelkater, Schuppenflechte, Neurodermitis, Darmpilz, Probleme mit der Bauchspeicheldrüse: Diabetes Typ I, Völlegefühl nach dem Essen, Übelkeit durch Aufregung.

Biochemisches Verständnis

Bei intensivem Genuss von Kaffee kann es bei manchen Menschen vorkommen, dass sie das Gefühl haben, zu wenig Luft zu bekommen. Nach dem Einnehmen einiger Tabletten Kalium sulfuricum Nr. 6 verliert sich das wieder. Wenn es nach einem ausgiebigen Mahl zu Bauchdrücken, zu einem Völlegefühl kommt, ist sicher die Versorgung der Bauchspeicheldrüse mit Hilfe einiger Tabletten Kalium sulfuricum Nr. 6 sehr hilfreich.

Die „Spätnachmittagsdepression“ ist keine Depression im klinischen Sinne. Es ist eine gewisse Schwermütigkeit, die sich am späten Nachmittag einstellt und dann wieder vergeht. Diese Erscheinung lässt sich bei Menschen mit extrem großem Mangel an Kalium sulfuricum Nr. 6 beobachten. Die Ursache liegt darin begründet, dass die Natur am späten Nachmittag die Sauerstoffproduktion stark reduziert. Das spüren die darauf sensiblen Menschen, eben jene, die einen großen Mangel an diesem Mineralstoff haben und sauerstoffbedürftig sind.

Reaktion

Wenn durch die Einnahme von Kalium sulfuricum Nr. 6 im Körper Schlacken aus den Zellen frei werden und dadurch als bewegte Schlacken im Stoffwechsel vorliegen, muss unbedingt Natrium sulfuricum Nr. 10 dazugegeben werden, damit die Schlacken auch aus dem Körper ausgeleitet werden können. Es kann sonst zu „Vergiftungserscheinungen“ kommen, ein Schadstoffstau wäre die Folge.

Anwendung

- innerlich: bei Hautkrankheiten und zur Pigmentierung der Haut
- äußerlich als Salbe oder Cremegel
- bei Gefahr einer Schlackenflut wenig (Natrium sulfuricum Nr. 10 beachten!)

Mangelzeichen, Zusatzfragen

Haben Sie Lufthunger? Ein Bedürfnis nach frischer Luft? Muss bei Ihnen das Fenster offen sein, v.a. auch in der Nacht?
Wenn dann die Antwort heißt: „Ich bin sowieso den ganzen Tag draußen“, sollte dieser Mangel aufmerksam beobachtet werden.

Mangelursache, Mangelverstärkung

Aufregung, Hektik
Menschen, die Medikamente für die Schilddrüse einnehmen müssen, haben meistens großen Lufthunger. Die Mittel scheinen die Leber und die Bauchspeicheldrüse insofern zu belasten, dass sehr viel vom Betriebsstoff Kalium sulfuricum Nr. 6 verbraucht wird.
Daneben erzeugen alles Verbrannte (wie Bohnenkaffee durch die darin enthaltenen Röststoffe), Gegrilltes (durch die Verbrennungsstoffe) sowie Zigaretten (durch die Glimmstoffe) einen großen Mangel an Kalium sulfuricum Nr. 6.

2.7 Magnesium phosphoricum Nr. 7 ($Mg\ HPO_4$, $3H_2O$)

Empfohlene Potenzierung D6

Biochemischer Zusammenhang

Magnesium phosphoricum Nr. 7 ist das Betriebsmittel für die unwillkürliche Muskeltätigkeit und deshalb zuständig für

- die Tätigkeit der Drüsen,
- der Nerven,
- der peristaltischen Tätigkeit des Darmes und
- für das rhythmische Zusammenziehen der Herzmuskulatur.

Zwanghafte charakterliche Struktur, die zu Mängeln bei diesem Mineralstoff führt

- angespannte Haltung, allen Erwartungen gerecht zu werden
- panische Angst, sich zu blamieren
- übertrieben aufgeregt wegen der Angst, etwas falsch zu machen
- peinlichst bemüht, keine Mängel nach außen zu zeigen
- völlig angespannt aus Sorge, jemand könnte wahrnehmen, was man alles nicht kann
- aufgeregt über das, was alles schiefgehen könnte, Lampenfieber
- Anspannung wegen einer eventuellen Beschämung

Zunehmende Distanzierungsfähigkeit von den Zwängen

Von dem Druck der Erwartungen der anderen sich lösen in Richtung Eigenständigkeit, von der Orientierung nach außen weg, sich auf die Orientierung nach innen, nach dem Eigenen, ausrichten, sich von der inneren Anspannung in Richtung Lockerung, Gelassenheit bewegen.

Von der Verunsicherung des eigenen Lebensweges zur Zustimmung zu sich selbst gelangen.

Die Enttäuschung verarbeiten, die dadurch entsteht, dass man durch den anderen die Lebensberechtigung nicht zugesprochen bekommt, weil man etwas nicht gekonnt hat, ihm nicht „entsprochen“ hat. Die Spannung verringern, mit der darauf gewartet wird, vom anderen einen Zuspruch, eine Bestätigung, eine Verstärkung, eine Unterstützung, ein Lob oder anderes zu bekommen. Die Spannung abbauen, mit der man abwehrt, dass man bloßgestellt werden könnte, oder dass jemand gar „hinein“ schauen könnte, ins eigene Innere.

Die Angst vor der Scham verlieren, die entsteht, wenn jemand sieht, wo man selbst wirklich steht.

Merke: Die befreiende Einstellung zu diesem Mineralstoff heißt: „Ich muss nicht mehr können, als ich in mir vorfinde. Aber ich werde verbessern, was mir möglich ist, meine Lebensmöglichkeiten erweitern.“

Emotionaler Zusammenhang

Verlegen (österr.: „gschamig")
Die verdrießliche Stimmung, die oft auch beim Morgenmuffel vorhanden ist, der schwer in Schwung kommt, wird durch die „Heiße Sieben" günstig beeinflusst.

Zeichen im Gesicht

- Magnesia-Röte: Als zarte Röte liegt sie in kreisrunder Form mit dem Durchmesser etwa eines Zwei-Euro-Stückes auf beiden Seiten rechts und links des Nasenflügels auf den Wangen. Sie kann sich auch sehr intensiv über das ganze Gesicht ausdehnen.
- Verlegenheitsröte zeigt kurzfristigen Magnesiummangel als dynamische Röte an (starkes Erröten), der auch zu bewerten ist.

Speicher im Körper

Nerven, Herz

Wirkung, Wirkungsweise

- entspannend, krampflösend
- schnell – als „Heiße Sieben" (Es werden 7 – 10 Stück von Magnesium phosphoricum Nr. 7 in kurze Zeit gekochtem Wasser aufgelöst und so heiß wie möglich „schlückchenweise" eingenommen.)

Betriebsstörung, Krankheit, Symptom

Bei allen plötzlich auftretenden, einschießenden, bohrenden und krampfartigen Schmerzen ist Magnesium phosphoricum Nr. 7 angezeigt. Magnesium steuert das vegetative Nervensystem und hat daher Einfluss auf die Tätigkeit von Herz, Kreislauf, Drüsensystem, Verdauungsorganen und Stoffwechsel.

Lampenfieber, Schokoladenhunger, Krampfmittel bei unwillkürlichen Verkrampfungen (Bauchschmerzen, Koliken, Regelkrämpfen, Angina pectoris, Migräne im Anfangsstadium, Nr. 1, 7 und 10), Juckreiz (entspannt die Oberflächenspannung der Haut), blitzartige Schmerzen, Kloßgefühl im Hals (Globusgefühl), bei Schlafstörungen ein gutes Schlaf- und Weckmittel („löscht das Licht aus und zündet es an"), Blähungen.

Biochemisches Verständnis

Wenn jemand unter großem seelischen, arbeitsbedingtem oder anderem Druck steht, wodurch sich die Nackenmuskeln verspannen, oder durch elektromagnetische Belastungen am Nacken unter Spannung kommt, ist der Energiefluss vom Körper in den Kopf stark vermindert oder gar blockiert. Es entsteht ein Gefühl der Spannung im Nacken, das sich langsam über den Hinterkopf ausbreitet und dann über das Schädeldach bis in die Stirn und weiter in den Augenhintergrund reicht. Ein Spannungskopfschmerz bahnt sich an. Oft genug hat hier die „Heiße Sieben" geholfen. Sie löst die unwillkürliche, unterschwellige Spannung, wodurch der Energiefluss wieder in Gang kommt und die Schmerzen zurückgehen.

Merke: Wichtig ist, dass die „Heiße Sieben" zu Beginn des Spannungskopfschmerzes eingenommen wird. Eine spätere Einnahme überfordert die Möglichkeiten dieses Mineralstoffes!

Viele Mädchen und Frauen leiden unter Schmerzen während der Menstruation. Es sind dies unwillkürliche Spannungsschmerzen, die sich ebenfalls durch häufige Einnahme der „Heißen 7“ lockern lassen. Nach längerer Einnahme besteht die Möglichkeit, dass sich die Schmerzen während der Menstruation ganz verlieren. Die unwillkürliche Verkrampfung des Menschen, ausgelöst durch einen Magnesiummangel, verursacht u.U. auch das Beißen der Nägel. So ist es leicht möglich, dass Ihnen jemand, nach längerer Zeit der Einnahme, seine nun gutgeformten Fingernägel zeigt, mit aller Freude natürlich. Sehr oft bestätigt es sich, dass sich durch das Einnehmen besonders von Magnesium phosphoricum Nr. 7 der Schokoladenhunger verliert.

Reaktion

Nach der Einnahme der „Heißen 7“ gehen oft Gase ab. Magnesium phosphoricum Nr. 7 bindet in der Form als „Heiße Sieben“ Stickstoff und seine Verbindungen, z.B. Ammoniak.

Anwendung

Magnesium phosphoricum Nr. 7 muss nicht unbedingt immer als „Heiße Sieben“ eingenommen werden, oft genügt das Zergehenlassen im Mund.

Mangelzeichen, Zusatzfragen

Haben Sie Schokoladenhunger? Auf die mögliche Antwort: „Ja, Süßes mag ich gern“, sollte unbedingt die Frage gestellt werden: „Muss es denn Schokolade sein?“. Dies zur Unterscheidung, ob es ein Mangel an Magnesium phosphoricum Nr. 7 oder an Natrium phosphoricum Nr. 9 besteht. Der reine Süßigkeitenhunger gehört zur Natrium phosphoricum Nr. 9. Bei Schokolade muss zwischen Nussschokolade (Nr. 5) und dunkler (Nr. 7) unterschieden werden.

Werden Sie leicht verlegen, verbunden mit „Rotwerden“? Steigt Ihnen leicht die Schamröte ins Gesicht? Haben Sie hektische Flecken? (Diese finden sich meistens im Bereich des Dekolletés, am Hals.)

Mangelursache, Mangelverstärkung

Starke elektromagnetische Belastungen (Stromsmog) verbrauchen sehr viel von diesem Mineralstoff im Körper.

2.8 Natrium chloratum Nr. 8 (NaCl)

Empfohlene Potenzierung D 6

Biochemischer Zusammenhang

Natrium chloratum Nr. 8

- reguliert den Flüssigkeits- und Wärmehaushalt,
- bindet den Schleim (Muzin) und bildet damit alle Schleimhäute und
- besorgt den Stoffwechsel aller Körperteile, die nicht durchblutet werden (Sehnen, Bänder, Knorpel, Bandscheiben, Augen).

Zwanghafte charakterliche Struktur, die zu Mängeln bei diesem Mineralstoff führt

- Die Wechselbäder (es läuft einem „heiß und kalt“ über den Rücken), die durch die verschiedenen Reaktionen der anderen auf die eigenen Bemühungen entstehen, verbrauchen viele Mineralstoffe, v.a. von dem, der die Wärme reguliert.
- Da Erwartungen der anderen erfüllt werden, die der andere nicht hat, sondern jene, die ihm unterstellt werden, geht „meistens“ „alles“ daneben.
- Der „Beglückte“ will die „Segnungen“ nicht annehmen.
- Als Reaktion auf die Ablehnung wird geschmollt (österr.: „gemockt“), der sich so sehr Bemühende zieht sich zurück und ist „verschnupft“.

Zunehmende Distanzierungsfähigkeit von den Zwängen

Aus einem überholten Beziehungsideal, in dem es darum geht, dem anderen die Wünsche „von den Augen“ abzulesen, wird versucht, Erwartungen zu erfüllen, die dem anderen unterstellt werden, ohne dass eine Vergewisserung geschieht. Hat der Mensch als Kind erlebt, dass die Erwartungen ungefragt zu erfüllen sind, weil sonst Liebesentzug oder gar noch schlimmere Folgen zu befürchten waren, musste diese Zwanghaftigkeit ausgebildet werden.

Die Befreiung führt an der Angst vorbei, dass der andere enttäuscht sein könnte, wenn seine Erwartungen nicht erfüllt werden. (Meistens ist es eine Befreiung. Er/sie ist dann nicht zum „liebenswürdigen“ Annehmen der „Wohltaten“ gezwungen, weil er/sie Angst hat, dass der „Wohltäter“ bei Nichtbeachtung der „Wohltat“ beleidigt sein könnte.)

Niemand muss die Gedanken der anderen lesen können!

Merke: Die befreiende Einstellung zu diesem Mineralstoff heißt: „Ich muss die Erwartungen der anderen nicht erraten, sondern ich kann sie erfragen.“

Emotionaler Zusammenhang

Die allzu große Empfindlichkeit, wenn man sehr leicht „verschnupft“ ist oder gar beleidigt, obwohl man es selbst gar nicht will, kann durch diesen Mineralstoff abgebaut werden.

Zeichen im Gesicht

- feuchter Glanz (Gelatineglanz) auf dem Oberlid
- feuchter Glanz auf dem Unterlid
- große Poren

Speicher im Körper

Schleimhäute, Knochen

Wirkung, Wirkungsweise

- schnell z.B. beim Fließschnupfen
- langsam bei Knorpel- oder Gelenkproblemen

Betriebsstörung, Krankheit, Symptom

Natrium chloratum Nr. 8 begünstigt die Zellteilung und vermehrt dadurch indirekt die Zahl der roten Blutkörperchen. Sie reguliert den Wärme- und Flüssigkeitshaushalt im Körper; bildet außerdem das Knorpelgewebe und die Gelenkschmiere. Es ist der Mineralstoff, der im Körper entgiftend und reinigend wirkt. Deshalb wird dieser Mineralstoff mit Gicht in Zusammenhang gebracht, weil diese Krankheit hauptsächlich von unverarbeiteten Purinen verursacht wird.

Fließschnupfen (wässrig), Hauptmittel bei Heuschnupfen, Insektenstichen (und Calcium phosphoricum Nr. 2), Nebenhöhlenproblemen, Kälteempfindlichkeit, empfindlich gegen Luftzug, Bandscheibenschäden, Knorpelschäden, bei Brandverletzungen (bei frischen Verbrennungen wird ein Brei aufgelegt), Schuppen auf dem Kopf, kalte Hände und Füße, Blasen- und Nierenentzündung, bei Heißhunger auf salzige und stark gewürzte Speisen, Gelenkgeräusche (Knacken in den Gelenken), viel oder wenig Durst, Schweißregulierung, „trockene" Haut (feuchtigkeitsarm), salzig scharfe brennende Absonderungen, tränende, rinnende oder trockene Augen, Schlundbrennen (wenn es die Speiseröhre heraufbrennt – besonders in der Schwangerschaft), Geruchs- und Geschmacksverlust, Blutdruck regulierend, Ödeme, bei „Wasserbauch" (österr.: „Schlabberbauch"), weil zuviel getrunken wurde und dem Körper der Betriebsstoff für das Wasser fehlt, helfen einige Tabletten von der Natrium chloratum Nr. 8 hervorragend und v.a. schnell.

Biochemisches Verständnis

Dieser Mineralstoff baut im Körper u.a. die Schleimhäute auf. Diese sind auch der Speicher für den Mineralstoff. Durch zu knappe Kleidung im Winter wird sehr viel Natrium chloratum Nr. 8 verbraucht, um den notwendigen Temperaturausgleich durchzuführen. Zuerst werden die Vorräte im Arbeitsspeicher, also in den Flüssigkeiten des Körpers verbraucht.

Wenn diese Vorräte erschöpft sind, muss der Organismus auf seine Substanz zurückgreifen und baut Schleim ab, z.B. im Bereich der Nasenschleimhaut. Er löst die Natrium-chloratum-Moleküle aus ihrem Zusammenhang mit dem Schleimstoff, und dieser fällt dann als Abfall an. Das ist dann unser wässriger Schnupfen mit klarem Schleim. Sind die Schleimhäute hart und ausgetrocknet, fehlt der Mineralstoff dann schon stark.

Reaktion

Verhärtete, ausgetrocknete Knorpel bereiten u.U. Schmerzen, wenn sie wieder lebendig werden.

Anwendung

- innerlich
- äußerlich als Brei bei Verbrennungen
- äußerlich als Cremegel bei Schleimhautproblemen, bei Nasennebenhöhlen- oder Stirnhöhlenproblemen

Mangelzeichen, Zusatzfragen

Haben Sie Kopfschuppen? Knackt es in Ihren Gelenken? Haben Sie häufig Schnupfen? Haben Sie Schleimhautprobleme, z.B. dass diese sehr trocken sind? Oder Nebenhöhlen- oder Stirnhöhlenprobleme? Riechen und schmecken Sie gut oder nicht mehr so gut? Haben Sie viel oder wenig Durst?

Mangelursache, Mangelverstärkung

Übertriebener Kochsalzgenuss, wenn mehr getrunken wird, als der Körper Durst meldet, durch alle Getränke, die der Körper verdünnen muss – Kaffee, Limonaden, Bier, Wein, etc. (sie verursachen eine innere Austrocknung des Körpers).

2.9 Natrium phosphoricum Nr. 9 ($Na_2HPO_4 \times 2\ H_2O$)

Empfohlene Potenzierung D 6

Biochemischer Zusammenhang

Natrium phosphoricum Nr. 9

- reguliert den Säure- und den Fetthaushalt und
- baut den Zucker ab.

Zwanghafte charakterliche Struktur, die zu Mängeln bei diesem Mineralstoff führt

- „Und bist du nicht willig, so brauch‘ ich Gewalt.“
- Es werden viele unnötige Energien aufgewendet, andere zu ihrem „Glück“ zu zwingen. Meistens mit dem Hintergrund, dass der/die Drückende, Bedrängende nicht erträgt, dass auch nur irgendetwas anders durchgeführt wird, als er/sie es selbst für gut befindet.
- Ein in seine eigene Welt eingeschlossener Mensch, der erlebt, dass sich seine Umgebung nicht nach ihm richtet, erlebt große Existenzängste. Er wird viele Opfer bringen, um trotzdem zu erreichen, dass sich das Leben nach ihm richtet.

Zunehmende Distanzierungsfähigkeit von den Zwängen

Von der Unmäßigkeit zur Mäßigkeit, für die entsprechende Situation das angemessene Maß an Kräften einsetzen, so viel wie nötig und so wenig wie möglich an Kraft einsetzen und von der Grobheit beziehungsweise Unangemessenheit zur Sanftmut und zur Behutsamkeit und Achtsamkeit.

Es ist nicht „Not-wendend“, wenn man glaubt, der Welt ununterbrochen zeigen zu müssen, wer man ist. Damit wird der Welt und den anderen Gewalt angetan. Die Anstrengung, die für diese Gewalt aufgebracht werden muss, versäuert den Menschen.

Merke: Die befreiende Einstellung zu diesem Mineralstoff heißt: „Das Leben richtet sich nicht nach dem Menschen, sondern der Mensch muss sich auf das Leben und seine Forderungen einstellen.“

Emotionaler Zusammenhang

Wenn sich jemand schwer gegen negative Stimmungen wehren kann, ist ihm dieser Mineralstoff wahrscheinlich eine große Hilfe.

Zeichen im Gesicht

- Fettglanz (stumpf) auf der Stirn, in T-Form oder im ganzen Gesicht
- Fettbelag auf der Brille (innere, obere Brillenecken)
- senkrechte Säurefalten über der Oberlippe
- Mitesser, Pickel, Akne
- gerötete Kinnspitze (Säure im Unterleib)
- Fettbacken

Speicher im Körper

Lymphe

Wirkung, Wirkungsweise

- kurzfristig: entsäuernd
- langfristig: umstimmend

Betriebsstörung, Krankheit, Symptom

Dieses Salz reguliert die Harnsäure, sodass es zu keinen Ablagerungen kommt. Es reguliert den Fettstoffwechsel. Natrium phosphoricum Nr. 9 ist das Generalmittel für Erkrankungen, die dem rheumatischen Formenkreis zugeordnet oder zu den Übersäuerungskrankheiten gezählt werden. Auch wird dieser Mineralstoff mit der Neurodermitis in Zusammenhang gebracht, da es sich dabei auch u.U. um ein Versäuerungsproblem (aus dem Eiweißstoffwechsel) handelt.

Sodbrennen (brennt nur im Magen „unten“), saures Aufstoßen, Gastritis, Fettsucht, Rheuma, Talgprobleme, Mitesser, Akne, geschwollene Lymphknoten, fette oder trokkene Haare/Haut, chronische Mattigkeit oder Müdigkeit, Heißhunger (wenn plötzlich etwas gegessen werden muss), Hunger nach Süßigkeiten und Mehlspeisen, Kohlenhydrathunger – Brot, Knödel, Nudeln. Die Absonderungen des Körpers riechen sauer (Schweiß, Harn, Windeldermatitis), Orangenhaut, Gelenkschmerzen, Steinbildung.

Biochemisches Verständnis

Dieser Mineralstoff neutralisiert Säure, was für den Organismus ein unumgänglich notwendiger Vorgang ist. Entsteht im Körper zuviel Säure, muss der Vorrat an diesem Mineralstoff fast vollständig für diesen Vorgang verwendet werden. Dadurch bleibt der zweite wichtige Bereich, den auch dieser Mineralstoff versorgt, auf der Strecke, nämlich die Versorgung und Betreuung des Fettstoffhaushaltes im Körper (Fettdickleibigkeit durch Versäuerung ist die Folge. Viele Schadstoffe – z.B. Pestizide – werden in Fettgewebe eingelagert.).

Der Organismus scheidet Fett, das er durch den Mangel an der Nr. 9 nicht mehr verarbeiten kann, über die Haut aus. Da dies zu Beginn v.a. das eher minderwertige Fett betrifft, verstopft es beim Austritt aus der Haut die ausscheidenden Talgdrüsen und lässt Mitesser entstehen. Wenn die Ausscheidung von Fett schon lange gedauert hat, entsteht eine sehr fettarme Haut, die jedoch nicht mit einer trockenen, feuchtigkeitsarmen Haut (Mangel an Natrium chloratum Nr. 8) verwechselt werden darf.

Reaktion

Durch die Einnahme kann es kurzfristig zu einem Sodbrennen kommen, weil der Organismus die belastende Säure aus den Geweben in den Magen ausschüttet. Der Entlastungsvorgang kann mehrere Tage dauern.

Anwendung

- innerlich: bei allen Übersäuerungsproblemen
- äußerlich: als Cremegel bei Hautproblemen zusätzlich

Mangelzeichen, Zusatzfragen

Haben Sie Sodbrennen? Bei Antwort mit „Ja“ unbedingt weiterfragen: „Wo brennt es denn?“

Wenn es tatsächlich nur „unten“ brennt, dann ist es auch Sodbrennen, doch oft ist dies nicht der Fall. Wenn als Antwort kommt: „Es brennt so herauf!“, dann ist dies kein Sodbrennen, sondern Schlundbrennen und gehört zu Natrium chloratum Nr. 8.

Wie geht es den Haaren? Sind sie fett, trocken oder normal?

Hängen sie manchmal ohne Kraft herunter oder kleben fast am Kopf? Wie ist die Haut, v.a. im Gesicht? Ist sie „trocken“, fett, oder haben Sie eine Mischhaut? Haben Sie Mitesser, Pickel? Auch am Körper? (Diese wurden durch die moderne Kosmetik schon oft aus dem Gesicht verdrängt und befinden sich manchmal am Haaransatz oder am Rücken.)

Haben Sie Zeiten am Tag, an denen Sie unbedingt sofort etwas zu essen brauchen? Zeiten, an denen Ihr Energiepotential plötzlich zusammenbricht, wo Sie plötzlich „unendlich“ müde werden bzw. eine bleierne, lähmende Müdigkeit empfinden?

Mangelursache, Mangelverstärkung

Merke: Die Ernährung hat einen großen Einfluss auf den Säurehaushalt des Körpers!

Versäuernd wirken alle Süßigkeiten, Mehlspeisen, gezuckerte Limonaden, etc. bei säurebelasteten Menschen, alle vom Geschmack her sauren Nahrungsmittel.

2.10 Natrium sulfuricum Nr. 10 ($Na_2SO_4 \times 10\ H_2O$)

Empfohlene Potenzierung D 6

Biochemischer Zusammenhang

Mithilfe dieses Mineralstoffes und der Leber

- Abbau der anfallenden Schad- und Belastungsstoffe in ausscheidbare Stoffe
- Steuerung des Depotzuckers

Zwanghafte charakterliche Struktur, die zu Mängeln bei diesem Mineralstoff führt

- übertriebene Grundsatztreue
- Prinzipienreiterei, ohne den Menschen, der darunter leidet, zu sehen
- extremes Ablehnungsverhalten verbunden mit Wut, Zorn oder Hass, weil ein Mensch anders handelt, als man es für richtig hält
- Vernichtungsabsichten
- Hass auf die anderen, weil sie nicht „nach der Pfeife tanzen", erfüllt den Körper mit galligen Stoffen (Obwohl ihnen doch alles richtig vorgebracht wird, tun sie nicht, was ihnen gesagt wird!).
- Hass auf sich selbst, weil die Erwartungen der anderen unerfüllbar scheinen, obwohl soviel Bemühung dahinter steckt, erfüllt mit Gram.

Zunehmende Distanzierungsfähigkeit von den Zwängen

Von allzu festgefügten Vorstellungen und „Schubladen" zu lebendiger Einstellung, von der einmal gemachten Erfahrung loslassen zur Hingabe an das Leben, weg von der Prinzipienreiterei in Richtung Originalität, von der Versuchung, das Leben in bestimmte Formen zu pressen hin zum Empfangen des Lebens bereit werden.

Die Versöhnung mit dem Leben und den damit verbundenen Herausforderungen gehört mit zu den entscheidenden Grundhaltungen des Menschen.

Merke: Die befreiende Einstellung zu diesem Mineralstoff heißt: „Der andere ist anders als ich, das gefährdet weder ihn noch mich. Ich bin anders als er und lebe daher auf meine eigene Art."

Emotionaler Zusammenhang

Das schlechte Gefühl, wodurch man sich selbst und manchem anderen etwas vergällt, wird durch Gaben dieses Mineralstoffes verringert.

Zeichen im Gesicht

- grün: ums Kinn
- bläulich-rot: hauptsächlich der Nasenrücken, auch das ganze Gesicht, geschwollene Tränensäcke oder verschwollene Augen

Speicher im Körper

Leber, Galle

Wirkung, Wirkungsweise

- rasch: akuter Schlackenstau
- langfristig: chronische Verschlackung, wie z.B. bei geschwollenen Füßen

Betriebsstörung, Krankheit, Symptom

Im Gegensatz zu Natrium chloratum Nr. 8, das die Körperzellen im richtigen Maß mit Wasser versorgt und die Gifte ausscheidbar macht, transportiert Natrium sulfuricum Nr. 10 überflüssiges Wasser aus dem Körper ab.

Damit ist es das Mittel für Körperentschlackung, für die Ausscheidung von Schadstoffen und somit auch ein wichtiges Unterstützungsmittel für Leber und Galle. Zudem reguliert es den Zuckerhaushalt im Körper – Diabetes Typ II.

Verschlackung (stinkende Winde, Durchfall, zerschlagenes Gefühl in den Gliedern (beginnende Grippe), verschwollene Augen (v.a. am Morgen), geschwollene Tränensäcke, Vergiftungskopfschmerz (Kater), Reißen und Ziehen in den Gelenken; bei Gicht, Rheuma, Schuppenflechte oder Neurodermitis als Zusatzmittel, geschwollene Beine; baut Schadstoff- bzw. Schlackenflüssigkeit ab, wodurch es „entwässernd" wirkt; Druck im Ohr, offene Beine oder Unterschenkelgeschwüre; Juckreiz auf der Haut, Sonnenallergie, juckende, beißende Ekzeme, Urticaria (die Schlacke wird, so weit wie möglich, über die Haut ausgeschieden, da sie sehr scharf ist, juckt sie stark auf der Haut); Herpes (Cremegel!), Warzen, Muttermal, Glaukom, Schadstoffdickleibigkeit.

Biochemisches Verständnis

Schadstoffe oder Giftstoffe, die der Organismus nicht bearbeiten kann, werden mit Wasser gebunden, damit die Giftstoffmoleküle ihre Schädlichkeit verlieren. Allerdings kommt es dadurch zu geschwollenen Beinen, manchmal auch Fingern und Händen, auch zur Schadstoffdickleibigkeit. Steht dem Organismus durch intensive Einnahme des Mineralstoffes Natrium sulfuricum Nr. 10 das Entschlackungssalz wieder zur Verfügung, kann er Schadstoffe in der Leber unschädlich machen, also chemisch abbauen. Dadurch kann die Flüssigkeit, die zur Bindung der Giftstoffe notwendig war, wieder ausgeschieden werden. Offene Beine sind für den Organismus meistens ein natürlicher Ausgang, durch den er Schlacken los wird, die er sonst nicht ausscheiden kann. Wird Natrium sulfuricum Nr. 10 ausgiebig und regelmäßig genommen, wodurch die Ausscheidung dieser Stoffe besonders unterstützt wird, ist die Wahrscheinlichkeit sehr groß, dass der Organismus die Öffnungen wieder schließt, wie viele ermutigende Beispiele zeigen.

Reaktion

Durchfall, zerschlagene Glieder, beißendes Jucken, Kopfbrummen, stinkende Winde, vorübergehener, Haarausfall (Haare sind Schadstoffdeponien – werden regeneriert).

Anwendung

- innerlich: bei Schlackenproblemen, Schadstoffdickleibigkeit
- äußerlich: bei oberflächlichen Problemen wie Warzen, Herpes u.ä. als Gel oder Cremegel

Mangelzeichen, Zusatzfragen

Haben Sie geschwollene Hände oder Füße? Stinken Ihre Winde? Haben Sie eine häufig bzw. ständig juckende Haut, v.a. nach dem Duschen?

Mangelursache, Mangelverstärkung

Elektromagnetische Belastungen und Alkohol verstärken den Mangel, ebenso Zigaretten und Kaffee durch die Verbrennungsstoffe, künstliche Aromen, Farbstoffe, Weichmacher, usw.

2.11
Silicea Nr. 11 (SiO_2)

Empfohlene Potenzierung D 12

Biochemischer Zusammenhang

Silicea Nr. 11
- ist zuständig für den Aufbau der Bindegewebe-Struktur,
- stärkt das Bindegewebe bezüglich der Brüchigkeit,
- baut die Leitfähigkeit der Nerven auf und
- leitet gebundene Säure aus dem Gewebe ab.

Cave

Achtung: Bei Säureableitung notwendige Kombination mit Natrium phosphoricum Nr. 9

Zwanghafte charakterliche Struktur, die zu Mängeln bei diesem Mineralstoff führt

- um jeden Preis funktionieren
- für alles zuständig sein
- Sklave des eigenen Harmoniebedürfnisses
- konfliktscheu, geht Auseinandersetzungen aus dem Weg
- lebt in einem ununterbrochenen inneren Zwiespalt, weil er allen gerecht werden will

Zunehmende Distanzierungsfähigkeit von den Zwängen

Vom Gefühl, für alles zuständig zu sein, zur Erkenntnis, was in den eigenen Möglichkeiten liegt. Mehr als die eigenen Möglichkeiten kann man nicht leben. Dadurch sind klare Grenzen gesetzt. Sich nicht überfordern, aber auch nicht hinter den eigenen Möglichkeiten zurückbleiben. Leben ist die Kunst des Möglichen. In Verbindung mit der Welt und den Menschen lassen sich viele wertvolle Haltungen ausbilden.

Merke: Die befreiende Einstellung zu diesem Mineralstoff heißt: „Du kannst nur dein eigenes Leben leben. Darin liegt die ganze Verantwortung."

Emotionaler Zusammenhang

Wenn die Nerven „bloß" liegen, hilft Silicea Nr. 11 („Nerverl", Nervenbündel).

Zeichen im Gesicht

- Glasurglanz, v.a. auf der Stirn oder Nase
- Lidhöhlen
- Krähenfüße
- Falten vor dem Ohr
- Ziehharmonikafalten
- Plisseefalten

Speicher im Körper

Bindegewebe, Knochen, Haut

Wirkung, Wirkungsweise

- bindet Harnsäure in komplexen Strukturen
- langfristig: umstimmend

In Verbindung mit Natrium phosphoricum Nr. 9 und Calcium sulfuricum Nr. 12 für Eiterherde grundsätzlich zuständig.

Betriebsstörung, Krankheit, Symptom

In sämtlichen Zellen des menschlichen Körpers und in der extrazellulären Matrix finden sich hohe Anteile an Silizium. Dieser Mineralstoff ist hauptverantwortlich für das Bindegewebe bzgl. der Strukturen und der Brüchigkeit des Gewebes, v.a. zu erkennen an Haut, Haaren und Nägeln. Die Haut ist eines der wichtigsten Ausscheidungsorgane des Körpers und daher ein zuverlässiger Spiegel unseres Gesundheitszustandes. Silicea reguliert die Leitfähigkeit der Nervenbahnen.

Bindegewebsschwäche, Licht- und Geräuschempfindlichkeit, Zucken der Lider oder Mundwinkel, schlechte Haare oder gespaltene Haarspitzen, Nägel (brüchig oder lösen sich in Schichten auf), Ischiasschmerzen, Rheuma, stinkender Schweiß (Fußschweiß), Dehnungsstreifen, Schwangerschaftsrisse, Neigung zu blauen Flecken (Brüchigkeit der Aderwände), Ohrgeräusche: pfeifend durch sklerotisch verengte Adern (Natrium phosphoricum Nr. 9 und Silicea Nr. 11), Leistenbruch (manchmal ist eine Operation notwendig!), löst Harnsäureablagerungen, baut mit Hilfe der Lymphe Blutergüsse ab, reduziert die Faltenbildung der Haut.

Biochemisches Verständnis

Einen wesentlichen Vorgang in unserem Körper stellt die Neutralisierung der Säuren dar. Da wir leider gewöhnlich sehr übersäuert sind, reicht meistens der Vorrat an Natrium phosphoricum Nr. 9 nicht aus, um alle Säure zu neutralisieren und abzubauen. Im Notfall muss der Organismus daher auf ein Notprogramm zurückgreifen:

Er lässt die Säure kristallisieren und lagert die Kristalle im Gewebe ab, wo sie dann große Schmerzen erzeugen. Die Säure braucht zur Kristallisation ein Molekül: Kieselsäure. Natürlich fehlen die Kieselsäuremoleküle dadurch an anderen Stellen im Körper. Um diese Kristalle wieder zu lösen, ist es notwendig, Natrium phosphoricum Nr. 9 und Silicea Nr. 11 zu nehmen.

Meistens haben Menschen, die unter großen gesundheitlichen Belastungen leben müssen, einen schlechten Haarwuchs. Das Haar ist nicht kräftig und hängt kraftlos am Kopf. Werden die Mineralstoffe nach Dr. Schüßler konsequent genommen, Silicea Nr. 11 eingeschlossen, geschieht es häufig, dass das Haar wieder kräftiger wird. Dies wird dann auch dem Therapeuten mit Freude berichtet.

Immer häufiger werden die Mineralstoffberater mit dem Problem der übergroßen Lichtempfindlichkeit konfrontiert. Die Betroffenen können ohne Sonnenbrille kaum noch leben. Sie setzen sie bereits auf, wenn für die sie umgebenden Menschen gar keine Belastung durch zu helles Licht festzustellen ist. Für den Berater ist das ein ganz klarer Fall eines Mangels an Silicea Nr. 11. Es hängt allerdings noch von den übrigen

Mängeln ab, wie lange es dauert, bis diese Empfindlichkeit zurückgeht und der belastete Mensch nicht mehr sklavisch an seine Sonnenbrille gekettet ist.

Reaktion

Verstärktes Schwitzen mit u.U. unangenehmem Geruch, Schweißhände, Schweißfüße.

Anwendung

- innerlich: zur Stärkung des Bindegewebes
- äußerlich: als Brei bei Blutergüssen
- als Cremegel oder Salbe bei Faltenbildung („Verjüngungsmittel")

Mangelzeichen, Zusatzfragen

Merke: Der Schweiß sollte nicht unterbunden werden, da sich sonst Nierensteine bilden können.

Wie geht es Ihren Haaren und Ihren Nägeln? Haben Sie eine Bindegewebsschwäche? Haben Sie leicht blaue Flecken? Sind Sie lichtempfindlich? Schwitzen Sie leicht? Stinkt Ihr Schweiß, ist er unangenehm, sodass Sie sich öfter duschen müssen?

Mangelursache, Mangelverstärkung

Nervliche Belastungen, Stress, übersteigertes Harmoniebedürfnis.

2.12

Calcium sulfuricum Nr. 12 ($CaSO_4 \times 2\ H_2O$)

Empfohlene Potenzierung D6

Biochemischer Zusammenhang

Calcium sulfuricum Nr. 12

- ist der Betriebsstoff für die Durchlässigkeit des Gewebes,
- macht Wege frei und
- bei Eiterungen.

Zwanghafte charakterliche Struktur, die zu Mängeln bei diesem Mineralstoff führt

- gestörtes Verhältnis zwischen Innen- und Außenwelt
- ist nur bei den anderen und nie bei sich
- verliert sich in der Welt oder
- ist nur bei sich und nie beim anderen, nie in der Welt
- verliert die Welt aus den Augen und erstickt im „eigenen Saft"

Merke: Ist das Mittel für Übersäuerung (Gicht, Rheuma).

Zunehmende Distanzierungsfähigkeit von den Zwängen

Von der Angst um sich selbst unterwegs zur Zuwendung zum anderen, von der sich verschließenden Abgrenzung zur geöffneten Abgrenzung. Es geht um die Auswahl der Menschen, mit denen man zusammensein kann und auch will. Jemanden auf sich zukommen lassen können, sich beschenken lassen können, auch von den eigenen Erfahrungen, aber an keiner festhalten, damit wieder neue möglich sind.

Merke: Die befreiende Einstellung zu diesem Mineralstoff heißt: „Die Verkapselung hat ihre Ursache in der Angst um sich selbst, die totale Offenheit in der Angst um den anderen“.

Nimmt die Angst um das eigene Leben ab, kann sich die Zuwendung auf den anderen hin immer öfter ereignen. Damit wird es möglich, sich auf den anderen einzulassen. Nimmt die Angst um den anderen ab, nimmt der Mut, zum eigenen Leben zu stehen, zu. Das Vertrauen ins eigene Leben wird stärker; der Mut, sich auf dieses einzulassen, wächst.

Emotionaler Zusammenhang

Angst um sich selbst, um den Anderen, um die Verbindung verringert sich durch Calcium sulfuricum Nr. 12.

Zeichen im Gesicht

- alabasterweiß
- von innen her weiß schimmernd
- kompaktierte Falten

Speicher im Körper

Knochen

Wirkung, Wirkungsweise

- überraschend schnell bei offenen Eiterungen wie z.B. eitriger Angina
- beim Abtransport: Aphthenwasser, nässende Ekzeme
- langsamer bei Übersäuerungsproblemen – der Säurestau (Säurepanzer) muss aufgelöst werden

Betriebsstörung, Krankheit, Symptom

Dieser Mineralstoff, der hauptsächlich in Leber, Galle und den Muskeln vorkommt, wirkt schleimlösend und ausscheidungsfördernd.

Anwendung bei: verdichtetem Gewebe (das keinen Stoffwechselaustausch zulässt), Stockschnupfen, eitriger Mandel- und Halsentzündung, chronischer Bronchitis, eitriger Mittelohrentzündung, Zahnfleischentzündung, Abszess, Eiterfistel, Rheuma, Gicht, chronischen Eiterungen, aufgetriebenen Entzündungen, Knochen oder Knorpel (Gicht), Schock, Säurestarre, gestauten Flüssigkeiten im Körper, Sekrete (wenn der Körper etwas nach außen geben muss, weil er es nicht nach innen auf natürlichem physiologischen Weg abbauen kann), physischem und psychischem Schock.

Reaktion

Keine

Anwendung

- innerlich: bei Säureproblemen
- äußerlich: als Brei, Cremegel oder Salbe

Mangelursache, Mangelverstärkung

Übersäuerungsprobleme, Kontaktschwierigkeiten, blockierende Einsamkeit.

3 Die 15 Erweiterungsmittel

3.1 Kalium arsenicosum Nr. 13 ($KAsO_2$)

Empfohlene Potenzierung D 12

Biochemischer Zusammenhang

Kalium arsenicosum Nr. 13

- ist der Betriebsstoff für die Hypophyse und damit für die übergeordnete Hormonregulation zuständig,
- ist ein wichtiger Stoffwechselregulator mit antioxidativer Wirkung. Kalium arsenicosum Nr. 13 schützt Zelle und Mitochondrien vor vorzeitigem Verfall, weil es die oxidativen Prozesse verlangsamt.
- dämpft gesteigerte Stoffwechselprozesse mit Gewichtsverlust und
- wirkt wie ein Anabolikum beim Darniederliegen der Lebenskräfte und dämpft übermäßigen Substanzverbrauch.

Zwanghafte charakterliche Struktur, die zu Mängeln bei diesem Mineralstoff führt

- Verlust des Vertrauens in die unmittelbare Schau von Lebenszusammenhängen
- durch die Entfremdung vom eigenen Leben werden natürliche Impulse von innen weggedrückt
- „Kopf, Herz und Bauch" fallen auseinander
- falsch verstandene Vernünftigkeit, Moral und Anstand
- aufopferungsfreudige Hingabe im Beruf, wobei auch die Familie geopfert wird
- Energiehaushalt wird überstrapaziert
- aus der Verunsicherung heraus ein krampfhaftes Klammern an fixierte Strukturen

Zunehmende Distanzierungsfähigkeit von den Zwängen

Erwerb der intrapersonalen Kommunikation und Eintritt in den freien Fluss der Kommunikation nach außen in die Welt. Über sich selbst schmunzeln können ist eine der schönsten Eigenschaften eines Menschen.
Hinhören auf die eigene Intuition, ohne dem sogenannten „ersten Gedanken" auf den Leim zu gehen, auch er wird überprüft.

Emotionaler Zusammenhang

Verlust der „Mitte". Erschöpfungszustände, die aus dem verzweifelten Ringen kommen, wieder seinen Platz im Leben zu finden.

Zeichen im Gesicht

Querfurchen zum Verlauf der Unterlippe innerhalb des Lippenrots. Nicht zu verwechseln mit den Lippenfältchen von Natrium phosphoricum Nr. 9, die senkrecht oberhalb zur Oberlippe und unterhalb zur Unterlippe stehen.

Speicher im Körper

Haare, Nägel, Leber, Nieren

Wirkung, Wirkungsweise

Eine langfristige Einnahme ist empfehlenswert, um die oxidativen Prozesse zu regulieren.

Betriebsstörung, Krankheit, Symptom

Es hat Einfluss auf Schwächezustände, Herzschwäche, fördert die Herzmuskeldurchblutung.

Besonders beeinflusst werden Haut, Schleimhaut, Nerven und Nieren. Es wird bei Verhornungsstörungen der Haut, juckenden Ekzemen und Hautleiden (chronische Hauterkrankungen mit heftigem Juckreiz) angewendet.

Bei Magen-Darm-Schmerzen, die mit Brechdurchfällen einhergehen und zu einem raschen Kräfteverfall führen, Magen- und Darmentzündungen und wässrigen Durchfällen wird dieser Mineralstoff ebenfalls empfohlen.

Viele rückgemeldete Erfahrungen gibt es in Beziehung zur Hypophyse als zentrales Steuerungsorgan des gesamten Hormonsystems. Daraus ergibt sich ein breites Wirkungsspektrum für hormonelle Dysregulation, wie Wechseljahrbeschwerden, Störungen der Schilddrüse, der Nebenniere und bei Hypophysenadenom. Außerdem bei: unerfülltem Kinderwunsch (Männer und Frauen), Geburt, Stillen, Minderwuchs und Gigantismus, Akromegalie, Schilddrüsenproblemen, Stress.

Reaktion

Nicht bekannt

Anwendung

- im Mund zergehen lassen
- auflösen
- äußerlich als Brei

Mangelzeichen, Zusatzfragen

keine

Mangelursache, Mangelverstärkung

Nicht bekannt

3.2
Kalium bromatum Nr. 14 (KBr)

Empfohlene Potenzierung D 12

Biochemischer Zusammenhang

Kalium bromatum Nr. 14
- ist der Betriebsstoff für Hypophyse und
- für die Schilddrüse.

Zwanghafte charakterliche Struktur, die zu Mängeln bei diesem Mineralstoff führt

- aus der Verunsicherung heraus wird zu viel auf die eigene Angst geachtet
- je mehr die Angst beachtet wird, um so mehr Macht bekommt sie
- einem inneren Tyrannen wird Raum gegeben
- aus einer inneren Unsicherheit heraus muss alles 100 % sicher gemacht werden, auch versichert
- „Was du heute kannst besorgen, das verschiebe nicht auf morgen!"
- alles muss sofort erledigt werden

Zunehmende Distanzierungsfähigkeit von den Zwängen

Konsolidierung des Lebens, Erarbeitung einer Stabilität im Leben. Erkennen, dass einmal etwas warten kann. Es gibt nichts Unsichereres als die Sicherheit. Etwas liegen lassen können, auch ohne ein schlechtes Gewissen zu haben. Erkennen, dass ich mich selbst unter Druck setze und meine Unruhe selbst produziere. Einüben, die Dinge auch in Ruhe zu erledigen.

Emotionaler Zusammenhang

Ein Mangel an Kalium bromatum Nr. 14 macht die Menschen ruhelos, nervös, umtriebig oder im Gegenteil teilnahmslos. Menschen verspüren oft eine innere Unruhe, ein inneres Vibrieren, wobei sie aber nach außen sehr müde und antriebslos wirken können.

Zeichen im Gesicht

Deutlich betonte Augäpfel (unterer Rand der Iris deutlich zu sehen)

Speicher im Körper

Endokrine Drüsen

Wirkung, Wirkungsweise

- beruhigt und entspannt rasch, vor allem in der Einschlafmischung
- langfristige Einnahme ist empfehlenswert, um Schilddrüse und Hypophyse zu versorgen

Betriebsstörung, Krankheit, Symptom

Rastlosigkeit, Unruhe, Hetze und das Gefühl eines inneren Getriebenseins.

Sein Einsatz ist zu überlegen bei Schilddrüsenerkrankungen, auch bei der Basedowschen Krankheit, sowie bei Schleimhautreizungen, Regelstörungen und nervösen Sehstörungen.

Schöpwinkel setzt es auch bei Pubertätsakne am ganzen Körper ein.

Kalium bromatum Nr. 14 wird bei Kopfschmerzen, als Folge geistiger Überanstrengung, bei Migräne und unter anderem als Beruhigungsmittel bei Schlaflosigkeit und nervösen Sehstörungen empfohlen.

Schleimhautreizungen oder Regelstörungen können ebenfalls den Einsatz dieses Mittels empfehlenswert machen.

Biochemisches Verständnis

Sehr oft wird Kalium bromatum Nr. 14 im Zusammenhang mit Schilddrüsenstörungen gesehen. Kalium bromatum Nr. 14 wird besonders bei großer innerer Unruhe genommen, zum Unterschied dazu wird Kalium iodatum Nr. 15 eher bei Herzrasen und bei einer gefühlsmäßigen Überforderung gebraucht.

Reaktion

Es kann sein, dass eine ungewohnte Müdigkeit auftritt. Antriebslose Menschen werden eher reger.

Anwendung

Im Mund zergehen lassen, auflösen und äußerlich als Brei.

Mangelzeichen, Zusatzfragen

Sind Sie rastlos/ruhelos? Können Sie etwas liegen lassen? Können Sie sich entspannen?

Mangelursache, Mangelverstärkung

Merke: Der Genuss von Kochsalz ist weitgehend einzuschränken, da es die Wirkung von Kalium bromatum vermindert.

3.3 Kalium iodatum Nr. 15 (KJ)

Empfohlene Potenzierung D 12

Biochemischer Zusammenhang

Kalium iodatum ist „der“ Betriebsstoff für die Schilddrüse.

Zwanghafte charakterliche Struktur, die zu Mängeln bei diesem Mineralstoff führt

- fühlt sich von allen unter Druck gesetzt
- will allen Anforderungen gerecht werden
- hat zu hohe moralische Forderungen – es ist „nie genug“

Zunehmende Distanzierungsfähigkeit von den Zwängen

Ohne Druck geht alles viel leichter. Den Blick auf das richten, worum es geht; wenn man sich von anderen unter Druck gesetzt fühlt, „spielt" man selbst mit. Von einer idealistischen Lebensbetrachtung zu einer dem Leben angemessenen Einstellung.

Merke: Die befreiende Einstellung zu diesem Mineralstoff heißt: „Ich muss nicht mehr Erwartungen erfüllen, als ich erfüllen kann!"

Emotionaler Zusammenhang

Bei Neigung zu niedergedrückter, weinerlicher, fast depressiver Stimmung sollte man auch an diesen Mineralstoff denken.

Zeichen

- Druck am Hals
- unentwegtes, krampfhaftes Räuspern

Speicher im Körper

In fast allen Körperzellen, Schilddrüse, Leber, Milz, Nieren, Magen, Haut, Haaren und Nägeln.

Wirkung, Wirkungsweise

Wirkt rasch

- erleichternd, entspannend, entkrampfend
- langfristig befreiend
- umstimmend in Richtung Lebensbejahung
- emotionale Beruhigung

Betriebsstörung, Krankheit, Symptom

Es beeinflusst die Blutzusammensetzung, dämpft erhöhten Blutdruck, dient der Anregung der Herz- und Hirntätigkeit, fördert den Appetit und die Verdauung. Wegen seines Iodgehaltes ist Kalium iodatum Nr. 15 ein geeignetes Mittel zur Behandlung von Schilddrüsenstörungen. Es wird auch bei Arteriosklerose und rheumatischen Gelenkschwellungen angewendet.

Chronisches, auch krampfhaftes Räuspern (als ob etwas im Halse stecken würde), Druck am Hals (kann sich bis zu Würgegefühlen steigern), Kropf (geht bei längerer, konsequenter Einnahme unter Umständen zurück), Herzrasen, hektisch, niedergedrückt, innere Unruhe, „jammern und klagen", Schweißausbrüche, Schwindelgefühle, besondere Erregbarkeit.

Könnte zur Begleittherapie eingesetzt werden, wenn die Schilddrüse, z.B. durch hohe radioaktive Belastung in ihrer Funktion gestört wurde.

Reaktion

Beschwerden der Schilddrüse können kurzfristig aufflackern.

Anwendung

Innerlich

Mangelzeichen, Zusatzfragen

Haben Sie einen Druck am Hals? Vertragen sie enge Blusen, tragen Sie enge Krawatten? Müssen Sie sich öfter räuspern?

Menschen, die mit ihren medizinischen Schilddrüsenmitteln Probleme haben, können versuchen, diese vorsichtig durch die Kalium iodatum Nr. 15 ganz oder teilweise zu ersetzen.

Mangelursache, Mangelverstärkung

Iodiertes Salz kann eine Belastung darstellen, eine lang andauernde Stressbelastung.

3.4 Lithium chloratum Nr. 16 (LiCl)

Empfohlene Potenzierung D 12

Biochemischer Zusammenhang

Lithium chloratum Nr. 16

- erwirkt die Lösung und Eliminierung von Harnstoff und Harnsäure. Wegen der Förderung der Ausscheidungsfunktion der Nieren ist eine Kombination mit Natrium chloratum Nr. 8 sinnvoll.
- wird in der Biochemie nach Dr. Schüßler erfolgreich bei Beschwerden mit Beteiligung des Herzens eingesetzt,
- wird eingesetzt bei depressiven Gemütszuständen und
- stärkt die Immunabwehr.

Zwanghafte charakterliche Struktur, die zu Mängeln bei diesem Mineralstoff führt

Aussagen, die typisch für die zwanghaft charakterliche Struktur sind

- „Die Bedingungen in diesem Leben sind ungerecht."
- „Man muss sich über die Grenzen des Körpers hinwegsetzen."
- „Man muss eben funktionieren, in diesem Leben."
- „Ordnung muss sein, immer, überall und sie muss auch exakt eingehalten werden."
- „Weiß und schwarz, etwas anderes gibt es nicht."
- „Wo kämen wir denn hin, wenn jeder alles in Frage stellen dürfte."
- „Man muss eben das mögliche Chaos abwehren und dabei immer auf der Hut sein."

Zunehmende Distanzierungsfähigkeit von den Zwängen

Einsicht in die Möglichkeiten, die Not im Leben zu wenden oder Nöten vorzubeugen, dass sie gar nicht entstehen. Ein gelingendes Leben weicht Hindernissen und Blockaden auf die Dauer nicht aus. Das Leben in dieser Welt hat gewisse Gesetzmäßigkeiten, die zu beachten sind, und dem Leben gerecht werden, heißt auch, es in seiner Vielfalt wahrnehmen.

Die Lust auf das Leben entdecken, das Abenteuer dieses Lebens lockt in die ungewisse Lebendigkeit und das Leben funktioniert, ohne dass man sich besonders darum sorgen muss.

Emotionaler Zusammenhang

Ein tiefes inneres Gespür, dass das Leben an einem vorbeigeht und eine damit verbundene große Traurigkeit.

Zeichen

- ein hohes Hüsteln, wie es manchmal gespielt wird bei Unterdrückung von Nervosität
- zu unterscheiden vom Räuspern bei Kalium iodatum Nr. 15

Speicher im Körper

Nebenniere, Hypophyse, Zähne, Skelett

Wirkung, Wirkungsweise

- löst Harnsäure ziemlich rasch, was zu Reaktionen führen kann
- langfristige Anwendung ist aber durchaus nötig

Betriebsstörung, Krankheit, Symptom

Es kommt zum Einsatz bei Nierenentzündungen, Nierenstauungen, Blasenentzündungen, Blasenkatarrhen und Harnröhrenkatarrhen, auch bei der sogenannten Gichtniere.

Lithium chloratum wird in der Biochemie nach Dr. Schüßler erfolgreich bei Beschwerden mit Beteiligung des Herzens, die sich in Herzstichen, Herzklopfen, Herzzittern und Herzflattern zeigen, auch bei Aderverkalkungen eingesetzt.

Lithium beeinflusst den Schilddrüsenstoffwechsel. Dabei reguliert es die Iodaufnahme der Schilddrüse, was besonders bei Hyperthyreose Beachtung verdient.

Dieses Salz wird auch bei depressiven Zuständen immer wieder angewendet, vor allem bei Schilddrüsenstörungen, die mit depressiver Verstimmung gekoppelt sind, sollte an eine Einnahme gedacht werden.

Lithium chloratum Nr. 16 hat auch Bedeutung für die Immunabwehr, auch z.B. zur Abwehr von Herpes-Viren.

Biochemisches Verständnis

In der Biochemie nach Dr. Schüßler wird dieser Mineralstoff wegen seiner besonderen Wirkung auf gichtisch-rheumatische Erkrankungen mit schmerzhafter Anschwellung und Versteifung der Gelenke eingesetzt, vor allem, wenn dabei die kleinen Gelenke der Extremitäten betroffen sind. Zur Harnsäureausscheidung aus Gewebe und Nieren sollte neben Natrium phosphoricum Nr. 9 zur Säureausscheidung und Natrium chloratum Nr. 8 als Nierenfunktionsmittel, immer auch an die Lithium chloratum Nr. 16 gedacht werden.

Lithium chloratum Nr. 16 wird auch bei Entzündungen der ableitenden Harnwege angewendet, was das enge Zusammenwirken mit Natrium chloratum Nr. 8 als Nierenfunktionsmittel nochmals betont.

Reaktion

Durch den raschen Harnsäureabbau kann es zu rheumatischen oder gichtischen Beschwerden kommen.

Anwendung

- im Mund zergehen lassen
- auflösen
- äußerlich als Brei

Mangelzeichen, Zusatzfragen

Haben Sie öfter Blasenentzündungen?

Mangelursache, Mangelverstärkung

Zu den Ursachen und Verstärkern gehören säurehaltige und -produzierende Nahrungsmittel, eine purinreiche Ernährung, konzentrierte Flüssigkeiten sowie Alkohol, vor allem hochkonzentrierte.

3.5

Manganum sulfuricum Nr. 17 ($MnSO_4 \times H_2O$)

Empfohlene Potenzierung D 12

Biochemischer Zusammenhang

Mangan

- bildet ATP-Komplexe und unterstützt auf diese Weise den Energiestoffwechsel,
- fördert den Kohlenhydratstoffwechsel und wird bei Diabetes zusätzlich empfohlen,
- fördert den Aufbau von Knorpelsubstanz,
- dient als oxidativer Knorpelschutz,
- schützt die Blutgefäße vor Plaquebildung,
- ist wichtig für den Lipoproteinstoffwechsel und
- wird zur Arteriosklerosepävention empfohlen.

Zwanghafte charakterliche Struktur, die zu Mängeln bei diesem Mineralstoff führt

- Belastungen, die nicht dosiert werden
- die Überanstrengung ohne Rücksicht fortgeführt wird
- an kräftezehrenden Strukturen unter allen Umständen festgehalten wird
- „geschluckt" wird, ohne sich abgrenzen zu können

Zunehmende Distanzierungsfähigkeit von den Zwängen

Sortieren, was einem „schmeckt" und was nicht und Zeit lassen zum Verdauen, auch für die seelischen „Brocken". Abgrenzung gegen psychischen „Müll" und Feste feiern, Freude leben und erleben.

Emotionaler Zusammenhang

Wenn einem das Leben nicht mehr „schmeckt", muss dringend etwas geschehen. Wenn die Energie kaputt ist, ist auch das Lebensgefühl sehr gedrückt.

Zeichen im Gesicht

Fächerartige bräunlich-ocker bis bräunlich-schwärzliche Verfärbung der Haut vom äußeren Augenwinkel Richtung Schläfe ausgehend.

Speicher im Körper

Gespeichert wird es in den mitochondrienreichen Organen, wie Leber, Niere, Pankreas, sowie Knochenmark und Haar.

Wirkung, Wirkungsweise

Langfristiger Einsatz vor allem, wenn der Eisenhaushalt aufgebaut werden soll.

Betriebsstörung, Krankheit, Symptom

Dieses Schüßler-Salz unterstützt die Blutgerinnung, ist bei Arteriosklerose angezeigt, weil dadurch der Bildung von Plaques an den Innenwandungen der Blutgefäße vorgebeugt wird.

Nervenschwäche und Gedankenschwäche infolge Überarbeitung sind ebenfalls Anwendungsmöglichkeiten.

Auch bei rheumatoider Arthritis und wandernden rheumatisch-gichtischen Beschwerden wird es eingesetzt. Bei Osteoporose wird in Kombination mit Natrium chloratum Nr. 8 die Knochenmineralisation gefördert.

Zum Aufbau einer guten physischen Leistungsfähigkeit brauchen wir Manganum sulfuricum Nr. 17, besonders Sportlern ist dies zu empfehlen.
Manganum sulfuricum Nr. 17 ist angezeigt bei Diabetes, weil es den Kohlenhydratstoffwechsel günstig beeinflusst.

Dieses Salz wird bei Hepatitis und Alkoholabusus eingenommen, weiter bei Zahnschmerzen, Sehschwäche und Augenlidentzündungen.

Biochemisches Verständnis

In der Biochemie nach Dr. Schüßler wird dieser Mineralstoff gemeinsam mit Ferrum phosphoricum Nr. 3 gegeben, um die Aufnahme des Eisens im Blut zu unterstützen. Es wird auch bei Blutstauungen in den Gefäßen angewendet.

Es wird bei Knorpelschäden eingesetzt, weil es einerseits die Knorpelbildung fördert, und andererseits den Knorpel vor oxidativer Schädigung schützt.

Es ist ein Antioxidans, spielt im Energiehaushalt eine große Rolle, ist für den Eisenhaushalt, den Lipoproteinstoffwechsel und den Harnstoffzyklus wichtig und hat bei der Bildung von Knochen und Knorpel große Bedeutung.

Auf Grund von Beobachtungen erscheint es empfehlenswert, bei Mangelzeichen von Manganum sulfuricum Nr. 17 zusätzlich Kalium iodatum Nr. 15 und Calcium carbonicum Nr. 22 über längere Zeit (etwa 4 Wochen) einzunehmen. Wenn man bedenkt, dass der Druck, unter dem die willentliche Leistung – verbraucht viel Energie – erbracht wird, sich auf die Halswirbelsäule legt und von dort zur Schilddrüse nach vorne wirkt, wird auch der Zusammenhang mit Kalium iodatum Nr. 15 verständlich.

Reaktion

Nicht bekannt

Anwendung

- im Mund zergehen lassen
- auflösen
- äußerlich als Brei

Mangelzeichen, Zusatzfragen

Sind Sie rasch erschöpft? Haben Sie Probleme mit den Knorpeln? Sind Sie Diabetiker?

Mangelursache, Mangelverstärkung

Stress, oxidative Belastung, Spitzensport, kohlenhydratreiche Nahrung und Diabetes verstärken den Mangel.

3.6 Calcium sulfuratum Nr. 18 (CaS)

Empfohlene Potenzierung D 12

Biochemischer Zusammenhang

Calcium sulfuratum Nr. 18

- wird als Mittel bei Erschöpfungszuständen mit Gewichtsverlust (trotz Heißhunger) angegeben, denn es fördert die Glukosespeicherung in Leber und Muskulatur.
- dient der Ausleitung von Schwermetallen, besonders von Quecksilber sowie Blei und
- ist als Regulanz der Oxidationsprozesse anzusehen (zur Ausleitung von Schadstoffen).

Zwanghafte charakterliche Struktur, die zu Mängeln bei diesem Mineralstoff führt

- wenn dem Druck von innen nicht nachgegeben wird, wird er immer größer
- inneren Problemen nur durch Wegschieben zu begegnen, ist keine Lösung
- „Das darf man nicht einfach so stehen lassen!"
- verzweifelter Versuch, den Energieverlust, der sich durch die Verdrängungen ereignet, wettzumachen, scheitert

Zunehmende Distanzierungsfähigkeit von den Zwängen

Auch wenn der Wind ins Gesicht bläst, wir halten ihm stand. Und wenn die Not noch so groß ist, das Vertrauen in die eigene Lebensfähigkeit ist größer und trotz aller Widrigkeiten wird das Leben gemeistert. Etwas hinter sich lassen können.

Emotionaler Zusammenhang

Die Verzweiflung nagt, sie zermürbt und der innere Widerstand ist am zerbröseln.

Zeichen im Gesicht

Aussackung am inneren, oberen Augenwinkel

Speicher im Körper

Leber, Bauchspeicheldrüse

Wirkung, Wirkungsweise

Eine langfristige Einnahme wird empfohlen.

Betriebsstörung, Krankheit, Symptom

Schadstoffausleitung, Ausleitung von Schwermetallen – Amalgam, Blei und Xenobiotika gehören heute zu den wichtigsten Anwendungen.[5]
Erschöpfungszustände mit Gewichtsverlust trotz Heißhunger

Biochemisches Verständnis

Offensichtlich ist dieses Salz vor allem wegen seines Sulfides eingeführt worden. Schöpwinkel beschreibt es als „Bremse gegen eine hemmungslose Oxydation".

Als Anwendungsgebiete werden Erschöpfungszustände mit Gewichtsverlust (trotz Heißhunger) angegeben, denn es fördert die Glukosespeicherung in Leber und Muskulatur.

Reaktion

Es kann vorübergehend vermehrt zu Problemen beim Schadstoffabbau kommen, individuell abgestimmte Zusatzempfehlungen anderer Mineralstoffe nach Dr. Schüßler sind dann nötig.

Anwendung

- im Mund zergehen lassen
- auflösen

Mangelzeichen, Zusatzfragen

Haben Sie Amalgamfüllungen?

Mangelursache, Mangelverstärkung

Amalgamfüllungen, Umweltbelastungen, wie Schwermetalle, Xenobiotika verstärken die Schadstoffbelastungen.

5 Hier könnte das Hepaxen in Anwendung kommen (Zusammenstellung und Mischungsverhältnis sind von Bedeutung) – siehe Anhang.

3.7 Cuprum arsenicosum, Nr. 19 ($Cu_3[AsO_3]_2$)

Empfohlene Potenzierung D 12

Biochemischer Zusammenhang

Kupfer

- ist bedeutend für den Eisenstoffwechsel. Ein geringer Eisenspiegel kann auch mit einem Kupfermangel in Zusammenhang stehen.
- ist ein wichtiges Antioxidans im Körper und am Aufbau von Kollagen und Elastin beteiligt,
- reguliert die Melaninbildung und hat Bedeutung für den Schilddrüsenstoffwechsel und
- ist bedeutsam für das Zentralnervensystem (ein wichtiges Mittel bei Krämpfen des ZNS).

Zwanghafte charakterliche Struktur, die zu Mängeln bei diesem Mineralstoff führt

- Den Verunsicherungen mit Verhärtung begegnen.
- „Es gibt eine Lösung, man muss sich nur genug anstrengen."
- „Nur die Harten kommen durch, und von diesen nur 10 %."
- Mit aller verzweifelten Kraft werden Risse und Sprünge im Gebälk zusammengeflickt.
- Der Mensch zerbricht sich den Kopf, bis sogar dieser krampft.

Zunehmende Distanzierungsfähigkeit von den Zwängen

Wenn das Licht im Tunnel nicht mehr leuchtet, dann wenigstens daran glauben und den Tiefgang nicht verlieren. Den Zugang zu den inneren Quellen der Kraft aufrecht erhalten und den Glauben an die eigene Stabilität stärken.

Auch wenn Schrammen und Narben den Lebensweg kennzeichnen, das Vertrauen in die innere Stärke nicht verlieren.

Unter der Oberfläche gibt es einen verschreckten und vielleicht sich versteckenden Menschen.

Emotionaler Zusammenhang

Sich verkrampfende Verzweiflung nimmt einem den Raum zum Atmen.

Zeichen im Gesicht

- Heller Lidansatz vom inneren Augenwinkel ausgehend.
- Der helle Lidansatz hat die Form wie ein großes V, das mit der Spitze auf der Nasenwurzel steht, also für den Betrachter seitlich liegt, mit der Spitze immer zur Nasenwurzel hin gerichtet.

Speicher im Körper

Der Gesamtbestand des Kupfers im Körper beträgt 80 – 120 mg. Kupfer ist ein essentielles Spurenelement, ein wichtiger Enzym – Bestandteil vor allem von Transportproteinen. Es hat Bedeutung für den Hämoglobinaufbau und die Erythropoese. Es ist besonders in der Leber angereichert.

Wirkung, Wirkungsweise

- Die Wirkung tritt relativ rasch ein, vor allem bei Krämpfen des ZNS.
- Eine langfristige Einnahme ist jedoch zu empfehlen, z.B. wenn der Eisenstoffwechsel danieder liegt.

Betriebsstörung, Krankheit, Symptom

Cuprum arsenicosum Nr. 19 ist wichtig für den Gehirn- und Nervenstoffwechsel und wird vorwiegend bei Krämpfen des ZNS, auch bei Epilepsie begleitend zur ärztlichen Behandlung und bei Neuralgien verwendet.

Zur Anwendung kommt es in Kombination mit weiteren Mineralstoffen bei Fieberkrämpfen, Koliken des Magen-Darm-Traktes und chronischen Kopfschmerzen, bei großer Stressbelastung.

Bei Bänderschwäche, Knochenbrüchen, Bindegewebsschwäche, Osteoporose wird es angewendet, weil es am Aufbau des Bindegewebes, von Kollagen und Elastin beteiligt ist.

Es ist antioxidativ wirksam, daher Bestandteil der Antioxidanzienmischung der Biochemie nach Dr. Schüßler.

Es sollte als Regulativ auch bei chronisch entzündlichen Darm- und Gelenksproblemen gegeben werden, hier sind die Kupferwerte oft erhöht.
Es fördert die Melaninproduktion, wie auch Manganum sulfuricum Nr. 17. Bei Schilddrüsenproblemen als Hormonregulativ. Ein Kupfermangel kann indirekt einen Eisenmangel zur Folge haben.

Cuprum arsenicosum Nr. 19 hat einen Einfluss auf die Bildung der Schilddrüsenhormone, ist wichtig für den Cholesterinstoffwechsel, ist angezeigt bei PMS und Menstruationsbeschwerden und kann auch bei Restless legs angewendet werden.

Biochemisches Verständnis

Cuprum arsenicosum Nr. 19 regt die Bildung des Melanins an, Kalium sulfuricum Nr. 6 ist für die regelmäßige Verteilung des Melanins in der Haut zuständig.

Auch bei erhöhten Kupferwerten wird Cuprum arsenicosum Nr. 19 gegeben, da es sich bei Schüßler-Salzen um regulierende Gaben handelt, die Defizite und Überschüsse ausgleichen.

Cuprum arsenicosum Nr. 19 wird in der Biochemie nach Dr. Schüßler angewendet, zum Aufbau des Eisenhaushaltes und zwar in Kombination mit Ferrum phosphoricum Nr. 3 und Manganum phosphoricum Nr. 17. Zusätzlich empfehlenswert sind Adler Ortho Nr. 3 Kapseln.

Reaktion

Nicht bekannt

Anwendung

- im Mund zergehen lassen
- auflösen

Mangelzeichen, Zusatzfragen

Werden Sie leicht braun? Leiden Sie unter Krämpfen, Bindegewebsverhärtungen, Gelenkentzündungen?

Mangelursache, Mangelverstärkung

Derzeit keine bekannt.

3.8

Kalium aluminium sulfuricum, Nr. 20 ($AlK[SO_4]_2 \times 12H_2O$)

Empfohlene Potenzierung D 12

Biochemischer Zusammenhang

Kalium aluminium sulfuricum

- ist für die Ausscheidung einer Aluminiumbelastung eine wichtige Anwendungsmöglichkeit und
- ist Bestandteil der Impfmischung und sollte vor und nach Impfungen angewendet werden, vor allem, wenn Aluminiumsalze enthalten sind.
- bei Vergesslichkeit und Demenz,
- zur Reinigung des Bindegewebes und
- zum Schutz vor Flüssigkeitsverlust.

Zwanghafte charakterliche Struktur, die zu Mängeln bei diesem Mineralstoff führt

- „Auf der Flucht, aus dem Jetzt gibt es keine Hilfe."
- „Zumachen ist keine Lösung."
- Der Zugriff zum Jetzt geht verloren.
- Die Ausblendung von Situationen ist keine Lösung.

Zunehmende Distanzierungsfähigkeit von den Zwängen

Üben von Präsenz, von Wachheit, Achtsamkeit. Das wahre Leben findet oft unter der Oberfläche statt und es ist von Bedeutung, den Tatsachen auf den Grund zu gehen.

An den Schnittstellen gibt es Berührungspunkte und ein neu erwachtes Einfühlungsvermögen bringt große Geschenke.

Emotionaler Zusammenhang

Wer die Orientierung im Leben verloren hat, bei dem kommt Verzweiflung auf.

Zeichen im Gesicht

Hautwulst am unteren Augenlid.

Speicher im Körper

In der Tier- und Pflanzenwelt gilt Aluminiumoxid als notwendiger Bestandteil für ein Wachstum (ohne Aluminium können Samen nicht keimen), der Gehalt beim Menschen ist jedoch äußerst gering (0,001%). Aluminium kommt als Spurenelement im Organismus sehr oft vor. Es kann aber bis jetzt keine physiologische Bedeutung für unseren Körper daran festgemacht werden.

Bei Dialysepatienten wird heute darauf geachtet, dass keine Aluminiumverbindungen mehr in den Spülflüssigkeiten sind. Leider müssen Dialysepatienten zur Phosphatbindung (Vermeidung einer Hyperphosphatämie) im Gastrointestinaltrakt hohe Dosen an kolloidalem Aluminiumhydroxyd einnehmen, was eine weitere Aluminiumquelle darstellt.

Die Aufnahme erfolgt über die Nahrung und inhalativ (Bedeutung in der Arbeitsmedizin), geringfügig auch über die Haut. Zitronen, Wein und Ascorbinsäure steigern die Aluminiumaufnahme. Menschen mit Eisenmangel und Vitamin D Mangel nehmen Aluminium vermehrt auf. (Ähnlichkeit zwischen Fe- und Ca-Ionen).

Wirkung, Wirkungsweise

Langsam, aber nachhaltige Wirkung

Betriebsstörung, Krankheit, Symptom

Der Mineralstoff wird traditionell bei Verstopfung und Blähkoliken eingesetzt. Es wirkt reinigend und ausscheidend auf das Bindegewebe.

Irritationen des Nervensystems bei vorliegender Aluminiumbelastung sind ebenso ein Anwendungsgebiet für Kalium aluminium sulfuricum Nr. 20. Ältere Menschen sind in Gefahr, im Laufe ihres Lebens Aluminium im Gehirn anzureichern, Vergesslichkeit und auch Demenz sind u.U. darauf zurückzuführen.

Weitere Wirkungsbereiche sind Schleimhauttrockenheit, trockener Husten, Mund- und Halstrockenheit, trockene spröde Haut, denn es schützt vor Wasserverlust in den Zellen.

Es ist Bestandteil der Impfmischung, da Aluminium oft in Impfungen zur Verstärkung der Immunantwort verwendet wird.

Biochemisches Verständnis

Das Doppelsalz „Kalialaun" ist eine Kombination von Kaliumsulfat mit Aluminiumsulfat. Daraus erschließt sich die zellreinigende Wirkung des Mittels.

Es hat Bedeutung für die Stabilisierung von Membranen und beeinflusst oxidative Prozesse im Körper. Es ist ein Regulator für die Membrandurchlässigkeit und schützt die Zelle vor Mineral- und Wasserverlust, laut Mezger ist es sogar ein Bindegewebsmittel (Mezger 1991).

Fluor und Aluminium sind in den sklerosierten Geweben alter Menschen signifikant erhöht, meist im inaktiven Zustand – Aluminiumablagerungen bei Osteopathie, Myopathie und zentraler Neuropathie.

Zusammenhänge mit Natrium chloratum Nr. 8 D6: Bezüglich der Trockenheit von Schleimhäuten besteht ein gewisser Zusammenhang zur Natrium chloratum Nr. 8, an eine gezielte Kombination sollte gedacht werden. Natrium chloratum Nr. 8 ist auch der wichtigste Betriebsstoff für die Niere und für den Gehirnstoffwechsel. Es ist als Basismittel zuständig für die Ausleitung von Metallen.

Reaktion
Es kann bei der Einnahme vorerst ein metallischer Geschmack auftreten.

Anwendung
- Im Mund zergehen lassen
- auflösen

Zusätzlich empfehlenswert: Adler Ortho Nr. 8 Kapseln

Mangelzeichen, Zusatzfragen
Sind Sie sehr vergesslich in letzter Zeit? Verwenden Sie Aluminium haltige Deodorants? Kochen Sie mit Alufolie? Werden Joghurtdeckel abgeschleckt?

Mangelursache, Mangelverstärkung
Der tägliche Einsatz von Alufolie beim Kochen und das Trinken von Fruchtsäften in mit Aluminium beschichteten Tetrapacks fördern die Belastung.

3.9
Zincum chloratum, Nr. 21 ($ZnCl_2$)

Empfohlene Potenzierung D 12

Biochemischer Zusammenhang
Zink ist ein überaus wichtiges Spurenelement für unseren gesamten Organismus mit vielfältigen Aufgaben. Es hat einen engen Zusammenhang zu Natrium chloratum Nr. 8 D 6 in fast allen Bereichen:
- Zink brauchen wir für den Aufbau, die Befeuchtung und Funktion unserer Schleimhäute.
- Der Verlust des Geschmack- und Geruchsinns deuten auf einen Mangel an Zincum chloratum Nr. 21, aber auch an Natrium chloratum Nr. 8 hin.
- Es wird eingesetzt bei Allergien und für den Aufbau einer guten Immunabwehr, das alles erinnert an Natrium chloratum Nr. 8.
- Es leitet Schwermetalle aus.
- Es ist an der körpereigenen Produktion von Kollagen und Elastin beteiligt und daher wichtig zum Aufbau von Knorpel-, Knochen- und Bindegewebe, sowie für Sehnen und Bänder.
- Es ist ein wichtiger Wachstumsfaktor für Knochen, vor allem für Kinder und Jugendliche.

Zwanghafte charakterliche Struktur, die zu Mängeln bei diesem Mineralstoff führt
- „Wenn etwas schief geht, dann ist man immer selbst schuld."
- „Man muss an sich selbst zweifeln."
- „Selbstlob stinkt!"
- „Bevor mich andere für meine Unfähigkeit strafen, strafe ich mich selbst."
- „Es war doch klar, dass ich krank werde."

- „Die anderen haben schon Recht, wenn sie sagen, dass ich nichts kann, nichts darstelle, nichts wert bin."

Zunehmende Distanzierungsfähigkeit von den Zwängen

„Es wird Zeit, dass ich an mich selbst glaube." Aus einer inneren Ausgeglichenheit lassen sich alle Probleme gut angehen und: „Komme, was da wolle, wir werden das Kind schon schaukeln!"

„Ich habe guten Kontakt mit den Menschen, weil ich nur mit jenen zusammen sein will, die mir gut tun. Und wenn es einmal stürmt und schneit, das hört irgendwann wieder auf."

Emotionaler Zusammenhang

Wenn jemand nicht mehr an sich glauben kann, muss seine Umgebung fragen, wie es ihm selbst geht.

Zeichen im Gesicht

Heller Streifen – die Lippen umrahmend

Speicher im Körper

Milz und Lymhozyten sind besonders reich an Zink.

Der Gesamtbestand des Erwachsenen an Zink beträgt 2 – 3 g. Mehr als 200 Enzyme enthalten Zink als strukturelle oder regulatorische Komponente, es ist ein essentielles Spurenelement.

Dieses essentielle Spurenelement hat eine weitreichende Bedeutung für unseren Stoffwechsel.

Wirkung, Wirkungsweise

- Eine regelmäßige Zufuhr ist empfehlenswert, weil die meisten Menschen besonders wegen Stress Zink vermehrt abbauen.
- Wenn Diabetiker Zincum chloratum Nr. 21 einnehmen, kann mit einer raschen Wirkung gerechnet werden.

Betriebsstörung, Krankheit, Symptom

Zink ist bedeutend für den Stoffwechsel der Augen: Zincum chloratum Nr. 21 wird angewendet bei Störungen der Hell-Dunkel-Adaption und Lichtempfindlichkeit, auch bei Makuladegeneration.

Es fördert den Aufbau von Haut, Haaren und Nägeln (Zusätzlich empfehlenswert: Adler Ortho Nr. 1 Kapseln): Bei brüchigen Nägeln, gerillten Nägeln und/oder weißen Flecken auf den Nägeln, aber auch Haarausfall wird es angewendet.

Zincum chloratum Nr. 21 ist wichtiges Steuerungsmittel für den Aufbau von Kollagen und Elastin in der Kombination mit anderen Schüßler-Salzen und wird bei Wachstumsstörungen, Osteoporose (Zusätzlich empfehlenswert: Adler Ortho Nr. 2 Kapseln) und bei Schwangerschaftsstreifen eingesetzt.

Auch schlechte Wundheilung, Furunkel und Abszesse brauchen Zincum chloratum Nr. 21, darunter leiden auch vermehrt Diabetiker. Zincum chloratum Nr. 21 ist sehr bedeutend im Stoffwechsel der Bauchspeicheldrüse und beeinflusst die Bildung des Zink-

Insulin-Speichers (Zusätzlich empfehlenswert: Adler Ortho Nr. 6 Kapseln).

Bei verzögerter sexueller Entwicklung bei Kindern und Infertilität ohne organische Störungen.

Wenn Geruchs- und Geschmacksempfinden reduziert sind, bei Ekzemen, Allergien und Schleimhautproblemen. Bei Nervosität, schlechtem Einschlafen (Einschlafmischung), und Unruhe, bei Stressbelastung. Zincum chloratum Nr. 21 ist Bestandteil der Antioxidantienmischung in der Biochemie nach Dr. Schüßler. Es sollte eingesetzt werden zur Unterstützung der Leber bei Alkoholentgiftung, bei Immunschwäche, und zur Unterstützung von Sportlern.

Biochemisches Verständnis

In der Biochemie nach Dr. Schüßler kann – im Gegensatz zur medizinisch wissenschaftlichen Empfehlung – Zink mit Kupfer kombiniert, werden, weil die Verdünnung der Mineralstoffe eine Koexistenz zulässt.

Zincum chloratum Nr. 21 hat eine weitreichende Bedeutung für die Funktionen unseres Körpers, vor allem im Zusammenhang mit dem Basissalz Natrium chloratum Nr. 8. Dabei geht es um vielerlei erweiternde Einsatzmöglichkeiten, wie es im biochemischen Zusammenhang beschrieben wurde.

Reaktion

Diabetiker sollten bei Einnahme von Zincum chloratum darauf aufmerksam gemacht werden, dass der Blutzuckerspiegel während der Einnahme der Diabetesmischung öfter kontrolliert werden muss, damit eventuell die Insulindosierung angepasst werden kann.

Anwendung

- im Mund zergehen lassen
- auflösen
- äußerlich als Brei

Mangelzeichen, Zusatzfragen

Haben Sie ein geschwächtes Immunsystem? Haben Sie Schwermetallbelastungen? Wenn die Gegenfrage heißt: „Wie äußert sich diese?“, dann könnte die Antwort heißen: „In Vergesslichkeit!“

Mangelursache, Mangelverstärkung

Chronische Krankheiten führen zu vermehrter Zinkausscheidung. Bei bestimmten Erkrankungen ist die Zinkausscheidung über die Nieren erhöht, wie z.B. Diabetes, Leberzirrhose und Alkoholabusus.

3.10 Calcium carbonicum Nr. 22 ($CaCO_3$)

Empfohlene Potenzierung D 12

Biochemischer Zusammenhang

Calcium carbonicum Nr. 22 ist ein gutes Konstitutionsmittel für den Aufbau des Körpers überhaupt.

Zwanghafte charakterliche Struktur, die zu Mängeln bei diesem Mineralstoff führt

- „Wo ein Wille, da ein Weg!"
- wer diesen Grundsatz stur bzw. konsequent lebt, wird die eigenen Lebensgrundlagen überfordern
- rücksichtsloses Leben der gewollten Ziele mit „eisernem" Willen
- der Wille kippt in die sture Entschlossenheit, wenn nicht gar in Verbissenheit

Zunehmende Distanzierungsfähigkeit von den Zwängen

Von einer rücksichtslosen Ausbeutung der eigenen Lebensgrundlagen zu einem behutsamen Umgang damit, und von der großen Abhängigkeit von der Wirkung auf andere zu einer vertrauensvollen Haltung in den eigenen Wert.

Von massiven, eingefahrenen Wegen, von den Autobahnen des Lebens loskommen in Richtung zu feinen, verzweigten Verästelungen des Lebens. Keine „vorgezeichneten", vorformulierten Vorstellungen vom Leben verwirklichen, sondern immer wieder in jeder Situation neu, angemessen entscheiden.

„Der Weg entsteht beim Gehen!" (Oswald Sprenger).

Emotionaler Zusammenhang

Wenn ich nicht mehr leben kann, was ich will, lebe ich nicht mehr richtig.

Zeichen im Gesicht

- Schlupflider
- frühzeitiges Altern (wenn das biologische Alter mit dem Lebensalter nicht übereinstimmt)

Speicher im Körper

Knochen

Wirkung, Wirkungsweise

Langsam, aber anhaltend

Betriebsstörung, Krankheit, Symptom

Calcium carbonicum Nr. 22 wird bei frühzeitigem Altern verwendet, bei chronischen Schleimhautkatarrhen der Augen, Ohren und Luftwege sowie bei Lymphdrüsenschwellungen, Kindermittel. Es wirkt sehr langsam, aber anhaltend. Entwicklungsstörungen bei Kindern.

Reaktion

Stärkung – zu Beginn kann Müdigkeit auftreten.

Anwendung

Innerlich

Mangelzeichen, Zusatzfragen

Sind Sie ein Mensch, der leicht dazu neigt, seine körperlichen Grenzen zu überschreiten? Der vom Charakter her wenig bis gar keine Rücksicht auf seine begrenzten körperlichen Möglichkeiten nimmt? Die Erschöpfung wird verdrängt.

Mangelursache, Mangelverstärkung

Bei schweren Erschöpfungszuständen; wenn sich jemand aufgrund seiner seelischen „Programmierung" dauernd selbst überfordert und auspumpt. Auch das Leben im Gebirge scheint diesen Mineralstoff im Körper zu erschöpfen.

3.11 Natrium bicarbonicum Nr. 23 ($NaHCO_3$)

Empfohlene Potenzierung D 12

Biochemischer Zusammenhang

Natrium bicarbonicum Nr. 23

- ist wichtig für die Bildung und den Abtransport des sich in den Geweben ständig bildenden Kohlendioxids,
- gehört zum ständigen Bestand des menschlichen Blutes und
- wirkt einer Übersäuerung entgegen. Bei allen starken Übersäuerungen wird es zusätzlich eingesetzt.

Zwanghafte charakterliche Struktur, die zu Mängeln bei diesem Mineralstoff führt

- „Unangenehme Erlebnisse müssen verdrängt werden."
- „Die sollen mich alle in Ruhe lassen!"
- „Ich werde schon zurecht kommen, lasst mich tun, was ich zu tun habe."
- „Wenn ich mich vom Leben abschotte, brauche ich es auch nicht verarbeiten."
- „Ich habe ein Recht darauf, auf die anderen „sauer" zu sein."

Zunehmende Distanzierungsfähigkeit von den Zwängen

Eine realistische Schau vom Leben sieht die Höhen und Tiefen, und eine gute Balance zwischen den Belastungen und den Befreiungen daraus. Die Erfolge werden immer mehr überhand nehmen.

Von innen her kommt ein gutes Lebensgefühl und endlich auch Kraft, sich dem Leben zu stellen.

„Ich werde daraus etwas machen, was auch immer."

Emotionaler Zusammenhang

Wenn die Belastungen zu viel werden, dann lassen sie sich nicht mehr ausbalancieren. Bei Menschen, die psychisch leicht „ versäuert" sind, wäre die Gabe von Natrium bicarbonicum Nr. 23 sinnvoll (bei Natrium phosphoricum Nr. 9 spricht man eher vom „angesäuerten" Menschen).

Zeichen im Gesicht

Keine bekannt.

Speicher im Körper

Blut, Bauchspeicheldrüse, Leber

Wirkung, Wirkungsweise

- langsam umstimmend bei Versäuerung
- rascher bei Magenübersäuerung

Betriebsstörung, Krankheit, Symptom

Es wird bei Neigung zur starken Übersäuerung im Magen gegeben, es hat auch einen direkten Einfluss auf die Tätigkeit der Bauchspeicheldrüse in Bezug auf das basische Bikarbonat.

Es wird angewendet bei Gicht und Rheuma, auch bei Fettsucht kann die Anwendung sinnvoll sein. Bei allen Erkrankungen, welche vorrangig mit Übersäuerung zu tun haben, sollte man an Natrium bicarbonicum Nr. 23 neben Natrium phosphoricum Nr. 9, denken.

Es regt insgesamt einen trägen Stoffwechsel an. Die Ammoniakentgiftung in der Leber wird mit Natrium bicarbonicum Nr. 23 angeregt, bzw. reguliert. Dabei entsteht der für den Körper ungiftige Harnstoff, der dann über die Nieren ausgeschieden werden kann.

Dieser Mineralstoff unterstützt die Ausscheidung aller Substanzen, die über den Harn ausgeschieden werden müssen.

Biochemisches Verständnis

Natriumbikarbonat aktiviert die Tätigkeit der Bauchspeicheldrüse, besonders bei trägem Stoffwechsel. Es fördert die Ausscheidung von Schlacken und puffert eine Harnsäureüberladung des Blutes und des Gewebes ab.

Zur Harnstoffsynthese in der Leber werden Hydrogencarbonat und Ammonium-Ionen gebraucht. Harnstoff entsteht, um Ammoniak über die Nieren auszuscheiden.

Reaktion

Es kann kurzfristig zu Sodbrennen kommen.

Die Einnahme von Basenpulver zur Neutralisierung von Säureüberschuss im Gewebe ist nach Ansicht der Autoren nur kurzfristig empfehlenswert, weil sonst erhebliche Beeinträchtigungen im Körper zu erwarten sind.

Die Problematik des Basenpulvers

Die Belegzellen des Magens produzieren Salzsäure. Pro Molekül Salzsäure wird ein Molekül Bikarbonat an die Bauchspeicheldrüse abgegeben. Das heißt, puffert man über längere Zeit die Salzsäure ab, kommt es leicht zu Irritationen der Bauchspeicheldrüse. Der Reiz der Abpufferung bewirkt letztendlich eine vermehrte Produktion der Säure und somit auch des Bikarbonats.

So entsteht ein Teufelskreis, der eine ständige erneute Abpufferung nötig macht. Es wechselt sich zu viel und zu wenig Säure ab, was zu Magenschleimhautreizungen führen kann. In weiterer Folge wird die Gastrinproduktion herabgesetzt und die Produktion der Magenschleimhaut wird verlangsamt. Viele Patienten kommen von diesen Basenpulvern schlecht wieder weg und entwickeln weitreichende Verdauungsstörungen, ebenso Zungenbeläge und teilweise Mundgeruch.

Anstatt des Basenpulvers wäre der Einsatz von Natrium phosphoricum Nr. 9 und Natrium bicarbonicum Nr. 23 zu empfehlen.

Anwendung

- im Mund zergehen lassen
- auflösen

Mangelzeichen, Zusatzfragen

Leiden Sie unter Sodbrennen? Sind Versäuerungskrankheiten vorhanden, wie Rheuma, Gicht? Wollen Sie abnehmen und gelingt das nicht?

Mangelursache, Mangelverstärkung

Versäuernde Ernährung ist zu meiden, Wasser trinken hilft Säure ausscheiden.

3.12 Arsenum iodatum Nr. 24 (AsJ_3)

Empfohlene Potenzierung D 12

Biochemischer Zusammenhang

Arsen iodatum Nr. 24

- hat eine große Affinität zu allen Stoffen, die direkt oder indirekt mit der Verbrennung und Energiefreisetzung zu tun haben,
- bremst Stoffwechselvorgänge, spart Energie, senkt den Grundumsatz und
- mobilisiert in geringen Gaben in den Geweben fixiertes Gift und bringt es zur Ausscheidung.

Zwanghafte charakterliche Struktur, die zu Mängeln bei diesem Mineralstoff führt

- „Ich will von den anderen nichts mehr wissen!“
- „Mein Inneres geht dich nichts an!“
- „Komm mir nicht zu nahe, bleib' wo der Pfeffer wächst!“
- „Man muss doch reagieren.“

Zunehmende Distanzierungsfähigkeit von den Zwängen

„In mir spielen sich wahre Kämpfe ab, aber ich finde zu einer inneren Ordnung und Ruhe. Ich bin bereit, Hilfe von außen anzunehmen und ich werde meine seelischen Deponien angehen und aufräumen."

Versöhnung mit früheren Belastungen gelingt immer öfter.

Emotionaler Zusammenhang

Voll mit Belastungen, will ich von außen nichts mehr an mich herankommen lassen.

Zeichen im Gesicht

Keine bekannt

Speicher im Körper

In Spuren kommt es in allen Zellen vor, vor allem in der Schilddrüse.

Wirkung, Wirkungsweise

- langsam bei der inneren Anwendung – wirkt umstimmend (monate- bis jahrelang)
- rasch im Zusammenhang mit nässenden Ekzemen.

Betriebsstörung, Krankheit, Symptom

Es wird angewendet bei allergischen Erkrankungen der Haut und Schleimhaut, chronisch juckenden Hautausschlägen, besonders im Akutfall lindert es rasch die Beschwerden. Deshalb ist es Bestandteil der „Allergie- oder Heuschnupfenmischung".

Sein Einsatz wird außerdem empfohlen bei allergischem Asthma, verminderter Lungenfunktion, Schwächung bei oder nach Lungenkrankheiten und chronischer Bronchitis mit zähem Bronchialsekret.

Es wird verwendet bei nässenden Ekzemen, Psoriasis und Acne rosacea, natürlich in der entsprechenden Kombination mit anderen Schüßler-Salzen.
Anzuwenden ist es auch bei Hyperthyreose, Abmagerung und permanentem Kältegefühl mit Blaufärbung der Extremitäten.

Biochemisches Verständnis

Es ist Bestandteil der „Allergie- oder Heuschnupfenmischung", die angegebenen Mengen täglich oder auch mehrmals am Tag einnehmen, diese Mischung ist für alle Allergien geeignet (► S. 123).

Reaktion

Keine

Anwendung

- im Mund zergehen lassen
- auflösen
- äußerlich als Brei

Mangelzeichen, Zusatzfragen

Neigen Sie zu nässenden Ekzemen oder zu Allergien?

Mangelursache, Mangelverstärkung

Merke: Grundsätzlich ist im Zusammenhang mit Allergien eine weitestgehende Reduzierung der Eiweißzufuhr empfehlenswert.

3.13
Aurum chloratum natronatum Nr. 25 ($Na[AuCl_4]xH_2O$)

Empfohlene Potenzierung D 12

Biochemischer Zusammenhang

Aurum chloratum natronatum Nr. 25
- hat große Bedeutung für die Arterien,
- ist an der Regelung der Körperkerntemperatur beteiligt,
- beeinflusst die Durchblutung der Peripherie und
- wirkt außerdem blutdrucksenkend in Kombination mit anderen Mitteln.

Zwanghafte charakterliche Struktur, die zu Mängeln bei diesem Mineralstoff führt

- „Man muss sich eben nach dem Stundenplan im Leben richten."
- „Was alle tun, das muss ich auch tun!"
- „Ich kann den eigenen Empfindungen nicht vertrauen."
- „Ich kann von meinem einmal gefassten Zeitplan nicht abweichen."
- „Mein Körper darf mir bei meinen Vorhaben und Zeiteinteilungen nicht dazwischen kommen."

Zunehmende Distanzierungsfähigkeit von den Zwängen

„Da war doch noch eine Erinnerung an Gefühle." und „Ich muss mich mehr auf meine Intuition verlassen.", denn der Körper hat auch seine Notwendigkeiten und Rhythmen. Alles hat seine Zeit: die Jugend, das Erwachsensein, der Partner, die Familie, der Beruf, die Pensionierung, das Alter, etc. Ebenso hat alles seine Zeit: die Jahreszeiten, die Tageszeiten, der Rhythmus des Mondes, etc.

Emotionaler Zusammenhang

Wenn im Leben die körperlichen Befindlichkeiten, die Gefühle, die Stimmungen und das Temperament nicht sein dürfen, dann fordert das eine schmerzliche Überwindung.

Zeichen im Gesicht

Keine bekannt

Speicher im Körper

Das „biochemische Gold" ist regelmäßiger Bestandteil des Körpers. Es ist besonders angereichert in Gehirn – Epiphyse (Zirbeldrüse) und Aorta.

Dieser Mineralstoff beeinflusst die Zirbeldrüse und dadurch indirekt die ausreichende Ausschüttung von Melatonin, dem „Rhythmushormon".

Wirkung, Wirkungsweise

- langsam bei der inneren Anwendung bei Prozessen zur Umstimmung der Epiphyse
- überraschend schnell bei bestimmten Anwendungen, wie Jetlag, Schlafstörungen usw.

Betriebsstörung, Krankheit, Symptom

Aurum chloratum natronatum Nr. 25 wird angewendet bei Herzkrankheiten, Arteriosklerose und Beschwerden bei Angina pectoris. Es ist wichtig für das Zentralnervensystem, es kann bei depressiven Verstimmungen eingesetzt werden und bei Schlafstörungen älterer Menschen

Es beeinflusst die rhythmischen Zyklen des Menschen und wird daher angewendet bei Menstruationsbeschwerden, PMS, Hormonschwankungen, vor allem der Frau.

Außerdem kann es Einfluss auf Schlaf-Wachrhythmen, Jetlag und Schlafstörungen nehmen.

Eine weitere Anwendung kann bei Myomen, Zysten, Polypen, Entzündungen und Verhärtungen der weiblichen Geschlechtsorgane erfolgen, wenn die Pap-Werte nicht in Ordnung sind.

Für Männer kann diese Nummer von Bedeutung sein bei Entzündungen und Verhärtungen von Hoden sowie bei Prostatahyperthrophie.

Knochen: Nächtliche Knochenschmerzen, Gelenksrheuma, degenerative Knochenerkrankungen.

Biochemisches Verständnis

Ältere Menschen zeigen nachts nicht mehr so hohe Melatoninwerte, weshalb der Einsatz von Aurum chloratum natronatum Nr. 25 bei Schlafstörungen älterer Menschen angezeigt ist.

Über den Zusammenhang mit der Epiphyse sind alle zirkadianen Rhythmen des Menschen angesprochen, vor allem die Rhythmen der Frau.

Reaktion

Keine

Anwendung

- im Mund zergehen lassen
- auflösen
- äußerlich als Brei

Mangelzeichen, Zusatzfragen

Können Sie gut durchschlafen? Haben Sie Wechselbeschwerden und ist manchmal die Stimmungslage angegriffen? Leiden Sie unter nächtlichen Knochenschmerzen?

Mangelursache, Mangelverstärkung

Schichtarbeit bringt den Tagesrhythmus durcheinander. Die Wechseljahre der Frau gehören unter Umständen intensiver begleitet.

3.14
Selenium Nr. 26 (Se)

Empfohlene Potenzierung D 12

Biochemischer Zusammenhang

Selenium Nr. 26
- wird sehr oft in Kombination mit Natrium sulfuricum Nr. 10 genommen, besonders um die oxidative Schädigung der Leber zu entlasten,
- hilft die Entgiftungsleistung der Leber zu verbessern,
- hat Einfluss auf die Schilddrüse,
- wird auch in der Krebsprävention eingesetzt,
- kann auch die Bauchspeicheldrüse schützen,
- ist am Aufbau des Insulinmoleküls beteiligt und
- kann adjuvant bei Diabetes genommen werden.

Zwanghafte charakterliche Struktur, die zu Mängeln bei diesem Mineralstoff führt

- Das eigene Leben darf nicht sein.
- „Kein Wunder, wenn ich krank werde."
- Gefühl, alles immer falsch zu machen.
- Gefühl, alles verkehrt zu sagen.
- Das Selbstwertgefühl hat extrem gelitten.

Zunehmende Distanzierungsfähigkeit von den Zwängen

„Wenn ich auch manches falsch mache, aber ich freue mich über mein Leben." Der belastende (psychische) Rucksack hindert nicht daran, am Leben teilzunehmen.
An die Krisenfähigkeit, Lebensfähigkeit und -bewältigungskraft glauben.

Emotionaler Zusammenhang

Wenn man des eigenen Lebens überdrüssig ist, breitet sich Missmut aus.

Zeichen im Gesicht

Grübchen im inneren Augenwinkel

Speicher im Körper

Der Gesamtbestand des Erwachsenen an Selen liegt bei 10 – 15 mg, die fast immer an Proteine gebunden vorkommen. Selen, gebunden an die Glutathionproxidase, ist ein wichtiger oxidativer Zellschutz und hat große Bedeutung für Augenlinse, Erythro-, Phago- und Thrombozyten. Selen wird in allen endokrinen Organen, den Gonaden, im Gehirn und den Thrombozyten besonders angereichert, ebenso in der Leber. Im Organismus wird Selen als Selenomethionin gespeichert. Schnell verfügbar ist das Selen als Selenocystein.

Wirkung, Wirkungsweise

Eine Selenunterversorgung wird mit einer erhöhten Krebsrate in Verbindung gebracht.

Betriebsstörung, Krankheit, Symptom

Als Leberschutz ist die Kombination von Natrium sulfuricum Nr. 10 und Selenium Nr. 26 empfehlenswert und wird auch bei Herpesanfälligkeit angewendet.

Es ist in der Antioxidantienmischung der Biochemie nach Dr. Schüßler enthalten. Dieser Mineralstoff wird bei Augenerkrankungen und Sehstörungen eingesetzt, denn die Netzhaut und die Iris sind besonders reich an Selen.

Er ist wichtig für den immunologischen Aufbau eines gesunden Abwehrsystems. Außerdem ist die Anwendung empfehlenswert bei Arteriosklerose. Selenium Nr. 26 kann auch bei Thromboseneigung empfohlen werden. Es wird auch vorbeugend in Kombination mit anderen Mineralstoffen zur Vorbeugung der Flugthrombose eingesetzt.

Selen setzt den Sauerstoffverbrauch aller Gewebe herab, dadurch wird der verfügbare Sauerstoff besser verwertet. Selen regt die Schilddrüsentätigkeit an und reguliert die Überführung von T4 in das biologisch aktivere T3.

Selenium bindet Schwermetalle, angewendet kann es auch bei neurasthenischen Beschwerden, leichter Erschöpfbarkeit, Nachlassen der körperlichen und geistigen Leistungsfähigkeit und verminderter Spermatogenese werden. Auch bei Alkoholentzug und Raucherentwöhnung ist es ein wichtiger Begleitmineralstoff.

Biochemisches Verständnis

Der oxidative Schutz der Leber ist notwendig und wird immer wichtiger. Natrium sulfuricum Nr. 10 ist wichtigster Betriebsstoff für die Leber. Die Glutathionperoxidase ist das wichtigste oxidative Schutzsystem für die Leber, sie enthält jeweils vier Selen-Atome. Daher kann in der Kombination von Natrium sulfuricum Nr. 10 und Selenium Nr. 26 ein wichtiger Leberschutz und eine Unterstützung der Leberentgiftung gesehen werden.

Reaktion

Bei Ausscheidungsproblemen von Schadstoffen sollte immer auf die individuelle Situation eingegangen werden, eventuell sind zusätzliche Mineralstoffe dazu zu empfehlen.[6]

Anwendung

- im Mund zergehen lassen
- auflösen

Mangelzeichen, Zusatzfragen

Haben Sie Amalgamfüllungen? Rauchen Sie? Sind Sie oft beruflich im Straßenverkehr unterwegs? Leiden Sie öfter an Herpes?

6 Hier könnte das Hepaxen zur Anwendung kommen (Zusammenstellung und Mischungsverhältnis sind von Bedeutung) – siehe Anhang.

Mangelursache, Mangelverstärkung

Raucher, Berufsfahrer und starke Kaffeetrinker haben meist einen Mangel, da oxidativer Stress und Schwermetallbelastungen, aber auch Amalgamfüllungen in Verbindung mit Kaugummikauen, das körpereigene Selen vermindern.

3.15

Kalium bichromicum Nr. 27 ($K_2Cr_2O_7$)

Empfohlene Potenzierung D 12

Biochemischer Zusammenhang

Chrom

- ist Bestandteil des Glukosetoleranzfaktors, daher ist die Anwendung von Kalium bichromicum Nr. 27 bei Diabetes eine bedeutsame Zusatzempfehlung.
- ist für den Cholesterinstoffwechsel von großer Bedeutung und
- ist bedeutungsvoll zur Arteriosklerosepävention.

Zwanghafte charakterliche Struktur, die zu Mängeln bei diesem Mineralstoff führt

- Es muss bis zum Äußersten geleistet werden.
- „Die anderen haben kein Verständnis für meine Erschöpfung."
- „Wenn mein Körper nicht mehr mitmacht, muss ich eben entsprechende Maßnahmen ergreifen."

Zunehmende Distanzierungsfähigkeit von den Zwängen

Wenn es zu viel wird, Pausen machen. Auch wenn die Belastung groß ist, für die nächste Regenerationsphase vorsorgen. Sich selbst einschätzen können, wie viel Zeit man braucht, um Reserven wieder aufzubauen.

Emotionaler Zusammenhang

Wer seine innere psychische und physische Erschöpfung verstecken muss, wird immer verzweifelter.

Zeichen im Gesicht

Senkrechte Wülstchen am unteren äußeren Rand des Oberlides – Wimpernansatz

Speicher im Körper

Chrom wird, gebunden an Aminosäuren, über die Darmschleimhaut des Dünndarms aufgenommen. Der Transport im Körper erfolgt im Plasma durch Bindung an Transferrin. Gespeichert wird Chrom vor allem in Leber, Niere, Milz Lunge und Knochen.

Wirkung, Wirkungsweise

Eine lang anhaltende Begleitung ist empfehlenswert, besonders wegen:

- Übergewicht
- gestörter Glukosetoleranz
- Bluthochdruck
- erhöhter Blutfette (hohe Cholesterinwerte)

Betriebsstörung, Krankheit, Symptom

Kalium bichromicum Nr. 27 wird eingesetzt bei Diabetes: Diabetes Typ I – besonders, wenn die Insulingaben schlecht einstellbar sind, in Kombination mit anderen. Diabetes Typ II – Kalium bichromicum Nr. 27 sollte zur Verbesserung der Glukosetoleranz in Kombination mit anderen Mineralstoffen eingenommen werden (Zusätzlich empfehlenswert: Adler Ortho Nr. 10 Kapseln).

Kalium bichromicum Nr. 27 kann auch angewendet werden bei Akne, bei allen Schleimhautkatarrhen, besonders bei sehr zähen, strähnigen Schleimabsonderungen. Chrom beeinflusst den Hunger-Sättigungs-Mechanismus und kann so so die gewünschte Gewichtsabnahme (Essbremse) fördern.

Kalium bichromicum Nr. 27 ist an der Regulierung der Cholesterinwerte beteiligt und wird deswegen zur Arteriosklerosevorbeugung angewendet.

Es kann ebenso bei Akne angewendet werden. Bei geschwürartigen Veränderungen der Haut (langwierige Hornhautgeschwüre) und chronischen Eiterungen oder Katarrhe sollte an eine Kombination mit Calcium sulfuricum Nr. 12 gedacht werden.

Biochemisches Verständnis

Schon Schöpwinkel hat mit diesem Mittel gearbeitet. Er setzt es zum Zweck der Reinigung und Erneuerung des Blutes ein, besonders bei Anämie, aber auch bei Diabetes. Er behandelt Basedow-Erkrankungen und Erkrankungen der Nebennieren mit diesem Mineralstoff.

Schöpwinkel empfahl dieses Mittel zur Vermehrung der Chromoproteide im Blut zur Erneuerung und Reinigung des Blutes bei Anämie. Die im homöopathischen Mittelbild aufgeführten Schleimhautschäden und chronisch rheumatischen Beschwerden führte er auf die angeführten pathophysiologischen Normabweichungen zurück.

Reaktion

Merke: Es ist möglich, dass es nach Einnahme von Kalium bichromicum Nr. 27 nach dem Mikro-Makro-Modell vorübergehend zur Entwicklung von Hunger nach Süßem kommen kann (= Mangel an Natrium phosphoricum Nr.9).

Anwendung

- im Mund zergehen lassen
- auflösen

Mangelzeichen, Zusatzfragen

Haben Sie erhöhte Cholesterinwerte oder erhöhte Zuckerwerte?

Mangelursache, Mangelverstärkung

Spitzensportler verlieren im Gegensatz zu Nichtsportlern mehr als das Doppelte an Chrom (über Schweiß und Urin).

Für Diabetiker sollte die Ernährung eine besondere Rolle spielen, ein vermehrter Kohlenhydratkonsum sollte vermieden werden.

4 Innerliche Anwendung – Einnahme

4.1 Dosierung

In akuten Fällen alle 3 – 5 Minuten eine Tablette im Mund zergehen lassen.

Bei chronischen Erkrankungen stündlich 1 Tablette am Tag und in allen übrigen Fällen alle zwei Stunden eine Tablette im Mund zergehen lassen.
Die Mineralstoffe nach Dr. Schüßler können schon ab dem Säuglingsalter verabreicht werden (auflösen und den Brei in den Mund geben, evtl. auch ins Fläschchen – dabei wird allerdings die Wirkung abgeschwächt).

Grundsätzlich können nie zu viele Mineralstoffe nach Dr. Schüßler genommen werden. Einzig der mit eingenommene Milchzucker kann einen leichten Einfluss auf die Verdauung haben. Nur ganz wenige Menschen vertragen den Milchzucker nicht. Diese sollten ihn meiden und dann eine Einnahmeart wählen, bei der sie den Milchzucker weitgehend vermeiden können.

4.2 Einnahmemöglichkeiten

Wenn Mineralstoffe nach Dr. Schüßler eingenommen werden, können diese grundsätzlich alle untereinander gemischt und so dem Körper zugeführt werden.

Merke: Wir dürfen dem Organismus vertrauen, dass er die einzelnen Mineralstoffe unterscheiden kann und sie entsprechend ihren Möglichkeiten einsetzt.

Die Mineralstoffe werden, jeweils in der empfohlenen Stückzahl, in einer (kleinen) Schale gut durchgemischt und über den Tag verteilt eingenommen. Eine Einnahme in einer bestimmten Reihenfolge oder gar nach bestimmten Uhrzeiten ist nicht erforderlich. Es geht um die Versorgung des Körpers und der entsprechenden Speicher mit den notwendigen Betriebsstoffen.

- Am besten lässt man die Mineralstofftabletten einzeln im Mund zergehen.
- Es können auch mehrere Tabletten auf einmal in den Mund genommen werden.
- Die Mineralstoffe können auch im Wasser aufgelöst und schluckweise eingenommen werden, wobei jeder Schluck möglichst lang im Mund behalten werden sollte.

Merke: Je dringender der Organismus die einzelnen Mineralstoffe benötigt, umso schneller zergehen sie, oder umso süßer schmecken sie oder es kommt sogar beides zusammen.

Will man das beobachten, müssen natürlich alle Sorten vom gleichen Hersteller sein. Grundsätzlich ist die Dosierung und Einnahmeart individuell vorzunehmen, jedoch sind Mengen von 5 – 10 Stück von einem Mineralstoff durchaus üblich, sodass in einer Verordnung ohne weiteres insgesamt 50–100 Tabletten (!) pro Tag eingenommen werden können.

Die Tabletten werden aufgelöst

Die Mineralstoffe können auch in Wasser aufgelöst eingenommen werden. Bitte verwenden Sie dafür ausschließlich Quell- oder Leitungswasser! Sollte das Leitungswasser nicht trinkbar sein, das Wasser – wenn möglich – abkochen oder stilles, möglichst mineralstoffarmes Mineralwasser verwenden.

Gibt man die Mineralstofftabletten in das Wasser, gehen die Wirkstoffe in das Wasser über und werden dann über die Mundschleimhaut in den Körper resorbiert.

Der Milchzucker, der als Satz am Boden zurück bleibt, muss nicht unbedingt eingenommen werden. (Er ist allerdings verdauungsfördernd und deshalb für jene wertvoll, die an Verstopfung leiden.)

Merke: Wichtiger Hinweis für Diabetiker: Wenn Diabetiker die Mineralstoffe nehmen, dann muss der Milchzucker berücksichtigt werden, in den die Mineralstoffe eingearbeitet sind.1 Broteinheit = 12 g Kohlenhydrat = 48 Tabletten nach Dr. Schüßler. Bei Laktoseunverträglichkeit siehe S. 26 f. Um den Milchzuckergehalt zu reduzieren, gibt man zuerst kaltes Wasser in ein Glas und dann, ohne umzurühren, die Mineralstoffe dazu. Die Wirkstoffe gehen innerhalb von wenigen Minuten von selbst in das Wasser über und können nun schluckweise eingenommen werden. Es sollte auf keinen Fall mehr umgerührt werden. Achtung: Je wärmer das Wsser ist, umso mehr Milchzucker löst sich. Gerade Diabetiker brauchen die Mineralstoffe dringend, weil ihr Körper durch die Krankheit unter großer Belastung steht. Wie die Erfahrung zeigt, stärken sie sehr gut die Widerstandskraft, sodass es nicht mehr so häufig zu Krankheiten kommt und auch die Stoffwechselprobleme geringer werden.

4.3 Reaktionen auf die Einnahme

Therapeuten wissen, dass es nach Beginn der Einnahme zu Reaktionen kommen kann. Eine kurze Einführung des Patienten in diesen Zusammenhang erscheint von großer Bedeutung, um einem Zurückschrecken vorzubeugen. Es wäre schade, wenn der Patient aus Unwissenheit über diese Möglichkeit die Einnahme beendet, weil er glaubt, die Krankheit verschlechtere sich.

Sprache des Körpers

Abgesehen von den körperlichen Reaktionen, kann es bei der Einnahme am Anfang zu einem starken psychischen Bedürfnis nach den Mineralstoffen kommen, das bis zu einer Art Sucht „ausarten“ kann. Gerade dieses erste starke Bedürfnis des Körpers, der nun spürt, dass er bekommt, was er braucht, zeigt an, wie stark der Mangel war.
Manche Patienten bekommen indes Angst vor einer Sucht, vor einer Abhängigkeit, die sie evtl. nicht mehr in den Griff bekommen könnten. Als Therapeut kann man sie dahingehend beruhigen, dass bei den Schüßler-Salzen keine Suchtgefahr besteht und dass sie Vertrauen in ihren eigenen Körper haben sollten:

Merke: Das ungewohnt starke Bedürfnis nach bestimmten Mineralstoffen verschwindet, sobald der Mangel aufgefüllt ist!

Darüber hinaus dürften sie nicht nur den Mut zeigen, zu ihren eigenen Empfindungen zu stehen, sondern sogar die Dosis bei Bedarf von sich aus erhöhen.

Sollte bei der Empfehlung ein Mineralstoff übersehen werden, kann es sein, dass der Organismus dann nach diesem „schreit" und sich die entsprechenden Mangelzeichen dann besonders zeigen.

Was ist, wenn sich der erwünschte Erfolg nicht unmittelbar einstellt?

Es kann sein, dass sich bei der Einnahme von Mineralstoffen nach Dr. Schüßler nicht sofort der gewünschte Erfolg einstellt.

- Es sind dann noch andere nicht sichtbare oder spürbare Probleme vorhanden,
- die weitere Auffüllung des Speichers für den Organismus war vordringlicher.

Der Patient erlebt in der Regel folgende Stufen:

- Am Anfang der Einnahme entsteht, wenn die Mineralstoffe nach Dr. Schüßler nicht genommen werden, das Gefühl, „es fehle einem etwas".
- Im Verlauf der weiteren Einnahme ist es leicht möglich, dass die Tabletten vergessen werden oder gar eine Ablehnung aufgebaut wird. **Diesem Gefühl ist unbedingt nachzugeben.**

Die Einnahme darf nicht entsprechend der empfohlenen Menge „durchgezogen" werden.

Das Gefühl der Ablehnung zeigt, dass etwas nicht mehr stimmig ist.

Es gibt mehrere mögliche Gründe für eine Ablehnung:

- Die Menge ist zu groß und muss reduziert werden, um ein Drittel, auf die Hälfte oder gar noch mehr.
- Die Zusammenstellung stimmt nicht mehr und macht eine neue Antlitzanalyse oder andere Bedarfserstellung notwendig.
- Es ist Zeit für eine Pause, wenn die Tabletten „zum Halse herauskommen" (österr.: „einem so heraufstehen") und der Widerstand sehr groß ist.

Einnahmedauer – das Auffüllen der Speicher

Wie lange soll man die Mineralstoffe einnehmen, wenn es zu keiner spürbaren Ablehnung kommt?

Grundsätzlich sind die meisten Menschen so eingestellt, dass sie bereits zufrieden sind, wenn die Symptome verschwinden. Die Beschwerden oder Krankheiten, die über die Mineralstoffe nach Dr. Schüßler zu beeinflussen sind, entstehen aus einem Mangel an eben diesen Stoffen. Wenn durch die Einnahme das Verschwinden der Symptome erreicht wurde, sind die Speicher im Körper allerdings noch lange nicht ausreichend aufgefüllt, und die Krankheit kommt bei der geringsten Belastung zurück. Oft wird dann vorwurfsvoll behauptet, dass die Mineralstoffe „ja auch nicht viel geholfen hätten", denn sonst wäre man nicht wieder so schnell krank geworden. In Wirklichkeit jedoch hat der-/diejenige sie viel zu kurze Zeit genommen.

Nach dem Verschwinden der Symptome geht es um die Auffüllung der körpereigenen Speicher. Diese sind der Puffer im Falle außergewöhnlicher Belastungen, bei denen der Körper auf sie zurückgreift. Zwar geht ihnen dies „an die Substanz", aber das ist ja gerade ihre Aufgabe.

Wer laufend viel leisten muss, also einen großen Verschleiß an Betriebsstoffen erleidet, sollte die Mineralstoffe ständig nehmen, damit der Körper nicht auf die Reserven (Mineralstoffspeicher) zurückgreifen muss.

Diese Schulden müssen irgendwann einmal eingelöst werden, indem sie entweder zu einer Krankheit führen, in der sich der Mensch im Bett ausruhen muss, oder es kommt zu einem chronischen Leiden, das dann nicht mehr so leicht zu beheben ist.

Merke: Wer den laufenden Bedarf nicht deckt, schafft Hypotheken für die Zukunft.

Eine gute Gesundheitsvorsorge muss sich um den Aufbau der Substanz, der Widerstandskraft, also um das Auffüllen der Mineralstoffspeicher im Körper, kümmern. Dies kann Wochen, Monate oder sogar Jahre dauern, je nachdem, wie „ausgebrannt" oder „verbraucht" man ist.

Cave

Zur Erklärung für den Patienten: Häufig zeigen Menschen mehr oder weniger starke Reaktionen auf (Therapie-)Maßnahmen, die eine Verbesserung ihrer gesundheitlichen Situation erreichen wollen. Nicht immer werden diese als Rückmeldungen des Körpers, dass die Therapie anschlägt, angesehen und positiv aufgenommen. Möglich ist sogar, dass jemand vor den Reaktionen so zurückschreckt, dass er lieber wieder in die alte, gewohnte (aber krank machende) Situation zurückkehrt. In unserer Praxis gilt dies neben der Einnahme von Schüßler-Salzen v.a. auch für die von uns häufig empfohlene Veränderung des Schlafplatzes, die Montage eines Netzfreischaltgerätes oder aber das Entfernen von Spiegeln. Auch seelische Blockaden werden natürlich nicht immer leicht aufgearbeitet.

Warum kommt es überhaupt zu Reaktionen?

Unser Körper hält das Leben unter allen Umständen und Belastungen so lange aufrecht wie es ihm möglich ist. Die Belastungen verhindern aber eine volle Lebendigkeit, denn es müssen Abstriche von den Lebensmöglichkeiten gemacht werden. Diese Abstriche werden nach einer Rangordnung durchgeführt, die die Aufrechterhaltung des Lebens so lange wie möglich gewährleisten soll. Es werden also z.B. zuerst die Haare, Nägel, Zähne oder Knochen nicht mehr optimal versorgt (Mängel) oder aber Schäden nicht mehr regeneriert. Sie bleiben bestehen, weil der Körper zu wenig Baustoffe oder zu wenig Energie hat, die Probleme anzugehen. **(▶S. 119)**

Wenn dann eine Betriebsstörung im Organismus auftritt, ist sie unserem üblichen Lebenslauf normalerweise „im Weg", und sie wird weggedrückt, verdrängt. So wird ein evtl. auftretender Schmerz häufig sofort mit einem Schmerzmittel unterdrückt, oder auftretendes Fieber unterdrückt. Durch diese Maßnahme erfolgt tatsächlich eine schlagartige, wenn auch scheinbare Heilung – aber zugleich eine Unterdrückung und Verhinderung des Erkennens der wahren Ursachen und zugleich auch eine Verhinderung der Ausscheidung aller Gift- und Krankheitsstoffe. Alle Krankheiten, die nicht ausgeheilt werden, werden in den Körper buchstäblich „hineingedrückt".

Am Anfang ist der Entgiftungsapparat im Körper solchen Belastungen noch gewachsen. Sie kosten aber viel Kraft. Man denke nur an die noch wochenlange Erschöpfung nach der Einnahme von starken Medikamenten. Doch wenn der Entgiftungsapparat erschöpft ist, kann er die Belastungsstoffe nicht mehr ausscheiden. Wenn der Mensch zusätzlich durch einen schlechten Schlafplatz belastet ist, dann ist der Stau von Gift-, Ermüdungs- und Belastungsstoffen noch größer.

Nach einer oder mehreren Nächten auf einem schlechten Platz stellt sich das Gefühl des Immer-müde-Seins ein, bleibt erhalten und wird, je länger die Belastung anhält, immer schlimmer. Auf einem schlechten Schlafplatz kann der Organismus die notwendige Entgiftung und Entschlackung nicht durchführen.

Entgiftung und Entschlackung sind lebensnotwendig!

Diese Stoffe müssen aber aus dem Blut, aus der Lymphe und aus der Gewebsflüssigkeit entfernt werden. Und der einzige Platz, der dann noch offen ist, das sind die Körperzellen. Diese werden also Schicht für Schicht belastet. Die Giftstoffe lagern sich im Innern der Zelle nach und nach ab und verursachen damit eine Schädigung des Abwehrsystems, bis „nichts mehr geht".

Wenn der Körper vollgepumpt ist mit Medikamenten, Krankheits- und Belastungsstoffen, kommt es zu den bekannten Beschwerden wie Medikamentenallergie, Überreaktionen auf schon ganz kleine Mengen von manchen Nahrungsmitteln, Bewegungsunfähigkeit oder im allgemeinen zu chronischem Leiden.

Umschwung wird eingeleitet

Die Einnahme der Mineralstoffe (häufig in Begleitung anderer Maßnahmen) setzt im Körper Prozesse der Entschlackung im Sinne von Heilung in Gang. Alle Stoffe, die entgiftet werden müssen, werden ausgeschieden, die schadhaften Stellen werden „repariert". Natürlich verbrauchen diese Vorgänge auf der körperlichen Ebene viele Mineralstoffe.

- Im Besonderen viel Ferrum phosphoricum Nr. 3, was zu einer leicht erhöhten Temperatur führt;
- viel Natrium chloratum Nr. 8, was den Schnupfen hervorruft
- und v.a. viel Drüsenbetriebsstoff – Kalium chloratum Nr. 4 – was einen schleimigen Husten zur Folge haben kann.

Das ist der erste Teil der Reaktionen, nach denen es einem dann kurze Zeit gut geht.

Alte Schulden müssen eingelöst werden

Dann werden die in den Körperzellen zurück- bzw. aufgestauten Stoffe in Bewegung versetzt. Die Giftstoffe können jetzt abgebaut werden, da sie nun frei beweglich und dem Stoffwechsel des Körpers wieder zugänglich sind. Alte Beschwerden und Belastungen, auch Verletzungen und Krankheiten kommen dabei evtl. noch einmal zum Vorschein.

Unter Umständen entsteht sogar der Eindruck, dass eine alte Krankheit wieder zurückkäme, denn man fühlt sich unter Umständen so krank wie zu der Zeit als man die Krankheit tatsächlich hatte. Symptome der Krankheit oder die Gefühle, die diese begleiteten, plagen einen plötzlich wieder. Allerdings nicht mehr so schlimm wie zur Zeit der Belastung selbst, und sie hören ohne besondere Einflussnahme wieder auf.

Man denke in diesem Zusammenhang etwa an die Probleme, wenn jemand das Rauchen beendet. Mit wie vielen Problemen hat er zuerst zu kämpfen, auch gesundheitlichen, obwohl er für seinen Körper etwas Gutes tut.

Der Abbau tiefer liegender Schichten erfolgt im „Krebsgang". Die jüngsten Schichten kommen zuerst dran und danach immer ältere. Diese Vorgänge können ziemlich lange dauern. Zwischen den Reinigungen tritt immer wieder eine Pause ein, was den Menschen sich ein bisschen erholen lässt. Die Energie „schiebt" und lässt dann wieder locker. Das ist immer wieder zu beobachten und ist auch das Kennzeichen für eine Reaktion.

5 Äußere Anwendung

Merke: Durch die Fülle der Anwendungsmöglichkeiten kann der Fachmann für die jeweiligen Probleme eine individuelle Therapie zusammenstellen. Bei einigen Beschwerden hat es sich bewährt, sofort mit der äußeren Behandlung zu beginnen, oft empfiehlt sich eine Kombination der verschiedenen Möglichkeiten. Es hat sich z.B. gezeigt, dass in akuten Fällen, zusätzlich zur Einnahme, eine äußerliche Behandlung unterstützend wirkt. Bei Säuglingen und Kindern kann manchmal die äußere Anwendung die innere ersetzen. Im Repertorium haben wir jeweils darauf hingewiesen.

5.1 Bäder

Bei entsprechenden Beschwerden sind die dafür notwendigen Mineralstoffe im Badewasser aufzulösen, wobei von jeder Nummer 10 – 20 Tabletten genommen werden. Die zu wählenden Mineralstoffe können entweder dem Anwendungsteil entnommen, oder aufgrund der Beschäftigung mit den einzelnen Mineralstoffen ausgesucht werden.
Wir unterscheiden zwischen dem

- Ganzbad: Zu beachten ist, dass die Badetemperatur unter der Körpertemperatur liegen sollte.
- Fußbad: Gemeint ist dabei das Eintauchen der Füße in die Mineralstofflösung. Es kann jedoch dieses Bad auf den ganzen Unterschenkel ausgedehnt werden.
- Unterarmbad: Es lässt sich sehr leicht in einem Waschbecken durchführen, die Menge der Tabletten ist dementsprechend zu verringern, etwa 5–7 Tabletten je Mineralstoff.
- Sitzbad bei entsprechenden Möglichkeiten (Sitzbadewanne)
- Handbad: Werden nur die Hände in die Mineralstofflösung getaucht, wie zum Beispiel bei Ausschlägen, rissigen oder wunden Händen, genügt es, eine kleine Schüssel zu nehmen.

Im allgemeinen werden für Hand- wie für Fußbäder 5–20 Tabletten in warmem Wasser aufgelöst. Das Bad soll nicht länger als zehn Minuten dauern. Wichtig ist dabei, dass der Raum warm ist und beim Fußbad die Knie mit einer Decke gewärmt werden. Während des Bades öffnet sich der Mensch für Entspannung und Lockerung, weshalb es in einer angenehmen Atmosphäre durchgeführt werden sollte, ohne dass eine ablenkende Beeinflussung von außen geschieht, vor allem sollte das Fernsehgerät abgeschaltet bleiben, auch ist vom Lesen abzuraten. Empfehlenswert ist das Hören entspannender Musik.

Bei solchen Gelegenheiten ist es möglich, sich ganz auf den eigenen Körper mit seinen vielen Signalen und Empfindungen einzulassen. Die Selbstwahrnehmung wird dadurch gefördert.

5.2 Waschungen

Wenn es dem Kranken nicht möglich ist, in die Badewanne zu kommen, oder sich zum Fußbad aufzusetzen, können Waschungen durchgeführt werden. Die benötigten Mineralstoffe werden in einer vorbereiteten Waschschüssel aufgelöst.

- Waschungen des ganzen Körpers, vor allem zur Pflege der Haut bei bettlägrigen, vor allem auch fiebrigen Menschen, wenn die Gefahr des Wundliegens besteht.
- Waschungen bestimmter erkrankter Körperteile
- Waschungen des Kopfes können sehr leicht im Waschbecken durchgeführt werden, wenn es um die Unterstützung der Einnahme geht. Die Mineralstoffe haben einen sehr guten Einfluss auf die Kopfhaut und ihre Probleme sowie auf den Haarwuchs.

5.3 Auflegen von Mineralstoffen

Werden die Mineralstoffe aufgelöst, lassen sie sich wunderbar über die Haut von außen dem Körper zuführen. Bei einem akuten Bedarf ist das direkte Auflegen vorzuziehen, besonders wenn keine Salben zur Verfügung stehen.
Dabei unterscheiden wir zwei Arten:

- Auflegen von Tupfern, Mullbinden oder Tüchern (Wickel), die alleine mit dem wirkstoffhaltigen Wasser getränkt sind.
- Auflegen von aufgelösten Tabletten in Breiform: bei frischen Verletzungen (wenn sie zu groß sind – ärztlich versorgen lassen!)

Der Milchzucker wirkt insofern positiv, als er Wasser entzieht und dadurch eine leicht desinfizierende Wirkung hat. Sollte sich jemand scheuen, den Milchzucker auf Verletzungen aufzutragen, kann er die Lösung allein auflegen.

Merke: Über den aufgelegten Brei eine Frischhaltefolie legen, damit er nicht zu schnell austrocknet und das Wasser als Transportmittel für die Mineralstoffmoleküle erhalten bleibt. Derselbe Vorgang bewährt sich auch beim Auflegen von getränkten Tupfern, Binden und Tüchern.

5.4 Aufsprühen von Mineralstoffen

Eine sehr gute Möglichkeit ergibt sich durch das Aufsprühen von Mineralstoffen. Die Lösung der Mineralstoffe wird in eine Sprühflasche eingefüllt und kann dann so oft wie möglich angewendet werden.

Diese Form der Applikation hat sich vor allem bei offenen Beinen und Brandwunden bewährt. Auch andere Hautverletzungen und schwere Hautkrankheiten wie Neurodermitis kommen hier in Frage. Immer wenn die zu behandelnde Stelle sehr schmerzempfindlich ist, ist das Aufsprühen von Mineralstoffen ideal. Ebenso bei Ulcus cruris und Dekubitus.

Ultraschallvernebler

Diese Form der Anwendung kommt besonders bei Belastungen des Nasen-, Rachen und Lungenraumes zum Einsatz (z.B. mit einem Pari boy).

5.5 Salben

Alle Mineralstoffe gibt es in der Zubereitung als Salben oder Cremegele, welche eine sehr angenehme Anwendung der Mineralstoffe nach Dr. Schüßler ermöglichen.
Bei der Verwendung der Mineralstoffe nach Dr. Schüßler als topische Arzneiform ist v.a. auf die verwendete Salbengrundlage zu achten. Organische Substanzen sind als Salbengrundlage zu bevorzugen.

Die Salben können entweder mehrmals am Tag hauchdünn aufgetragen oder einmassiert werden, ohne Verband, oder auch seltener als messerrückendicker Belag. Dieser wird durch einen entsprechenden Verband abgedeckt und täglich je nach Bedarf erneuert. Diese Form der Applikation (Anwendung) eignet sich besonders gut für die Nacht.

Auf eine gereinigte offene Wunde kann ohne weiteres eine Heilsalbe aufgetragen werden. Der Fettanteil ermöglicht einen elastischen Wundrand und damit ein besseres krustenfreies Heilen.

Bei der Behandlung von akuten Fällen ist die Berücksichtigung der Salbengrundlage von besonderer Bedeutung.

Die Verwendung von Paraffinöl-Beimengungen ist im Falle der Mineralstoffsalben nicht angebracht, da ja die Salben u.U. auch in die Nase eingeführt werden, sodass dann die Gefahr einer Inhalation von Paraffinöl gegeben ist. Dabei können Komplikationen auftreten, wie die Bildung von Fremdkörper-Granulomen in der Lunge oder auch eine Lipid-Pneunomie.

Die Arzneimittelpenetration in das Gewebe hängt davon ab, ob der Arzneistoff von der Salbengrundlage freigesetzt wird. Grundsätzlich gilt, dass polare Arzneistoffe (ionogene Mineralstoffverbindungen – Salze), in hydrophilen Salbengrundlagen eingearbeitet, die beste Freigabe von Arzneistoffen erzielen und sehr tief in die Haut eindringen können.

Für eine Salbenherstellung verwenden wir neben den fetten Anteilen auch Wasser. Mit der Lipidkomponente entsteht eine Wasser-in-Öl-Emulsionssalbe. Auch hier ist die Abgabe des Mineralstoffes gewährleistet, da beim Auftragen der Salbe auf die Haut die Emulsion den wasser- und mineralstoffhaltigen Anteil freigibt. Die Fettkomponente kann die Haut pflegen und besonders bei schuppender, rissiger Haut von Bedeutung sein.

Für fettarme und besonders tiefenwirksame Anwendungen sollte jedoch auf Cremegele zurückgegriffen werden (Schleimhäute, Akne, Rheuma, Gelenke, etc.).

5.6
Gel

Eine hervorragende Möglichkeit, die Mineralstoffe äußerlich an den Körper zu bringen, besteht deshalb in der Möglichkeit, sie in ein Gel einzuarbeiten. Im Unterschied zur Salbe wird dem Mineralstoff beim Gel ein besonders gutes Eindringen in das Hautgewebe ermöglicht, weil es eben zu einem hohen Prozentsatz Wasser enthält und fettfrei ist. In der Adler Pharma werden einige Gelmischungen hergestellt.

5.7
Cremegel

Bei längerer Verwendung eines Gels kann es wünschenswert sein, eine rückfettende Komponente einzuarbeiten, weil die Haut an Geschmeidigkeit verliert. Dabei bleibt die intensive Tiefenwirkung des Gels erhalten, deshalb werden alle Nummern einzeln als Cremegel angeboten. Die Cremegele sind Feuchtigkeit spendend, ermöglichen eine gute Mineralstoffaufnahme, sind angenehm zum Auftragen und ziehen rasch ein.

5.8
Anwendung von Mineralstoffen als Salbe oder Cremegel anhand einiger Beispiele

Salben oder Cremegele haben den Vorteil, dass sie völlig geruchsfrei sind und die Haut nicht reizen. Sie werden gut vertragen, sodass auch sehr empfindliche Haut damit gepflegt und über die Haut die Möglichkeit eröffnet wird, auf einzelne Probleme Zugriff zu bekommen.

Die aufgetragenen Mittel als äußere Anwendung haben den Vorteil, dass die Wirkstoffe ohne Umwege direkt an den Behandlungsort kommen, was bei Einnahme der Mineralstoffe häufig länger dauert. Es gibt auch Menschen, die über die Haut aufnahmefähiger sind als über die Mund- und Rachenschleimhaut, weil diese durch die vielen Überreizungen unter Umständen in ihrer Aufnahmefähigkeit stark beeinträchtigt sind.

Die nachstehend aufgeführten Anwendungen benötigen meistens einen bzw. einige andere Mineralstoffe, die in entsprechenden Kombinationen zur Verfügung stehen. Einige davon sind auf den nächsten Seiten angeführt.

Calcium fluoratum Nr. 1

Narbengewebe, verhärtete Lymphknoten, verhärtete Drüsen, Krampfadern, Hämorrhoiden, Bänderschwäche (Schlottergelenke), Hornhaut, Schrunden, Risse, Nagelverwachsungen, Nagelbetteiterungen.

Calcium phosphoricum Nr. 2

Muskelkrämpfe, Muskelspannungen, Verspannungen im Nacken, Spannungskopfschmerz, bellender Husten vor allem bei Kindern, bei unruhigem Herzschlag auf dem

Brustkorb, bei übermäßiger Schweißbildung, Knochenbrüche, Schmerzen in alten Knochenbrüchen.

Ferrum phosphoricum Nr. 3

Als „Erste Hilfe", bei Verletzung, Prellung, Zerrung, Entzündung, pulsierendem Pochen, Rötung, Hitze (Erwärmung des oberflächlichen Gewebes), Schwellung, Abschürfung, Gelenkentzündung, akuten Schmerzen, Sonnenbrand und Verbrennungen (in Verbindung mit Natrium chloratum Nr. 8).

Kalium chloratum Nr. 4

Husten (zäher, weißlicher Schleim, zieht Fäden), Hautgrieß, Couperose, Besenreiser, Krampfadern, Verklebungen, Abklingen von Entzündungen der Sehnenscheiden in den Gelenken und der Schleimbeutel.

Kalium phosphoricum Nr. 5

Schlecht heilende Wunden und Geschwüre mit üblem Geruch, nekrotische Wundränder, Gewebsquetschungen (in Verbindung mit Natrium chloratum Nr. 8), Folgen von Überanstrengung (Tennisarm, Golfschulter), schwere Erschöpfungen in Muskeln, Überanstrengung des Herzens, Haut- und Nagelpilz, Lähmungen – an verschiedenen Stellen im Körper, aber auch im Gesicht (Empfehlenswert ist in diesem Zusammenhang das Gel, da es sehr schnell in die Tiefe eindringt. Es wird an den entsprechenden Stellen oberflächlich aufgetragen, einen Versuch ist es auf jeden Fall wert.).

Kalium sulfuricum Nr. 6

Bildung der Oberhaut (Schuppen auf der Haut), Hautpflege, chronische Hauterkrankungen (Ekzeme, Neurodermitis, Schuppenflechte), Muskelkater, Druckgefühl im Oberbauch, bräunlich-gelblicher Schleim aus der Nase (Nasengel).

Cave

Bei Auftreten von bräunlich-gelbem Schleim im Bereich der Nase, Ohren, Neben-, Stirn- und Kieferhöhlen nur äußerlich auftragen.

Magnesium phosphoricum Nr. 7

Blitzartige, schießende, rasch die Stelle wechselnde Schmerzen (vor allem bei Koliken: Nieren-, Gallen- oder Blasenstein, Blähungskrämpfe, Menstruationsbeschwerden), Magenkrämpfe, nervöses Hautjucken, „hektische Flecken". Bei beginnender Migräne auf Nacken, Stirn und Schläfen auftragen. Bei Angina pectoris auf dem Brustkorb in der Herzgegend, evtl. bei Durchblutungsstörungen in den Extremitäten mit Calcium phosphoricum Nr. 2.

Natrium chloratum Nr. 8

Nässende Hautausschläge (wenn die Absonderungen brennen und die Haut angreifen), Knorpelprobleme, Sehnen, Bänder, Gicht, Bandscheibenbeschwerden, bei Insektenstichen – Insektengel in Verbindung mit der Calcium phosphoricum Nr. 2 (bei heftigen

Reaktionen zuerst einen Mineralstoffbrei auflegen), bei angeschwollenen bzw. eingetrockneten Schleimhäuten in der Nase – Nasengel.

Natrium phosphoricum Nr. 9

Fette Haut, Akne, Pickel, Abszesse (Schweißdrüsenabszesse), Mitesser, geschwollene Lymphknoten, rheumatische Schwellungen (der kleinen Gelenke vor allem), schlecht heilende Wunden, etc.

Natrium sulfuricum Nr. 10

Geschwollene Hände und Füße infolge Verschlackung, Bläschen (grünlich-gelblicher, wässriger Inhalt), Sonnenallergie, Warzen (in Verbindung mit Kalium chloratum Nr. 4), Erfrierungen, im Bereich der Leber und Galle bei Problemen.

Silicea Nr. 11

Eiterungen – verschlossen (in Verbindung mit Natrium phosphoricum Nr. 9), Falten (v.a. zur Vorbeugung), Bindegewebsschwäche, Bindegewebsrisse (Vorbeugung in der Schwangerschaft), nervöse Zuckungen, Leistenbruch, Nabelbruch, etc.

Calcium sulfuricum Nr. 12

Übersäuerung, Gicht, Rheuma, offene Eiterungen, etc.

5.9 Kombinationen mineralstoffhaltiger Salben oder Cremegele

Üblicherweise werden diese Mittel einzeln gegeben und angewendet. Oft kann jedoch das Problem nicht mit einem einzigen Mittel abgedeckt werden; der Organismus benötigt mehrere, um den Schaden lindern zu können bzw. zu beheben. Im Repertorium haben wir jeweils auf die äußere Anwendung hingewiesen. Die dort angegebenen Kombinationen sind in Anwendung zu bringen. Im Folgenden findet sich eine Auswahl (► **Tab. 5.1**).

► **Tab. 5.1** Eine Auswahl von bewährten Kombinationen als Salben/Cremegel-Mischungen.

Anwendungsbereich	Mineralstoffe (Nr.)
Abszess	3 + 4 + 9 + 12
Akne, Mitesser	3 + 4 + 9
Bindegewebe	1 + 11
Blähungen – Säuglinge	2 + 6 + 7 + 10
Bluterguss	10 + 11 + wenig 4
Ekzem, Hautausschlag, Fußpilz	3 + 5 + 6 + 8 + 10
– bei Juckreiz zusätzlich	7

▼

▲

Anwendungsbereich	Mineralstoffe (Nr.)
Entzündungen	3
Erfrierungen	5 + 9 + viel von 10 + 11
Fieberblasen, Herpes	8 + 10 + 11
Gelenke, Rücken	1 + 2 + 8 + 9 + 11
Gesicht	1 + 6 + 8 + 11
Hautallergie, Juckreiz	6 + 10
Hautgrieß	4
Hautpflege	1 + 4 + 6 + 8 + 9 + 11
– bei trockener rissiger Haut (Schmerzen), zusätzlich	+ 3
Heilung (Wunden)	1 + 3 + 5 + 8 + 11
Husten	2 + 4 + 7 + 8
Insektenstiche	2 + 8
Juckreiz (allgemein)	7
Knorpelgewebe	8
Krampfadern, Besenreiser bei geschwollenen Beinen	1 + 4 + 9 + 11
– zusätzlich	10
Muttermal	5 + 6 + 8 + 10
Nerven, taube Stellen, Kribbeln in den Nerven	5 + 7 + 8 + 9 + 11
Nervenentzündung	3 + 5 + 7 + 11
Narben, Hühneraugen, Verhärtungen	1 + 8 + wenig 5
Prellung, Bänderzerrung	1 + 3 + 5 + 8 + 11
Polyarthritis, chronische Gelenkentzündung	3 + 8 + 9 + 10 + 11 + 12
Rheuma, Gicht	8 + 9 + 10 + 11 + 12
Schrunden (Risse)	1 + 3 + 11
Hornhaut, Überbeine	1 + wenig 5 + 8
Sehnenscheidenentzündung	2 + 3 + 8 + 9
Sonnenallergie	10
Sonnenbrand	3 + 6 + 8
Sonneneinstrahlung*, vorher zur Pflege der Haut	3 + 6 + 8 + 10
Sonneneinstrahlung*, nachher zur Pflege der Haut	1 + 3 + 5 + 6 + 8 + 11
Verbrennungen**	3 + 8
Warzen	4 + 10
Zellulitis, Orangenhaut	1 + 8 + 9 + 10 + 11 + 12

* Die Verwendung eines Gels, wie z.B. das Pre & After Sun der Adler Pharma, ist in diesem Zusammenhang empfehlenswert!

** Bei frischen Verbrennungen ist es empfehlenswert, einen Brei aus je 20 Stück Mineralstofftabletten zu machen und aufzulegen (Die Stückzahl hängt von der Größe der Verletzung ab.).

Mischungen

Es gibt einige fertige Mischungen im Handel, die hohe Akzeptanz finden.

Cremegele

- für Ekzeme
- für Neurodermitis

Salben

- für Husten
- für Neurodermitis

Gele

für Wunden: beschleunigt die Wundheilung[7]

5.10

Weitere Möglichkeiten der äußeren Anwendung

Mineralstoffe nach Dr. Schüßler in Tropfenform

Häufig ergibt sich das Problem, dass Mineralstoffe dringend an Stellen des Körpers, wie zum Beispiel bei den Augen, benötigt würden

Der beste Trägerstoff für Heilmittel jeglicher Art wie auch für Augen-, Ohren- und Nasentropfen ohne Konservierung ist Wasser. Dieses kann aber von den herstellenden Firmen nicht verwendet werden, da es sonst verdirbt. Die Mittel könnten nur sehr kurze Zeit gelagert werden. Wegen der großen Verantwortung der Apotheker für die Gesundheit ihrer Kunden müssten Apotheker die in Wasser hergestellten Tropfen bald vernichten. Die Kosten für solche Tropfen wären viel zu hoch, und man könnte sie nicht verkaufen.

Der Aufwand für die Herstellung spielt keine so große Rolle, wenn die Tropfen selbst hergestellt werden. Es wird dafür destilliertes Wasser gebraucht, das in jeder Apotheke besorgt werden kann oder es wird Wasser abgekocht und damit keimfrei gemacht. Weiters wird noch eine sterile Augentropfflasche (10 ml oder 20 ml) benötigt, damit die Flüssigkeit tropfenweise dosiert werden kann.

Zuerst werden 4 cl (=40 ml) Wasser in ein Glas gegeben, es kann auch etwas mehr sein. Dann wird die angegebene Menge an Mineralstofftabletten darin aufgelöst, ohne umzurühren. Die Wirkstoffe lösen sich im Wasser gut auf. Die Flüssigkeit wird dann vorsichtig in das vorbereitete, ausgekochte Fläschchen geschüttet, ohne dass vom Milchzucker etwas mit hineinkommt, damit die zum Eintropfen verwendete Lösung klar ist. Was an Flüssigkeit zuviel ist, wird mit dem Milchzucker weggeschüttet.

Die Tropfen sind nun fertig und können verwendet werden. Sie sollten jedesmal nach Gebrauch gut verschlossen werden. Trotzdem sollte man sie nicht zu lange verwenden und immer wieder durch neue ersetzen, solange man sie benötigt. Die Tropfen kann man alle zwei Tage neu herstellen, der Aufwand ist nicht groß. Auf jeden Fall ist Sorgfalt und Sauberkeit notwendig.

7 Bezugsquellen der einzelnen Produkte erfahren Sie von Mag. Susana Niedan-Feichtinger (► S. 229)

Cave

Hinweis: Es sollte nicht in frisch operierte Augen eingetropft werden, da die Tropfen nicht vollkommen steril sind!

Augen

▶ **Tab. 5.2** Anwendung der Augentropfen.

	Mineralstoffe (Nr.)	Stückzahl
Entzündungen oder Schmerzen	3	5
Lichtempfindlichkeit	11	5
geplatzte Äderchen	10+11	je 3
Trockenheit, als wenn Sand im Auge wäre	8	5
wenn das Auge brennt, oder die Tränenflüssigkeit	8	5
Ermüdung und Schwächung (Pflege)	3+8+11	je 2
Sehschwäche (nach Krankheit, Überanstrengung)	5+8+10	je 2
Bindehautentzündung	3+4+9+11	je 2
grünlich-gelbe Farbe der Augäpfel	10	5
Flecken und Narben auf der Hornhaut	1+8	je 3
Funken- und Farbensehen	10+11	je 3
grauer Star	4+8+9+11	je 2
grüner Star	4+5+7+8+10+11	je 1

Cave

Anmerkung zur Star-Erkrankung: Einen Versuch ist es auf jeden Fall wert, es sollten aber auf keinen Fall die vom Arzt verschriebenen Medikamente weggelassen werden!

Nase

▶ **Tab. 5.3** Anwendung der Nasentropfen.

	Mineralstoffe (Nr.)	Stückzahl
Schnupfen, wässrig, durchsichtig (wenn es rinnt)	8	5
Geruchsverlust	8	5
gelbschleimige Absonderungen	6	5
dicke, gelbeitrige Absonderungen	9+11+12	je 2
geschwollene Schleimhäute (wenn man schlecht Luft bekommt)	8	5

▼

	Mineralstoffe (Nr.)	Stückzahl
stinkende, wundmachende Absonderungen	5+8	je 3
eintrocknende Schleimhäute	8	5
bei Schnupfen mit Entzündung der Nase	3+8	je 3

Ohren

▶ **Tab. 5.4** Anwendung der Ohrentropfen.

	Mineralstoffe (Nr.)	Stückzahl
Schmerzen	3	5
Druck im Ohr	10	5
Mittelohrentzündung	3+4+10	je 2
gelbliche Absonderungen	6	5
grünliche Absonderungen	10	5
mit stinkendem dickem Eiter	5+6+9+11	je 2

Cave

Hinweis:Wenn das Trommelfell offen ist, darf auf keinen Fall eingetropft werden.

Mund

▶ **Tab. 5.5** Oral einzunehmende Tropfen.

	Mineralstoffe (Nr.)	Stückzahl
bei Mundfäule	3+5+8	je 3

Tropfen für den Mund kommen nur in Frage, wenn die Mineralstofftabletten nicht mehr gelutscht werden können, wie zum Beispiel bei Mundfäule.

Tropfen für Wunden und Verletzungen

Wenn die Wunden und Verletzungen so schmerzen, dass weder Salben noch aufgelöste Mineralstoffe vertragen werden, können Tropfen oder eine Sprühlösung angefertigt werden.

Merke: Die Tropfen ersetzen nicht die Einnahme der Mineralstoffe. Auf diese ist das Hauptaugenmerk zu widmen. Die Tropfen werden bis auf wenige Ausnahmen zusätzlich zur Unterstützung des Heilungsvorganges eingesetzt.

Die Mineralstoffe nach Dr. Schüßler als Zäpfchen

Eine besonders interessante Applikationsform, weil ungewohnt für Mineralstoffe nach Dr. Schüßler, sind Zäpfchen. Hier werden die Mineralstoffe in besonders konzentrierter Form (bis zu 20%) in die Zäpfchenmasse eingearbeitet. Der Schüßler kundige Apotheker kann hier seiner Kreativität freien Lauf lassen.

Besonders gut wirksam sind Zäpfchen bei Entzündungen des Dickdarms (Nr. 3, 6 und 10) und als Hämorrhoidalzäpfchen, bei innenliegenden, schmerzenden Hämorrhoiden (Nr. 1, 3, 4, 9 und 11).

Eine weitere Indikation für Zäpfchen ist angezeigt in der Frauenheilkunde (**►Tab. 5.6**), z.B. bei trockenen Vaginalschleimhäuten (Nr. 3, 5 und am meisten von Nr. 8).

► **Tab. 5.6** Als Zäpfchen in der Frauenheilkunde.

Anwendung bei	Mineralstoffe (Nr.)
Entzündungen der Vaginalschleimhaut	3+5+8+12
Schleimhautatrophie	1+3+4+5 und am meisten von 8
Herpes genitalis	3+4+5+8+10+11
Pilzerkrankungen	4+5+6+8+9+12
Fluor genitalis entsprechend der Farbe der Absonderungen	
weißlich	4
gelblich	6
grünlich	10

6 Biochemie nach Dr. Schüßler und Nährstoffe

Es hat sich aus der Erfahrung der letzten Jahre vermehrt gezeigt, dass die Schüßler-Salze in bestimmten Fällen, nämlich bei schwereren oder chronischen Mängeln in ihrer Wirkung sehr gut unterstützt werden, wenn bestimmte Nährstoffe gleichzeitig eingenommen werden.

Die nachfolgende Überlegung führt die Wirkungsweise zusammen und verdeutlicht so den ergänzenden Gedanken.

In der Biochemie nach Dr. Schüßler unterscheiden wir zwischen Funktionsmitteln und Baustoffen. Wir kennen diese Definition aus den oft zitierten Schriften Dr. Schüßlers.

Die Mineralstoffe sind also einerseits Körpersubstanz aufbauend, hier in relativ großer Menge, wie zum Beispiel beim Kalzium als Baustoff des Knochens. Daneben gibt es aber auch fein verteilte Kalziumionen, die in den Zellen den Stoffwechsel steuern. Die Betrachtung dieser beiden Ebenen von Mineralstoffen ist sehr wichtig, denn im Körper gibt es für jeden Mineralstoff ein bestimmtes physiologisches Verhältnis zwischen Intrazellulär- und Extrazellulärkonzentration.

Dieses Verhältnis wird vom Organismus immer wieder ausgeglichen und über das Stoffwechselgeschehen relativ konstant gehalten. In unserer modernen biochemischen Schüßler-Sprache hat sich der Begriff für Makro-Mineralien als Baustoffe, oder extrazelluläre Mineralstoffe und Mikro-Mineralien als Funktionsstoffe, oder intrazelluläre Mineralstoffe relativ rasch eingebürgert.

Dieses Modell hilft uns die Wirkung und die biochemischen Zusammenhänge der potenzierten und dadurch hoch verdünnten Mineralstoffe zu verstehen und anzuwenden. Der fein verteilte Bereich der intrazellulär vorkommenden Bestände der Mineralien und Spurenelemente ist das „Schüßler Thema" und soll über die Schüßler Mineralstoffe aufgefüllt werden.

Natürlich dürfen auf Substanz aufbauende Mineralstoffe, wie z.B. Kalzium, Kalium, Magnesium, Natrium und Kieselerde, die wir als Makro-Ebene bezeichnen, nicht vergessen werden. Das Modell vom Mikro- und Makrobereich hat sehr viel für sich und ist durch Erfahrung gewachsen.

Werden nun die Schüßler-Salze nicht nur mit hoch dosierten Mineralstoffen, sondern mit verschiedenen Nährstoffen kombiniert, dann entsteht eine das Mikro/Makro-Mineralien-Modell übersteigende Synergie beider Therapieansätze. Auch aus den orthomolekularen Beratungen kommen die Hinweise vermehrt, dass eine Kombination mit den Schüßler-Salzen die Wirkung der Nährstoffe unterstützt.

Jeder Schüßler-Mineralstoff erfüllt vielerlei Aufgaben in unserem Körper, das heißt, er hat wichtige ganzkörperliche Funktionen, was in der entsprechenden Charakteristik jeweils beschrieben wird. Für die verschiedenen spezifischen Wirkungsbereiche der Mineralstoffe nach Dr. Schüßler brauchen wir jeweils bestimmte Nährstoffe, um die erwünschte synergistische Wirkung zu erzielen.

Auf diese Weise entsteht zu jedem Mineralstoff passend eine jeweils abgerundete, aufeinander abgestimmte Kombination von Nährstoffen. Ein Schüßler-Mineralstoff mit den entsprechenden Nährstoffen kombiniert, führt zu einer wechselseitigen, einander unterstützenden, synergistischen Wirkung.

Diese Nährstoffkombinationen wurden in den zwölf verschiedenen Zusammenstellungen der Adler Ortho Kapseln verwirklicht und sind auf jeweils ein Schüßler-Salz der gleichen Nummer abgestimmt worden.

Es sind dies bis jetzt die einzigen Nährstoffkombinationen, die analog zum Anwendungsbereich der Schüßler-Salze hergestellt wurden, weshalb sie gesondert angeführt werden.

Eine Übersicht und nähere Hinweise zur Adler Ortho Serie finden Sie im Anhang (► S. 232).

7 Kontraindikationen

Cave

Kontraindikationen sind keine bekannt, jedoch ist es unbedingt notwendig, auf mögliche Reaktionen hinzuweisen!

Immer wieder kommt es vor, dass Hilfesuchende mit der Einnahme der Mineralstoffe nach Dr. Schüßler aufhören, weil der Organismus mit den zur Verfügung gestellten Betriebsstoffen zu arbeiten beginnt. Diese Vorgänge sind unter Umständen mit Schmerzen und äußerst intensiven „Erinnerungen" an alte Krankheiten verbunden. Der Wiederherstellungsvorgang geht von den jüngsten Belastungen bzw. Krankheiten aus und schreitet in immer ältere voran. Dieser Vorgang, der ja sehr bekannt ist, wird als „Krebsgang" der Heilung beschrieben (► S. 105).

Als Therapeut ist Ihnen die Problematik der Tablettierungsstoffe bekannt. Das vielfach verwendete Magnesiumstearat bereitet manchen Patienten Probleme. Weizenstärke als Sprengmittel kann Allergien auslösen. Das ist bei Allergien und v.a. bei Zöliakie unbedingt zu berücksichtigen. Über schonend hergestellte Mineralstoffe nach Dr. Schüßler können Sie bei den Autoren Auskunft erhalten.

8 Indikationen

Die im Buch angegebenen Dosierungstabellen sind Erfahrungswerte, die sich in jeweils Hunderten von Fällen bewährt haben. Besonders sensible Menschen und Kinder sollten mit ungefähr der Hälfte der angegebenen Menge beginnen und die Menge nur steigern, wenn der gewünschte Erfolg nicht eintritt.

Ältere und besonders belastete Menschen beginnen mit einer sehr geringen Anfangsdosierung von einem Drittel oder Viertel der angegebenen Menge und steigern diese, bis die gewünschte Wirkung erreicht ist.

Aber auch nach oben sind kaum Grenzen gesetzt. Wenn jemand mehr einnehmen möchte als angegeben, weil er das Verlangen hat, so sollte er diesem nachgehen und -geben (▶ Hinweise S. 215).

Cave

Hinweise zur Benutzung: *markiert das Hauptmittel. Die Anzahl der Hauptmittel wurde jeweils auf höchstens zwei Mineralstoffe beschränkt. Bei immer wieder vorkommenden Symptomen bzw. Anwendungen haben wir Tabellen als Einnahmeempfehlung eingefügt, die Ihnen sicher die Arbeit erleichtern werden. Die Dosierung bezieht sich auf die empfohlene tägliche Einnahmemenge.
Aus Platzgründen mussten wir uns in diesem Buch auf die reine Behandlung mit Schüßler-Salzen beschränken. Umfangreiche Querverweise zur parallelen – und sehr zu empfehlenden – Behandlung mit Homöopathie, Bachblüten und andere Naturheilverfahren haben wir jedoch in das „Handbuch der Biochemie nach Dr. Schüßler“ eingefügt.
Da sich dieses Buch an Therapeuten richtet, haben Sie das Wissen, wann ein Arzt hinzuzuziehen ist, bzw. wann die Behandlung nur ergänzend zu anderen Therapiemaßnahmen durchzuführen ist. Deshalb haben wir auf nähere Warnhinweise verzichtet und an den meisten Stellen lediglich den Begriff „Arzt“ hervorgehoben.

Abführmittel – Folge von vermehrtem Gebrauch

Nr. 1 Calcium fluoratum, Nr. 5 Kalium phosphoricum, *Nr. 7 Magnesium phosphoricum, Nr. 8 Natrium chloratum, Nr. 10 Natrium sulfuricum

Ablehnung von ▶ Verlangen nach

Abmagerung

Cave

Mit Erkrankungserscheinungen: Arzt!

allgemein – ohne Erkrankungserscheinungen *Nr. 2 Calcium phosphoricum, Nr. 5 Kalium phosphoricum, Nr. 8 Natrium chloratum, Nr. 11 Silicea und Nr. 18 Calcium sulfuratum (zusätzlich Nr. 9 Natrium phosphoricum bei längerer Einnahme).
bei Durchfall, siehe auch ▸ Durchfall *Nr. 5 Kalium phosphoricum, Nr. 8 Natrium chloratum, Nr. 20 Kalium aluminium sulfuricum ◆ *Flüssigkeitsverlust!*

Abortus

Vorbeugung, Verhütung Nr. 1 Calcium fluoratum, Nr. 2 Calcium phosphoricum, Nr. 3 Ferrum phosphoricum, Nr. 5 Kalium phosphoricum, Nr. 8 Natrium chloratum, Nr. 11 Silicea, Adler Ortho Nr. 5 (zusätzlich Nr. 9 Natrium phosphoricum bei längerer Einnahme)
Zur Genesung danach Nr. 2 Calcium phosphoricum, Nr. 3 Ferrum phosphoricum, Nr. 5 Kalium phosphoricum, Nr. 8 Natrium chloratum, Adler Ortho Nr. 5

Abschuppung

▸ Haare
auf der Haut Nr. 1 Calcium fluoratum, Nr. 6 Kalium sulfuricum, Nr. 10 Natrium sulfuricum
▸ Haut
auf dem Kopf Nr. 1 Calcium fluoratum, Nr. 8 Natrium chloratum

Absonderungen – Schleim, Sekret

bräunlich-gelb, ocker Nr. 6 Kalium sulfuricum
eitrig Nr. 9 Natrium phosphoricum, Nr. 11 Silicea, Nr. 12 Calcium sulfuricum
glasklar, durchsichtig, wässrig Nr. 8 Natrium chloratum
grünlich-gelblich Nr. 10 Natrium sulfuricum
mit grauem Hauch Nr. 5 Kalium phosphoricum
Hornhaut Nr. 1 Calcium fluoratum
weißlich Nr. 4 Kalium chloratum

Abszess

allgemein

▸ **Tab. 8.1** Einnahmeempfehlung bei Abszess.

Mineralstoff		Stück/Tag
Nr. 3	Ferrum phosphoricum	10–20
Nr. 4	Kalium chloratum	10
Nr. 9	Natrium phosphoricum	20
Nr. 10	Natrium sulfuricum	10
Nr. 11	Silicea	7
Nr. 12	Calcium sulfuricum	10
Nr. 21	Zincum chloratum	10

Zu Beginn der äußeren Versorgung sollten die Mineralstoffe als Brei aufgelegt werden, später als Cremegelmischung.

Eiterbeule – allgemein – reifer Abszess Nr. 9 Natrium phosphoricum, Nr. 11 Silicea, Nr. 12 Calcium sulfuricum

pochend, schmerzend Nr. 3 Ferrum phosphoricum

Abwehrkräfte

zur Stärkung

▶ **Tab. 8.2** Einnahmeempfehlung zur allgemeinen Abwehrstärkung.

Mineralstoff		Stück/Tag
Nr. 3	Ferrum phosphoricum	10
Nr. 5	Kalium phosphoricum	10
Nr. 6	Kalium sulfuricum	7
Nr. 8	Natrium chloratum	10
Nr. 9	Natrium phosphoricum	10–20
Nr. 10	Natrium sulfuricum (bei längerer Einnahme)	10
Nr. 21	Zincum chloratum	10
Nr. 26	Selenium	7

After

Afterekzem Nr. 3 Ferrum phosphoricum, Nr. 4 Kalium chloratum, *Nr. 6 Kalium sulfuricum, Nr. 8 Natrium chloratum, *Nr. 10 Natrium sulfuricum

Afterjucken Nr. 6 Kalium sulfuricum, Nr. 7 Magnesium phosphoricum, *Nr. 10 Natrium sulfuricum

Einrisse, Fissuren, Schrunden *Nr. 1 Calcium fluoratum, Nr. 3 Ferrum phosphoricum, Nr. 11 Silicea ◆ *Diese Mineralstoffkombination ist in der Anwendung als Salbe oder als Cremegel besonders zu empfehlen.*

▶ **Hämorrhoiden**

Akne

Acne rosacea Nr. 3 Ferrum phosphoricum, Nr. 4 Kalium chloratum, Nr. 6 Kalium sulfuricum, Nr. 9 Natrium phosphoricum, *Nr. 10 Natrium sulfuricum, *Nr. 12 Calcium sulfuricum, Nr. 24 Arsenum iodatum

Acne vulgaris

▶ **Tab. 8.3** Einnahmeempfehlung bei Acne vulgaris.

Mineralstoff		Stück/Tag
Nr. 3	Ferrum phosphoricum	5
Nr. 4	Kalium chloratum	7
Nr. 9	Natrium phosphoricum	10–20
Nr. 11	Silicea	3

Die Mineralstoffkombination ist in der Anwendung als Cremegel besonders zu empfehlen.

Akneknötchen – Hautfinne Nr. 3 Ferrum phosphoricum, Nr. 4 Kalium chloratum, *Nr. 9 Natrium phosphoricum
als Folge der Pilleneinnahme Nr. 2 Calcium phosphoricum, Nr. 8 Natrium chloratum, Nr. 9 Natrium phosphoricum, *Nr. 10 Natrium sulfuricum
Pubertät *Nr. 3 Ferrum phosphoricum, Nr. 4 Kalium chloratum, *Nr. 9 Natrium phosphoricum, Nr. 11 Silicea, Nr. 12 Calcium sulfuricum, Nr. 24 Arsenum iodatum, Nr. 14 Kalium bromatum (wenn am ganzen Körper auftretend) ◆ *Die Mineralstoffkombination ist in der Anwendung als Cremegel besonders zu empfehlen.*

Allergien

allergisch auf Tiere *Nr. 2 Calcium phosphoricum, Nr. 3 Ferrum phosphoricum, Nr. 6 Kalium sulfuricum, *Nr. 8 Natrium chloratum, Nr. 10 Natrium sulfuricum ◆ *Vorbedingung einer erfolgreichen Behandlung ist die Kontrolle des Schlafplatzes. Ursachen aus anderen Ebenen, wie z.B. der charakterlichen, sind auch in Betracht zu ziehen.*
allgemein – bei jeder Allergie, auch bei Heuschnupfen

▶ **Tab. 8.4** Allergie- und Heuschnupfenmischung.

Mineralstoff		Spezieller Bedarf	Stück/Tag
Nr. 2	Calcium phosphoricum	Verringerung der Eiweißbelastung	10
Nr. 3	Ferrum phosphoricum	Unterstützung des Organismus bei den extremen Anforderungen an den Stoffwechsel	10
Nr. 4	Kalium chloratum	Unterstützung des angespannten Betriebs der Drüsen, Entlastung der Bronchien	10
Nr. 6	Kalium sulfuricum	Versorgung der Zellen mit dem dringend benötigten Sauerstoff und Abbau der Ablagerungen aus den Zellen	7
Nr. 8	Natrium chloratum	Entgiftung, Entlastung der rinnenden Nase und Augen	20
Nr. 10	Natrium sulfuricum	Hilfe beim Ausscheiden der Schlacken und Reduktion der Augenschwellung	7
Nr. 24	Arsenum iodatum	Reduktion der Allergiebereitschaft des Körpers	5

Eine vorübergehende Eiweißkarenz ist unbedingt zu empfehlen, da dadurch die Leber entlastet wird und Kapazitäten für die Allergene frei werden.

▶ **Heuschnupfen**
Konservierungsmittelallergie Nr. 2 Calcium phosphoricum, Nr. 4 Kalium chloratum, Nr. 8 Natrium chloratum, *Nr. 10 Natrium sulfuricum
Nahrungsmittelallergie Nr. 4 Kalium chloratum, Nr. 6 Kalium sulfuricum, *Nr. 8 Natrium chloratum, Nr. 10 Natrium sulfuricum
▶ **Sonnenallergie**

Waschmittelallergie Nr. 3 Ferrum phosphoricum, Nr. 4 Kalium chloratum, Nr. 6 Kalium sulfuricum, *Nr. 8 Natrium chloratum, Nr. 10 Natrium sulfuricum

Altersdiabetes

▶ **Diabetes**

Amalgambelastung

zur Ausleitung Nr. 4 Kalium chloratum, Nr. 6 Kalium sulfuricum, Nr. 8 Natrium chloratum, *Nr. 10 Natrium sulfuricum, Nr. 18 Calcium sulfuratum, Nr. 21 Zincum chloratum, (evtl. Hepaxen Ausleitungspulver)

Anämie, Blutarmut

allgemein

▶ **Tab. 8.5** Einnahmeempfehlung bei Anämie.

Mineralstoff		Stück/Tag
Nr. 2	Calcium phosphoricum	20
Nr. 3	Ferrum phosphoricum	15
Nr. 5	Kalium phosphoricum	10
Nr. 8	Natrium chloratum	20
Nr. 17	Manganum sulfuricum	7
Nr. 19	Cuprum arsenicosum	10
Nr. 27	Kalium bichromicum	7

Blutarmut bei Kindern *Nr. 2 Calcium phosphoricum, Nr. 3 Ferrum phosphoricum, Nr. 8 Natrium chloratum, Nr. 11 Silicea ◆ *Sie wird durch ungünstige Einflüsse bei den Kindern begünstigt. Deshalb sollten die Lebensbedingungen für die Kinder optimal gestaltet werden. Für die Kinder ist „nichts gut genug!“*

Angina – Halsentzündung

allgemein und zur Vorbeugung *Nr. 3 Ferrum phosphoricum, Nr. 4 Kalium chloratum, Nr. 12 Calcium sulfuricum
Auswurf hellgelb bis bräunlich-gelb – schleimig Nr. 6 Kalium sulfuricum
bei akuter eitriger Angina

▶ **Tab. 8.6** Einnahmeempfehlung bei akuter eitriger Angina.

Mineralstoff		Stück/Tag
Nr. 3	Ferrum phosphoricum	10
Nr. 4	Kalium chloratum	7
Nr. 5	Kalium phosphoricum	7
Nr. 9	Natrium phosphoricum	10

▼

▲

Mineralstoff		Stück/Tag
Nr. 11	Silicea	10
Nr. 12	Calcium sulfuricum	20

im Hals oder auf den Mandeln ist Eiter zu sehen Nr. 9 Natrium phosphoricum, Nr. 11 Silicea, *Nr. 12 Calcium sulfuricum
mit geröteten Mandeln *Nr. 3 Ferrum phosphoricum, Nr. 9 Natrium phosphoricum
mit starkem, übel riechendem Mundgeruch Nr. 5 Kalium phosphoricum
mit weißgrauem Belag – nicht schleimig *Nr. 4 Kalium chloratum, Nr. 5 Kalium phosphoricum

Angiom – Aneurysma spongiosum

Nr. 1 Calcium fluoratum

Angst

vor der Enge Nr. 2 Calcium phosphoricum, Nr. 6 Kalium sulfuricum (+ Nr. 10 Natrium sulfuricum bei längerer Einnahme)
Lampenfieber Nr. 7 Magnesium phosphoricum
fehlender Mut Nr. 5 Kalium phosphoricum
überreizte Nerven Nr. 5 Kalium phosphoricum, Nr. 8 Natrium chloratum, Nr. 9 Natrium phosphoricum, Nr. 11 Silicea, *Nr. 14 Kalium bromatum
innere Unruhe Nr. 7 Magnesium phosphoricum, *Nr. 14 Kalium bromatum

Angstzustände der Kinder

Nr. 1 Calcium fluoratum, *Nr. 2 Calcium phosphoricum, Nr. 4 Kalium chloratum, *Nr. 5 Kalium phosphoricum, Nr. 7 Magnesium phosphoricum, Nr. 9 Natrium phosphoricum, Nr. 11 Silicea, Adler Ortho Nr. 5

Anorexia nervosa

▸ **Magersucht**

Anschwellung

der Gelenke, nach Druck bleibt eine Vertiefung ▸ **Gelenkschwellung**
wenn nach schmerzhaftem Druck keine Vertiefung bleibt – rheumatisch ▸ **Rheuma**

Antibabypille

als Begleitung zur hormonellen Belastung Nr. 1 Calcium fluoratum, Nr. 2 Calcium phosphoricum, Nr. 4 Kalium chloratum, Nr. 9 Natrium phosphoricum, *Nr. 10 Natrium sulfuricum, Nr. 11 Silicea, Nr. 13 Kalium arsenicosum, Nr. 15 Kalium iodatum, Nr. 21 Zincum chloratum, Nr. 25 Aurum chloratum natronatum

Antibiotika

zum Aufbau nach einer Antibiotikakur, Missbrauch von Antibiotika *Nr. 3 Ferrum phosphoricum, Nr. 4 Kalium chloratum, Nr. 8 Natrium chloratum, Nr. 9 Natrium phosphoricum, *Nr. 10 Natrium sulfuricum

Antioxidantienmischung

Nr. 3 Ferrum phosphoricum, Nr. 6 Kalium sulfuricum, Nr. 10 Natrium sulfuricum, Nr. 17 Manganum sulfuricum, Nr. 19 Cuprum arsenicosum, Nr. 21 Zincum chloratum, Nr. 26 Selenium

Aphthen – Stomatitis aphthosa

allgemein – grauweiß oder weiß Nr. 3 Ferrum phosphoricum, Nr. 4 Kalium chloratum (Nr. 5 Kalium phosphoricum), *Nr. 12 Calcium sulfuricum (+ Nr. 9 Natrium phosphoricum u. Nr. 10 Natrium sulfuricum bei längerer Anwendung)
Aphthenwasser – austretende Gewebsschlacke – meist farblos bis leicht grünlich – juckend Nr. 2 Calcium phosphoricum, Nr. 4 Kalium chloratum, Nr. 6 Kalium sulfuricum, Nr. 8 Natrium chloratum, Nr. 9 Natrium phosphoricum, *Nr. 10 Natrium sulfuricum, Nr. 12 Calcium sulfuricum
brennend, stechend Nr. 3 Ferrum phosphoricum
mit hellrotem Rand, leicht blutend Nr. 5 Kalium phosphoricum

Appetitlosigkeit bei Kindern

mangelnde Esslust, Appetitlosigkeit

► **Tab. 8.7** Einnahmeempfehlung bei Appetitverlust.

Mineralstoff		Stück/Tag
Nr. 2	Calcium phosphoricum	10
Nr. 3	Ferrum phosphoricum	7
Nr. 5	Kalium phosphoricum	7
Nr. 6	Kalium sulfuricum	7
Nr. 8	Natrium chloratum	7
Nr. 9	Natrium phosphoricum	7 (nach dem Essen)
Nr. 22	Calcium carbonicum	5
+ Nr. 10	Natrium sulfuricum (bei längerer Anwendung)	**10**

Arteriosklerose

zur Behandlung Nr. 1 Calcium fluoratum, *Nr. 9 Natrium phosphoricum, Nr. 11 Silicea, Nr. 17 Manganum sulfuricum, Nr. 26 Selenium, Nr. 27 Kalium bichromicum

Arthritis

allgemein Nr. 1 Calcium fluoratum, *Nr. 3 Ferrum phosphoricum, Nr. 4 Kalium chloratum, Nr. 8 Natrium chloratum, Nr. 9 Natrium phosphoricum, Nr. 12 Calcium sulfuricum,

Nr. 17 Manganum sulfuricum ◆ *Die Mineralstoffkombination ist in der Anwendung als Salbe oder Cremegel besonders zu empfehlen.*

Arthrose

Gelenkdeformation, Kreuzarthrose, Arthrose im Kiefergelenk Nr. 1 Calcium fluoratum, Nr. 2 Calcium phosphoricum, Nr. 8 Natrium chloratum, *Nr. 9 Natrium phosphoricum, Nr. 11 Silicea, Nr. 16 Lithium chloratum ◆ *Die Mineralstoffkombination ist in der Anwendung als Salbe oder Cremegel besonders zu empfehlen.*

Asthma

allergisches *Nr. 3 Ferrum phosphoricum, Nr. 4 Kalium chloratum, Nr. 5 Kalium phosphoricum, Nr. 6 Kalium sulfuricum, *Nr. 8 Natrium chloratum, Nr. 10 Natrium sulfuricum

allgemein – grundsätzlich für alle Formen Die Hauptmittel hierbei sind: *Nr. 6 Kalium sulfuricum, *Nr. 10 Natrium sulfuricum

► **Tab. 8.8** Einnahmeempfehlung bei Asthma.

Mineralstoff		Stück/Tag
Nr. 2	Calcium phosphoricum	7
Nr. 3	Ferrum phosphoricum	7
Nr. 4	Kalium chloratum	7
Nr. 6	Kalium sulfuricum	20–30
Nr. 7	Magnesium phosphoricum	3 × „Heiße Sieben“
Nr. 10	Natrium sulfuricum	10

Die Mineralstoffkombination ist in der Anwendung als Cremegel besonders zu empfehlen.

bei Kindern Nr. 2 Calcium phosphoricum, Nr. 11 Silicea, *Nr. 22 Calcium carbonicum

Aufstoßen, sauer

Nr. 7 Magnesium phosphoricum, Nr. 8 Natrium chloratum, *Nr. 9 Natrium phosphoricum

Augen

Absonderungen: rahmartig, honiggelb, verklebt Nr. 9 Natrium phosphoricum

Ausfluss gelblich Nr. 6 Kalium sulfuricum

Bewegungsschmerz Nr. 3 Ferrum phosphoricum

Bindehautentzündung – Konjunktivitis *Nr. 3 Ferrum phosphoricum, Nr. 6 Kalium sulfuricum, Nr. 8 Natrium chloratum, *Nr. 9 Natrium phosphoricum, Nr. 11 Silicea, Nr. 12 Calcium sulfuricum

Entzündung bei Neugeborenen Nr. 3 Ferrum phosphoricum Sondert sich wenig Eiter ab: Nr. 9 Natrium phosphoricum **Nr. 3 Ferrum phosphoricum (alle 10 Minuten eine Tablette) und Nr. 9 Natrium phosphoricum (stündlich eine Tablette).*

Merke: Säuglingen werden die Mineralstoffe mit einem Löffel verabreicht, auf dem in einigen Tropfen Wasser je 1 Tablette des gewünschten Mineralstoffes aufgelöst wird und mit dem Schnuller, dem Finger oder dem Löffel eingegeben wird. Die Mineralstoffe können auch aufgelöst und mit der Trinkflasche gegeben werden.

Entzündung nach Fiebererkrankung *Nr. 3 Ferrum phosphoricum, Nr. 5 Kalium phosphoricum, Nr. 8 Natrium chloratum
Lichtempfindlichkeit Nr. 9 Natrium phosphoricum, *Nr. 11 Silicea
Lidrandentzündung Nr. 3 Ferrum phosphoricum, Nr. 8 Natrium chloratum
„Mückensehen“ Nicht nur Punkte, sondern Verunreinigungen im Auge, die wie Mückenbeine aussehen. Nr. 8 Natrium chloratum, *Nr. 10 Natrium sulfuricum
Schmerz beim Vorbeugen des Kopfes Nr. 9 Natrium phosphoricum, *Nr. 10 Natrium sulfuricum
Schmerzen bei Fieber Nr. 3 Ferrum phosphoricum
tränend – auch im Freien Nr. 8 Natrium chloratum
trocken wie Sand, trockene Augen

► **Tab. 8.9** Einnahmeempfehlung bei trockenen Augen.

Mineralstoff		Stück/Tag
Nr. 3	Ferrum phosphoricum	7
Nr. 8	Natrium chloratum	20–30
Nr. 11	Silicea	5
+ Nr. 9	Natrium phosphoricum (bei längerer Anwendung)	10

Überanstrengung

► **Tab. 8.10** Einnahmeempfehlung bei Überanstrengung der Augen.

Mineralstoff		Stück/Tag
Nr. 1	Calcium fluoratum	5
Nr. 3	Ferrum phosphoricum	7
Nr. 5	Kalium phosphoricum	7
Nr. 8	Natrium chloratum	10
Nr. 11	Silicea	7
+ Nr. 9	Natrium phosphoricum (bei längerer Anwendung)	10

Augenlid

gerötete Augenlider* Nr. 3 Ferrum phosphoricum, Nr. 4 Kalium chloratum, Nr. 8 Natrium chloratum
geschwollene Augenlider Nr. 10 Natrium sulfuricum
Boxerauge, Brillenhämatom Nr. 11 Silicea

Entzündung, Lidrandentzündung *Nr. 3 Ferrum phosphoricum, Nr. 4 Kalium chloratum, Nr. 8 Natrium chloratum, Nr. 9 Natrium phosphoricum, Nr. 11 Silicea, Nr. 17 Manganum sulfuricum ◆ *Die Mineralstoffkombination ist in der Anwendung als Cremegel besonders zu empfehlen.*
Verschluss, verklebt Nr. 4 Kalium chloratum, Nr. 5 Kalium phosphoricum, Nr. 8 Natrium chloratum, Nr. 12 Calcium sulfuricum
Zuckungen der Lider Nr. 11 Silicea, auch als Salbe oder Cremegel

Ausfluss

► **Fluor genitalis**
glasklar, farblos Nr. 8 Natrium chloratum
grünlich Nr. 10 Natrium sulfuricum
milchig-weiß Nr. 4 Kalium chloratum
ocker Nr. 6 Kalium sulfuricum

Ausleitung

allgemein

► **Tab. 8.11** Einnahmeempfehlung zur Ausleitung.

Mineralstoff		Stück/Tag
Nr. 4	Kalium chloratum	10
Nr. 6	Kalium sulfuricum	15
Nr. 8	Natrium chloratum	15
Nr. 10	Natrium sulfuricum	20
Nr. 18	Calcium sulfuratum	10–20
Nr. 19	Cuprum arsenicosum	7–10
Nr. 21	Zincum chloratum	7–10
Nr. 23	Natrium bicarbonicum	7

Ausschlag

► **Haut**

Auswurf

► **Absonderungen**

Autofahrer

Übermüdung ► **Müdigkeit**

Bänder

allgemein – auch Gebärmutterbänder Nr. 1 Calcium fluoratum, Nr. 11 Silicea, (+ Nr. 9 Natrium phosphoricum bei längerer Einnahme)
Bänderschwäche Nr. 1 Calcium fluoratum

schmerzend Nr. 1 Calcium fluoratum, *Nr. 3 Ferrum phosphoricum, Nr. 9 Natrium phosphoricum, Nr. 11 Silicea ◆ *Die Mineralstoffkombination ist in der Anwendung als Cremegelmischung besonders zu empfehlen.*

Bandscheiben

Regeneration Nr. 1 Calcium fluoratum, Nr. 5 Kalium phosphoricum, *Nr. 8 Natrium chloratum, Nr. 11 Silicea (+ Nr. 9 Natrium phosphoricum bei längerer Einnahme) ◆ *Die Mineralstoffkombination ist in der Anwendung als Cremegel besonders zu empfehlen.*
▸ **Rückenschmerzen**
Schäden Nr. 1 Calcium fluoratum, *Nr. 8 Natrium chloratum, Nr. 11 Silicea (+ Nr. 9 Natrium phosphoricum bei längerer Anwendung) ◆ *Die Mineralstoffkombination ist in der Anwendung als Cremegel besonders zu empfehlen. Einstellung zum Leben ändern.*
Schmerzen Nr. 1 Calcium fluoratum, *Nr. 2 Calcium phosphoricum, Nr. 3 Ferrum phosphoricum, *Nr. 7 Magnesium phosphoricum, Nr. 8 Natrium chloratum, Nr. 11 Silicea (+ Nr. 9 Natrium phosphoricum bei längerer Anwendung) ◆ *Die Mineralstoffkombination ist in der Anwendung als Cremegel besonders zu empfehlen.*

Bauchschmerzen

allgemein Nr. 1 Calcium fluoratum, Nr. 3 Ferrum phosphoricum, Nr. 4 Kalium chloratum, *Nr. 7 Magnesium phosphoricum, Nr. 9 Natrium phosphoricum, Nr. 10 Natrium sulfuricum ◆ *Die Mineralstoffkombination ist in der Anwendung als Cremegel, aber auch als Wickel zu empfehlen.*
Blähungen

▸ **Tab. 8.12** Einnahmeempfehlung bei schmerzhaften Blähungen.

Mineralstoff		Stück/Tag
Nr. 3	Ferrum phosphoricum	7
Nr. 7	Magnesium phosphoricum	oft „Heiße Sieben“
Nr. 10	Natrium sulfuricum	20
Nr. 20	Kalium aluminium sulfuricum	10
Nr. 23	Natrium bicarbonicum	7

krampfhaft, vor Schmerzen krümmend Nr. 7 Magnesium phosphoricum, unbedingt als „Heiße Sieben“
Seitenstechen *Nr. 7 Magnesium phosphoricum, Nr. 8 Natrium chloratum, Nr. 5 Kalium phosphoricum (bei Energiemangel)
Völlegefühl ▸ **Pankreas** Nr. 6 Kalium sulfuricum

Beine

Geschwollen ▸ **Füße**
Geschwüre ▸ **Ulcus cruris**
Krämpfe ▸ **Wadenkrampf**
Restless legs Nr. 3 Ferrum phosphoricum, Nr. 5 Kalium phosphoricum, Nr. 8 Natrium

chloratum, *Nr. 11 Silicea (bei längerer Anwendung + Nr. 9 Natrium phosphoricum), Nr. 21 Zincum chloratum

Merke: Schlafplatz beachten!

Schweregefühl Nr. 10 Natrium sulfuricum

Besenreiser

allgemein

▶ **Tab. 8.13** Einnahmeempfehlung bei Besenreisern.

Mineralstoff		Stück/Tag
Nr. 1	Calcium fluoratum	7
Nr. 4	Kalium chloratum	7
Nr. 9	Natrium phosphoricum	10
Nr. 11	Silicea	10

Die Mineralstoffkombination ist in der Anwendung als Cremegel besonders zu empfehlen.

Bettnässen

allgemein Nr. 10 Natrium sulfuricum
bei Kindern Nr. 3 Ferrum phosphoricum, Nr. 5 Kalium phosphoricum, Nr. 8 Natrium chloratum, *Nr. 10 Natrium sulfuricum

Beulen – durch Schlag oder Stoß

Nr. 1 Calcium fluoratum, *Nr. 3 Ferrum phosphoricum, Nr. 4 Kalium chloratum, Nr. 5 Kalium phosphoricum, Nr. 8 Natrium chloratum

Bienenstiche

▶ **Insektenstiche**

Bindegewebe – Erschlaffung, Austrocknung

*Nr. 1 Calcium fluoratum, *Nr. 8 Natrium chloratum, Nr. 11 Silicea, (bei längerer Anwendung + Nr. 9 Natrium phosphoricum), Nr. 20 Kalium aluminium sulfuricum, Nr. 21 Zincum chloratum, Adler Ortho Nr. 1+11, Öl mit essentiellen Fettsäuren (kaltgepresst) ◆ *Die Mineralstoffkombination ist in der Anwendung als Cremegelmischung besonders zu empfehlen.*

Bindehautentzündung

▶ **Augen**

Blähungskolik

Unter Umständen verbunden mit Verstopfung, was auf einen besonderen Bedarf von Nr. 20 Kalium aluminium sulfuricum hinweist (▶ **Tab. 8.14**).

▶ **Tab. 8.14** Einnahmeempfehlung bei Blähungskolik

Mineralstoff		Stück/Tag
Nr. 7	Magnesium phosphoricum	alle ½ Stunde die „Heiße Sieben"
Nr. 10	Natrium sulfuricum	7
Nr. 20	Kalium aluminium sulfuricum	10 – 20
Nr. 23	Natrium bicarbonicum	7

der Säuglinge ▶ **Säugling**

Blähungen

▶ **Bauchschmerzen**

Bläschen auf der Haut

▶ **Herpes**

Blase

▶ **Harnblase**

Blasen – Haut

nach Verbrennungen ▶ **Verbrennungen**
nach Wanderungen Nr. 3 Ferrum phosphoricum, Nr. 5 Kalium phosphoricum, *Nr. 8 Natrium chloratum ◆ *Die angegebenen Mineralstoffe sind einzunehmen und als Brei oder als Cremegel anzuwenden.*

Blasensteine

▶ **Nierensteine**

Blässe

Nr. 2 Calcium phosphoricum, Nr. 3 Ferrum phosphoricum

Blaue Flecken

Nr. 3 Ferrum phosphoricum, Nr. 5 Kalium phosphoricum, Nr. 8 Natrium chloratum, Nr. 9 Natrium phosphoricum, *Nr. 11 Silicea ◆ *Die Mineralstoffkombination ist in der Anwendung als Cremegelmischung besonders zu empfehlen.*
▶ **Bluterguss**

Blinddarm – Reizung

Cave

Entzündung – Arzt!

*Nr. 3 Ferrum phosphoricum, Nr. 4 Kalium chloratum, Nr. 5 Kalium phosphoricum, Nr. 7 Magnesium phosphoricum

Blut

bei Anämie, Blutarmut, Blässe der Kinder
zur Blutbildung *Nr. 2 Calcium phosphoricum, Nr. 3 Ferrum phosphoricum, Nr. 8 Natrium chloratum, Nr. 17 Manganum sulfuricum
im Erbrochenen Nr. 3 Ferrum phosphoricum

Blutandrang

zum Kopf Nr. 3 Ferrum phosphoricum, Nr. 7 Magnesium phosphoricum, Nr. 11 Silicea
▸ **Wallungen**

Blutdruck

erhöht Nr. 1 Calcium fluoratum, Nr. 2 Calcium phosphoricum, Nr. 7 Magnesium phosphoricum, *Nr. 8 Natrium chloratum, Nr. 9 Natrium phosphoricum, Nr. 10 Natrium sulfuricum, Nr. 15 Kalium iodatum
niedrig Nr. 5 Kalium phosphoricum, Nr. 7 Magnesium phosphoricum, Nr. 8 Natrium chloratum, *Nr. 9 Natrium phosphoricum

Bluterguss

akut Nr. 3 Ferrum phosphoricum, Nr. 11 Silicea als Brei
allgemein Nr. 1 Calcium fluoratum, Nr. 3 Ferrum phosphoricum,Nr. 9 Natrium phosphoricum, *Nr. 11 Silicea (+Nr. 9 Natrium phosphoricum bei längerer Einnahme)
alt *Nr. 5 Kalium phosphoricum, Nr. 8 Natrium chloratum, Nr. 10 Natrium sulfuricum, Nr. 11 Silicea, *Nr. 12 Calcium sulfuricum
blaue Flecken Nr. 3 Ferrum phosphoricum, Nr. 5 Kalium phosphoricum, Nr. 8 Natrium chloratum, Nr. 9 Natrium phosphoricum, *Nr. 11 Silicea ◆ *Vor allem auch als Cremegelmischung.*

Blutschwamm

Nr. 1 Calcium fluoratum, Nr. 3 Ferrum phosphoricum, Nr. 9 Natrium phosphoricum, Nr. 10 Natrium sulfuricum, Nr. 11 Silicea, *Nr. 12 Calcium sulfuricum ◆ *Die Mineralstoffkombination ist in der Anwendung als Cremegelmischung besonders zu empfehlen.*

Brechdurchfall

Cave

Flüssigkeitsverlust!

Nr. 3 Ferrum phosphoricum, Nr. 5 Kalium phosphoricum, Nr. 8 Natrium chloratum, *Nr. 10 Natrium sulfuricum, Nr. 13 Kalium arsenicosum ◆ *Wenn nichts mehr geschluckt werden kann, vor lauter Ekel, können die Minerllastoffe auch nur in den Mund genommen und dann ausgespuckt werden; eventuell auch Einlauf machen.*

Brechreiz

nach Anstrengung Nr. 5 Kalium phosphoricum
bei Aufregung Nr. 6 Kalium sulfuricum

nach dem Essen Nr. 3 Ferrum phosphoricum, *Nr. 6 Kalium sulfuricum, Nr. 8 Natrium chloratum, Nr. 9 Natrium phosphoricum, Nr. 10 Natrium sulfuricum

Bronchialasthma

▸ **Asthma**

Bronchitis

▸ **Husten**

Bruch

Gewebebruch Nr. 1 Calcium fluoratum, Nr. 5 Kalium phosphoricum, Nr. 8 Natrium chloratum, *Nr. 11 Silicea (auch als Cremegel)
Knochenbrüche, zur Kallusbildung Nr. 1 Calcium fluoratum, Nr. 2 Calcium phosphoricum, *Nr. 3 Ferrum phosphoricum, Nr. 5 Kalium phosphoricum, Nr. 7 Magnesium phosphoricum, Nr. 8 Natrium chloratum, Nr. 11 Silicea, Nr. 22 Calcium carbonicum ◆ *Die Mineralstoffkombination ist nach dem Abnehmen des Gipses als Cremegel besonders zu empfehlen.*
Leistenbruch Nr. 1 Calcium fluoratum, Nr. 5 Kalium phosphoricum, Nr. 8 Natrium chloratum, *Nr. 11 Silicea (+ Nr. 9 Natrium phosphoricum bei längerer Anwendung)
Nabelbruch um, Nr. 3 Ferrum phosphoricum, Nr. 5 Kalium phosphoricum, Nr. 8 Natrium chloratum, Nr. 9 Natrium phosphoricum, *Nr. 11 Silicea ◆ *Die Mineralstoffkombination ist in der Anwendung als Cremegelmischung besonders zu empfehlen.*
rheumatische Schmerzen an alten Bruchstellen Nr. 7 Magnesium phosphoricum, Nr. 8 Natrium chloratum, *Nr. 9 Natrium phosphoricum, Nr. 11 Silicea

Brust – weiblich

Eiterung
begleitend Nr. 9 Natrium phosphoricum, Nr. 11 Silicea, *Nr. 12 Calcium sulfuricum
Breiumschläge mit den Mineralstoffen.

> **Cave**
> **Arzt**

Entzündung *Nr. 3 Ferrum phosphoricum, Nr. 4 Kalium chloratum, Nr. 12 Calcium sulfuricum
hängend Nr. 1 Calcium fluoratum, Adler Ortho Nr. 1
Juckreiz Nr. 6 Kalium sulfuricum, Nr. 7 Magnesium phosphoricum, *Nr. 10 Natrium sulfuricum ◆ *Die Mineralstoffkombination ist in der Anwendung als Cremegel beonders zu empfehlen.*
Knoten

> **Cave**
> **Verhärtung der Knoten: Arzt**

*Nr. 1 Calcium fluoratum, Nr. 9 Natrium phosphoricum, Nr. 11 Silicea, Nr. 12 Calcium sulfuricum
Schmerzen vor der Periode Nr. 3 Ferrum phosphoricum, Nr. 7 Magnesium phosphoricum als „Heiße Sieben", *Nr. 13 Kalium arsenicosum
Schwellung Nr. 4 Kalium chloratum, Nr. 10 Natrium sulfuricum
Verhärtung *Nr. 1 Calcium fluoratum, Nr. 5 Kalium phosphoricum, Nr. 8 Natrium chloratum, Nr. 9 Natrium phosphoricum, Nr. 11 Silicea, Nr. 12 Calcium sulfuricum
Verhärtung der Brust bei stillenden Müttern Nr. 3 Ferrum phosphoricum, Nr. 4 Kalium chloratum, *Nr. 8 Natrium chloratum, *Nr. 10 Natrium sulfuricum, Nr. 12 Calcium sulfuricum ◆ *Die Verhärtung ensteht oft, weil die Milch nicht geht.*

Brustdrüsen

Entzündung – Mastitis *Nr. 3 Ferrum phosphoricum, Nr. 9 Natrium phosphoricum, Nr. 11 Silicea, Nr. 12 Calcium sulfuricum
Schwellung und Schmerzen der Brustdrüsen v.a. prämenstruell und zum Zeitpunkt der Ovulation Nr. 2 Calcium phosphoricum, *Nr. 3 Ferrum phosphoricum, Nr. 4 Kalium chloratum, Nr. 8 Natrium chloratum, Nr. 10 Natrium sulfuricum, Nr. 13 Kalium arsenicosum, Nr. 19 Cuprum arsenicosum, Nr. 21 Zincum chloratum, Nr. 25 Aurum chloratum natronatum

Brustwarzen

Blutung, wund *Nr. 3 Ferrum phosphoricum, Nr. 5 Kalium phosphoricum, Nr. 8 Natrium chloratum
Pflege Nr. 1 Calcium fluoratum, *Nr. 3 Ferrum phosphoricum, Nr. 5 Kalium phosphoricum, Nr. 8 Natrium chloratum, Nr. 11 Silicea ◆ *Die Mineralstoffkombination ist in der Anwendung als Cremegel besonders zu empfehlen.*
Risse in der Brustwarze *Nr. 1 Calcium fluoratum, Nr. 3 Ferrum phosphoricum, Nr. 5 Kalium phosphoricum, Nr. 8 Natrium chloratum ◆ *Die Mineralstoffkombination ist in der Anwendung als Cremegel besonders zu empfehlen.*
Vorbereitung auf das Stillen Nr. 1 Calcium fluoratum, *Nr. 3 Ferrum phosphoricum, Nr. 4 Kalium chloratum, Nr. 5 Kalium phosphoricum, Nr. 8 Natrium chloratum, Nr. 11 Silicea

Bulimie

Cave

Arzt

► **Tab. 8.15** Einnahmeempfehlung begleitend bei Bulimie.

Mittelname		Wirkung	Stück/Tag
Nr. 2	Calcium phosphoricum	Reduzierung der angstvollen Spannung	20
Nr. 3	Ferrum phosphoricum	Stärkung der Widerstandskraft	20

▼

▲

Mittelname		Wirkung	Stück/Tag
Nr. 5	Kalium phosphoricum	Förderung der Energie	10
Nr. 7	Magnesium phosphoricum	Beruhigung der Nerven	„Heiße Sieben"
Nr. 11	Silicea	Stärkung der Nerven	7

Burn out Syndrom

Nr. 3 Ferrum phosphoricum, *Nr. 5 Kalium phosphoricum, Nr. 8 Natrium chloratum, Nr. 22 Calcium carbonicum, Adler Ortho Nr. 5 ◆ *Als Begleitung zur fachkundigen Beratung.*

Candida albicans

▶ **Pilzerkrankung**

Cellulite

▶ **Zellulitis**

Cholesterin

hoch Nr. 7 Magnesium phosphoricum, *Nr. 9 Natrium phosphoricum, Nr. 10 Natrium sulfuricum, Nr. 11 Silicea, Nr. 26 Selenium, Nr. 27 Kalium bichromicum
niedrig Nr. 7 Magnesium phosphoricum, Nr. 27 Kalium bichromicum

Darm

Darmgrippe *Nr. 3 Ferrum phosphoricum, Nr. 4 Kalium chloratum, Nr. 6 Kalium sulfuricum, Nr. 8 Natrium chloratum, *Nr. 10 Natrium sulfuricum
Entzündung *Nr. 3 Ferrum phosphoricum, Nr. 4 Kalium chloratum, Nr. 13 Kalium arsenicosum
Geschwür Nr. 7 Magnesium phosphoricum, *Nr. 9 Natrium phosphoricum, Nr. 11 Silicea, Nr. 12 Calcium sulfuricum
Schlaffheit *Nr. 1 Calcium fluoratum, Nr. 3 Ferrum phosphoricum
Schmerzen – kolikartig, schneidend *Nr. 7 Magnesium phosphoricum als „Heiße Sieben", Nr. 19 Cuprum arsenicosum
Schmerzen – krampfartig Nr. 2 Calcium phosphoricum, *Nr. 7 Magnesium phosphoricum, Nr. 13 Kalium arsenicosum, Nr. 19 Cuprum arsenicosum
Zwölffingerdarmgeschwüre – Ulcus duodeni Nr. 7 Magnesium phosphoricum, *Nr. 9 Natrium phosphoricum, Nr. 11 Silicea, Nr. 12 Calcium sulfuricum

Darmkatarrh

allgemein Nr. 2 Calcium phosphoricum, *Nr. 3 Ferrum phosphoricum, Nr. 5 Kalium phosphoricum, Nr. 6 Kalium sulfuricum, Nr. 8 Natrium chloratum, Nr. 10 Natrium sulfuricum
Blähungskolik ▶ **Blähungen** ▶ **Bauchschmerzen**
▶ **Diarrhöe**
mit Fieber Nr. 3 Ferrum phosphoricum

nach fetten Speisen Nr. 9 Natrium phosphoricum
wässrig, gallig Nr. 10 Natrium sulfuricum

Darmträgheit

▸ **Stuhlverstopfung**

Denken

Lernmischung ▸ Lernen ▸ Vergesslichkeit

Depressive Stimmungen

Nr. 2 Calcium phosphoricum, Nr. 5 Kalium phosphoricum, Nr. 6 Kalium sulfuricum, Nr. 7 Magnesium phosphoricum, Nr. 8 Natrium chloratum, Nr. 9 Natrium phosphoricum, Nr. 11 Silicea, *Nr. 15 Kalium iodatum, Nr. 16 Lithium chloratum, Nr. 17 Manganum sulfuricum, Nr. 22 Calcium carbonicum, Nr. 25 Aurum chloratum natronatum

Diabetes

allgemein Nr. 6 Kalium sulfuricum, *Nr. 10 Natrium sulfuricum, Nr. 17 Manganum sulfuricum, Nr. 21 Zincum chloratum, Nr. 26 Selenium, Nr. 27 Kalium bichromicum ◆ *Wichtig ist das regelmäßige Messen der Zuckerwerte!*
bei erhöhtem Zuckerwert – Insulintoleranz, Altersdiabetes
Nr. 6 Kalium sulfuricum, Nr. 7 Magnesium phosphoricum, *Nr. 10 Natrium sulfuricum, Nr. 21 Zincum chloratum, Nr. 27 Kalium bichromicum

Cave

Hinweise über die Einnahme beachten! 48 Tabletten sind eine Broteinheit! Es empfiehlt sich, die Tabletten aufzulösen und nur die Flüssigkeit zu trinken, ohne umzurühren.

in schweren Fällen zusätzlich Nr. 5 Kalium phosphoricum, Nr. 8 Natrium chloratum

Diarrhöe

allgemein Nr. 3 Ferrum phosphoricum, Nr. 8 Natrium chloratum
Ausscheidung unverdauter Speisen Nr. 3 Ferrum phosphoricum, *Nr. 6 Kalium sulfuricum, Nr. 9 Natrium phosphoricum, Nr. 10 Natrium sulfuricum
Bauchschneiden – gallig Nr. 10 Natrium sulfuricum
Brechdurchfall Nr. 10 Natrium sulfuricum
grünlich-gelb Nr. 10 Natrium sulfuricum
durch Übersäuerung Nr. 9 Natrium phosphoricum
mit Verstopfung wechselnd Nr. 3 Ferrum phosphoricum, *Nr. 10 Natrium sulfuricum, Nr. 20 Kalium aluminium sulfuricum

Drüsen, geschwollen

▸ **Lymphdrüsen**

Durchblutungsstörung

arterielle Nr. 1 Calcium fluoratum, Nr. 3 Ferrum phosphoricum, *Nr. 7 Magnesium phosphoricum, Nr. 11 Silicea, Nr. 25 Aurum chloratum natronatum
Beine schlafen ein, Ameisenlaufen, Kribbeln auf der Haut Nr. 2 Calcium phosphoricum
der Hände Nr. 1 Calcium fluoratum, *Nr. 2 Calcium phosphoricum, Nr. 3 Ferrum phosphoricum ◆ *Diese Mineralstoffkombination ist in der Anwendung als Salbe oder Cremegel besonders zu empfehlen.*
des Gehirns Nr. 2 Calcium phosphoricum, *Nr. 3 Ferrum phosphoricum, *Nr. 5 Kalium phosphoricum, Nr. 7 Magnesium phosphoricum, Nr. 8 Natrium chloratum, Nr. 11 Silicea, Nr. 25 Aurum chloratum natronatum

Durchfall

▸ **Diarrhöe**

Durst

zu wenig oder zu viel Nr. 8 Natrium chloratum

Eierstock

Entzündung *Nr. 3 Ferrum phosphoricum, Nr. 4 Kalium chloratum, Nr. 12 Calcium sulfuricum
Schmerzen Nr. 3 Ferrum phosphoricum
Verwachsungen Nr. 1 Calcium fluoratum, Nr. 2 Calcium phosphoricum, *Nr. 4 Kalium chloratum, Nr. 5 Kalium phosphoricum, Nr. 8 Natrium chloratum, Nr. 11 Silicea
Zyste

> **Cave**
>
> **Arzt**

Nr. 1 Calcium fluoratum, Nr. 3 Ferrum phosphoricum, Nr. 4 Kalium chloratum, Nr. 8 Natrium chloratum, *Nr. 10 Natrium sulfuricum, *Nr. 25 Aurum chloratum natronatum

Eileiter

Entzündung *Nr. 3 Ferrum phosphoricum, Nr. 4 Kalium chloratum, Nr. 9 Natrium phosphoricum, Nr. 10 Natrium sulfuricum

Einlauf

zur Regeneration, vor allem nach dem Einsatz von starken Medikamenten
Nr. 3 Ferrum phosphoricum, Nr. 4 Kalium chloratum, Nr. 5 Kalium phosphoricum, Nr. 7 Magnesium phosphoricum, Nr. 8 Natrium chloratum, *Nr. 10 Natrium sulfuricum
◆ *Zur Reinigung, vor allem bei Fastenkuren*

► **Tab. 8.16** Einnahmeempfehlung zur Reinigung.

Mittelname		spezieller Bedarf	Stück/Tag
Nr. 1	Calcium fluoratum	Elastizität der Darmwände	7 – 10
Nr. 3	Ferrum phosphoricum	Aktivierung der Darmzotten und Durchblutungsförderung	10 – 20
Nr. 4	Kalium chloratum	Arbeit der Drüsen und Entgiftung	10
Nr. 5	Kalium phosphoricum	Desinfektion	10
Nr. 6	Kalium sulfuricum	Bindung der alten Schlacken, Flüssigkeitsregulierung und Entgiftung	7 – 10
Nr. 7	Magnesium phosphoricum	Betriebsstoff für die peristaltische Bewegung des Darms	10
Nr. 8	Natrium chloratum	Schleimhäute	10 – 20
Nr. 10	Natrium sulfuricum	Entschlackung, Bindung der Schadstoffe	20

Es werden von jedem Mineralstoff jeweils 7 – 10 Tabletten aufgelöst und ohne Milchzucker zur Flüssigkeit dazugegeben. Das Wasser sollte abgekocht sein.

bei Verstopfung Nr. 3 Ferrum phosphoricum, Nr. 7 Magnesium phosphoricum, Nr. 8 Natrium chloratum, Nr. 10 Natrium sulfuricum, je 15 Stück auf 1 Liter Wasser

Eisenmangel

*Nr. 3 Ferrum phosphoricum, Nr. 17 Manganum sulfuricum, Nr. 19 Cuprum arsenicosum, Adler Ortho Nr. 3

Eiterungen

allgemein Nr. 9 Natrium phosphoricum, Nr. 11 Silicea, *Nr. 12 Calcium sulfuricum
chronisch Nr. 12 Calcium sulfuricum, Nr. 27 Kalium bichromicum
bei offener Wunde Nr. 12 Calcium sulfuricum

Eiweiß im Harn

begleitend Nr. 2 Calcium phosphoricum

Cave

Arzt

Ekzeme

► **Haut**

Energiemangel, Antriebslosigkeit

Nr. 3 Ferrum phosphoricum, *Nr. 5 Kalium phosphoricum, Nr. 8 Natrium chloratum, Nr. 15 Kalium iodatum, Nr. 17 Manganum sulfuricum, Adler Ortho Nr. 5

Entlastung des Körpers

Entgiftung Nr. 4 Kalium chloratum, Nr. 8 Natrium chloratum
Entsäuerung Nr. 9 Natrium phosphoricum
Entschlackung Nr. 10 Natrium sulfuricum
Schwermetallausleitung Nr. 8 Natrium chloratum, *Nr. 18 Calcium sulfuratum, Nr. 19 Cuprum arsenicosum, *Nr. 20 Kalium aluminium sulfuricum, Nr. 21 Zincum chloratum, Nr. 26 Selenium

Entzündungen

akut Nr. 3 Ferrum phosphoricum
Ausheilung *Nr. 3 Ferrum phosphoricum, Nr. 5 Kalium phosphoricum, Nr. 8 Natrium chloratum, Nr. 9 Natrium phosphoricum, Nr. 11 Silicea
chronisch *Nr. 3 Ferrum phosphoricum, Nr. 6 Kalium sulfuricum, *Nr. 9 Natrium phosphoricum, Nr. 10 Natrium sulfuricum, Nr. 12 Calcium sulfuricum, Nr. 23 Natrium bicarbonicum

Erbrechen

akut, krampfhaft Nr. 7 Magnesium phosphoricum
bewährte Mischung, allgemein Nr. 3 Ferrum phosphoricum, Nr. 5 Kalium phosphoricum, Nr. 6 Kalium sulfuricum, Nr. 8 Natrium chloratum, *Nr. 9 Natrium phosphoricum, Nr. 10 Natrium sulfuricum
von saurer Flüssigkeit Nr. 9 Natrium phosphoricum
von Galle Nr. 10 Natrium sulfuricum

Erholung – Rekonvaleszenz

Regeneration

Erkältungskrankheiten

zum Abklingen *Nr. 5 Kalium phosphoricum, Nr. 6 Kalium sulfuricum, Nr. 8 Natrium chloratum
allgemein

► **Tab. 8.16** Einnahmeempfehlung bei Erkältungskrankheiten.

Mineralstoff		Stück/Tag
Nr. 3	Ferrum phosphoricum	5
Nr. 4	Kalium chloratum	3
Nr. 5	Kalium phosphoricum	3
Nr. 8	Natrium chloratum	7

▼

▲

Mineralstoff		Stück/Tag
Nr. 9	Natrium phosphoricum	5
Nr. 10	Natrium sulfuricum	3

Ermüdung, Erschöpfung

bei Abmagerung Nr. 2 Calcium phosphoricum, Nr. 13 Kalium arsenicosum, Nr. 15 Kalium iodatum, *Nr. 18 Calcium sulfuratum, Nr. 24 Arsenum iodatum
allgemein Nr. 5 Kalium phosphoricum, Nr. 8 Natrium chloratum, *Nr. 22 Calcium carbonicum
Erschöpfungszustände mit Gewichtsverlust trotz Heißhunger Nr. 2 Calcium phosphoricum, Nr. 5 Kalium phosphoricum, Nr. 8 Natrium chloratum, *Nr. 18 Calcium sulfuratum

bei schwerer Erschöpfung

► **Tab. 8.18** Einnahmeempfehlung bei schweren Erschöpfungszuständen (ausgelaugt).

Mineralstoff		Stück/Tag
Nr. 1	Calcium fluoratum	5
Nr. 2	Calcium phosphoricum	7
Nr. 3	Ferrum phosphoricum	10
Nr. 4	Kalium chloratum	7
Nr. 5	Kalium phosphoricum	10
Nr. 6	Kalium sulfuricum	5
Nr. 7	Magnesium phosphoricum	3 × „Heiße Sieben“
Nr. 8	Natrium chloratum	10
Nr. 9	Natrium phosphoricum	7
Nr. 10	Natrium sulfuricum	7
Nr. 11	Silicea	5–10
Nr. 15	Kalium iodatum	5
Nr. 22	Calcium carbonicum	10

mit Nervosität verbunden Nr. 5 Kalium phosphoricum, Nr. 8 Natrium chloratum, *Nr. 14 Kalium bromatum, Nr. 15 Kalium iodatum
rasch Nr. 2 Calcium phosphoricum, Nr. 3 Ferrum phosphoricum, Nr. 5 Kalium phosphoricum, Nr. 17 Manganum sulfuricum
durch innere Unruhe Nr. 7 Magnesium phosphoricum, Nr. 14 Kalium bromatum

Erythem

► **Haut**

Erysipel

▶ **Rotlauf**

Essen

▶ **Heißhunger** ▶ **Verlangen nach**

Unbehagen nach dem Essen Nr. 3 Ferrum phosphoricum, Nr. 6 Kalium sulfuricum, Nr. 8 Natrium chloratum (+ Nr. 9 Natrium phosphoricum bei längerer Einnahme)

Völlegefühl nach dem Essen Nr. 6 Kalium sulfuricum, (+Nr. 10 Natrium sulfuricum bei längerer Einnahme)

Exanthem

▶ **Hautausschlag**

Facialisparese

▶ **Gesicht**

Falten

▶ **Haut**

Fehlgeburt

▶ **Abortus**

Ferse

Fersenrisse, hauptsächlich durch übermäßige Hornstoffabsonderung

Nr. 1 Calcium fluoratum ◆ *Die Mineralstoffkombination ist in der Anwendung als Gel oder Cremegel besonders zu empfehlen. Neben dem Cremegel ca. 30 – 40 Stück tgl. einnehmen.*

Fersenschmerzen Nr. 1 Calcium fluoratum, *Nr. 2 Calcium phosphoricum, Nr. 3 Ferrum phosphoricum, Nr. 8 Natrium chloratum, *Nr. 9 Natrium phosphoricum, Nr. 11 Silicea ◆ *Die Mineralstoffkombination ist in der Anwendung als Cremegel besonders zu empfehlen.*

Fersensporn

allgemein Nr. 2 Calcium phosphoricum, *Nr. 3 Ferrum phosphoricum

Fettsucht

*Nr. 9 Natrium phosphoricum, Nr. 15 Kalium iodatum, Nr. 23 Natrium bicarbonicum, Nr. 27 Kalium bichromicum

Fieber

Merke: Die Kinder so viele nehmen lassen, wie sie wollen!

Fieberkrampf Nr. 2 Calcium phosphoricum, Nr. 3 Ferrum phosphoricum, Nr. 5 Kalium phosphoricum, *Nr. 19 Cuprum arsenicosum

> **Cave**
>
> **Mischung zur Vorbeugung; nicht im Akutfall!**

hohes Fieber, über 38,8° C Nr. 5 Kalium phosphoricum
kaltes Fieber Nr. 2 Calcium phosphoricum
niedriges Fieber, bis 38,8° Nr. 3 Ferrum phosphoricum
kalte Hände und Füße Nr. 3 Ferrum phosphoricum, *Nr. 8 Natrium chloratum, Nr. 24 Arsenum iodatum
bei Kindern Nr. 3 Ferrum phosphoricum (niedriges Fieber)
Schüttelfrost ▸ grippaler Infekt

Fieberblasen

▸ Herpes

Fingernägel

allzu biegsam, weich Nr. 1 Calcium fluoratum
brüchig – lösen sich in Schichten auf Nr. 11 Silicea
hart, spröde, splittern wie Glas Nr. 1 Calcium fluoratum
Nagelbett entzündet Nr. 3 Ferrum phosphoricum

Fingernägelkauen

▸ Nägelkauen

Fingerspitzen

rissig Nr. 1 Calcium fluoratum
wund *Nr. 1 Calcium fluoratum, Nr. 3 Ferrum phosphoricum, Nr. 6 Kalium sulfuricum, Nr. 8 Natrium chloratum, Nr. 11 Silicea ◆ *Die Mineralstoffkombination ist in der Anwendung als Cremegel besonders zu empfehlen.*

Fischschuppenkrankheit

▸ Haut

Flechten, Ekzeme

Nr. 3 Ferrum phosphoricum, Nr. 4 Kalium chloratum, Nr. 6 Kalium sulfuricum, Nr. 10 Natrium sulfuricum, Nr. 12 Calcium sulfuricum ◆ *Die Mineralstoffkombination ist in der Anwendung als Cremegelmischung besonders zu empfehlen.*

Fluor genitalis

Absonderungen, brennende Nr. 8 Natrium chloratum
Absonderungen klar, eiweißartig, mild *Nr. 2 Calcium phosphoricum, Nr. 8 Natrium chloratum
Absonderungen, übel riechende, schmierige *Nr. 5 Kalium phosphoricum, Nr. 8 Natrium chloratum
Ausscheidungen bräunlich-gelb, schleimig Nr. 6 Kalium sulfuricum, Nr. 8 Natrium chloratum
brennend, wund, Juckreiz Nr. 6 Kalium sulfuricum, Nr. 8 Natrium chloratum, Nr. 10 Natrium sulfuricum
grünlich-gelber Schleim Nr. 10 Natrium sulfuricum
Weißfluss junger Mädchen, weißlicher Schleim Nr. 4 Kalium chloratum

Frühgeburtverhütung

▶ **Abortus**

Frühjahrsmüdigkeit

allgemein

▶ **Tab. 8.19** Einnahmeempfehlung bei Frühjahrsmüdigkeit.

Mineralstoff		Stück/Tag
Nr. 3	Ferrum phosphoricum	10
Nr. 5	Kalium phosphoricum	7
Nr. 6	Kalium sulfuricum	7
Nr. 9	Natrium phosphoricum	10
Nr. 10	Natrium sulfuricum	10–20
Nr. 11	Silicea	7
Nr. 12	Calcium sulfuricum	5–7

Füße

feuchtkalt *Nr. 8 Natrium chloratum, Nr. 11 Silicea
geschwollen – nach Druck bleibt die Vertiefung Nr. 8 Natrium chloratum
geschwollen – nach Druck bleibt die Vertiefung nicht Nr. 10 Natrium sulfuricum
kalt, aber heiße Stirn Nr. 3 Ferrum phosphoricum
Plattfuß, Senkfuß, Spreizfuß Nr. 1 Calcium fluoratum, Nr. 2 Calcium phosphoricum, Nr. 5 Kalium phosphoricum, Nr. 8 Natrium chloratum, Nr. 11 Silicea (+Nr. 9 Natrium phosphoricum bei längerer Einnahme) ◆ *Die Mineralstoffkombination ist in der Anwendung als Cremegelmischung besonders zu empfehlen.*
Schweiß Nr. 9 Natrium phosphoricum, Nr. 11 Silicea
Schweiß, unterdrückter Nr. 11 Silicea
Schweregefühl ▶ **Beine**
wund gelaufen *Nr. 3 Ferrum phosphoricum, Nr. 8 Natrium chloratum
Zuckungen im Schlaf Nr. 11 Silicea

Fußpilz

▶ **Pilzerkrankungen**

Fußschweiß

▶ **Füße**

Galle

allgemein – die Galle unterstützend Nr. 6 Kalium sulfuricum, Nr. 9 Natrium phosphoricum, *Nr. 10 Natrium sulfuricum
Erbrechen Nr. 3 Ferrum phosphoricum, *Nr. 7 Magnesium phosphoricum, Nr. 10 Natrium sulfuricum
Gallenblasenentzündung Nr. 3 Ferrum phosphoricum, Nr. 10 Natrium sulfuricum

Gallenfluss vermehrt (Hypercholie) – oder vermindert (Hypocholie)
Nr. 10 Natrium sulfuricum
Gallensteine – Abbau und Vorbeugung Nr. 3 Ferrum phosphoricum, *Nr. 7 Magnesium phosphoricum, Nr. 9 Natrium phosphoricum, Nr. 10 Natrium sulfuricum
Grieß – Abbau – Abgang Nr. 2 Calcium phosphoricum, *Nr. 7 Magnesium phosphoricum, Nr. 9 Natrium phosphoricum, Nr. 11 Silicea, Nr. 23 Natrium bicarbonicum

Gastritis – Magenschleimhautentzündung

allgemein

▶ **Tab. 8.20** Einnahmeempfehlung bei Gastritis.

Mineralstoff		Stück/Tag
Nr. 2	Calcium phosphoricum	10
Nr. 3	Ferrum phosphoricum	10
Nr. 4	Kalium chloratum	10
Nr. 7	Magnesium phosphoricum	10
Nr. 8	Natrium chloratum	10
Nr. 9	Natrium phosphoricum	20
Nr. 13	Kalium arsenicosum	7

Aufstoßen mit Gasen Nr. 7 Magnesium phosphoricum
mit starker Säure Nr. 9 Natrium phosphoricum
bei fetten Speisen – wenn die Galle mitbeteiligt ist, Nr. 10 Natrium sulfuricum
bei trockener Zunge und Durstgefühl Nr. 8 Natrium chloratum

Gaumenmandeln

Belag weiß bis weiß-grau Nr. 4 Kalium chloratum
eitrig Nr. 9 Natrium phosphoricum, Nr. 11 Silicea, Nr. 12 Calcium sulfuricum
Entzündung *Nr. 3 Ferrum phosphoricum, Nr. 4 Kalium chloratum, Nr. 9 Natrium phosphoricum, Nr. 12 Calcium sulfuricum
wenn dickschleimig, verbunden mit üblem Mundgeruch *Nr. 5 Kalium phosphoricum, Nr. 8 Natrium chloratum

Gebärmutter

Blutungen stark – Hypermenorrhöe Nr. 1 Calcium fluoratum, *Nr. 3 Ferrum phosphoricum, Nr. 5 Kalium phosphoricum, Nr. 10 Natrium sulfuricum, Nr. 11 Silicea, Nr. 12 Calcium sulfuricum (+Nr. 9 Natrium phosphoricum bei längerer Einnahme)
Dysmenorrhöe Nr. 2 Calcium phosphoricum, *Nr. 13 Kalium arsenicosum, Nr. 14 Kalium bromatum, Nr. 15 Kalium iodatum, Nr. 25 Aurum chloratum natronatum
Entzündung begleitend Nr. 3 Ferrum phosphoricum (in hohen Gaben)

Cave

Arzt

► **Fluor genitalis**
Krämpfe in der Gebärmutter Nr. 3 Ferrum phosphoricum, *Nr. 7 Magnesium phosphoricum
Myom Nr. 1 Calcium fluoratum, Nr. 4 Kalium chloratum, *Nr. 10 Natrium sulfuricum, Nr. 12 Calcium sulfuricumNr. 12 Calcium sulfuricum, Nr. 25 Aurum chloratum natronatum
► **Operation**
Senkung *Nr. 1 Calcium fluoratum, Nr. 11 Silicea, Adler Ortho Nr. 11, (+ Nr. 9 Natrium phosphoricum bei längerer Einnahme)
Vorfall wegen Erschlaffung der Mutterbänder *Nr. 1 Calcium fluoratum, Nr. 11 Silicea

Geburt

allgemein[8] Nr. 7 Magnesium phosphoricum: zur Unterstützung der Wehen
Erschöpfung, allgemein Von allen Mineralstoffen ist eine gute Versorgung über eine längere Zeit notwendig (►S. 141)
Geburt – zur Begleitung Nr. 3 Ferrum phosphoricum, Nr. 5 Kalium phosphoricum, *Nr. 7 Magnesium phosphoricum
Milchbildung ► **Stillen**
► **Nachwehen**
Rückbildung der Gebärmutter *Nr. 1 Calcium fluoratum, Nr. 3 Ferrum phosphoricum, Nr. 11 Silicea (+ Nr. 9 Natrium phosphoricum bei längerer Einnahme)
Vorbereitung

► **Tab. 8.21** Einnahmeempfehlung zur Vorbereitung der Geburt (9. Monat).

Mineralstoff		Stück/Tag
Nr. 1	Calcium fluoratum	10
Nr. 2	Calcium phosphoricum	7 – 10
Nr. 3	Ferrum phosphoricum	10
Nr. 5	Kalium phosphoricum	10
Nr. 7	Magnesium phosphoricum	20 – 30
Nr. 8	Natrium chloratum	7
Nr. 11	Silicea	7

Wehenschwäche Nr. 5 Kalium phosphoricum, *Nr. 7 Magnesium phosphoricum
Wochenbettdepression Nr. 2 Calcium phosphoricum, Nr. 3 Ferrum phosphoricum, Nr. 5 Kalium phosphoricum, Nr. 8 Natrium chloratum, Nr. 15 Kalium iodatum, Nr. 17 Manganum sulfuricum, Nr. 21 Zincum chloratum
Wochenfluss, übermäßig Nr. 3 Ferrum phosphoricum, Nr. 5 Kalium phosphoricum, Nr. 6 Kalium sulfuricum, Nr. 8 Natrium chloratum, *Nr. 10 Natrium sulfuricum, Nr. 12 Calcium sulfuricum

8 Feichtinger T, Niedan-Feichtinger S: Schüßler-Salze für Frauen. 3. Aufl. Stuttgart: Karl F. Haug; 2008.

Gefäßerweiterung

► **Krampfadern**

Gedächtnis

► **Lernen**

Gehirnerschütterung

Cave

Arzt

Nr. 2 Calcium phosphoricum, Nr. 3 Ferrum phosphoricum, *Nr. 5 Kalium phosphoricum, Nr. 8 Natrium chloratum, Nr. 10 Natrium sulfuricum

Gehirnhautentzündung

Cave

Arzt

Gelbsucht – Hepatitis

Cave

Arzt

Nr. 7 Magnesium phosphoricum, *Nr. 10 Natrium sulfuricum

- mit leichtem Fieber: Nr. 3 Ferrum phosphoricum
- mit hohem Fieber: Nr. 5 Kalium phosphoricum

allgemein, begleitend Nr. 3 Ferrum phosphoricum, Nr. 5 Kalium phosphoricum, *Nr. 6 Kalium sulfuricum, Nr. 7 Magnesium phosphoricum, Nr. 9 Natrium phosphoricum, *Nr. 10 Natrium sulfuricum, Nr. 11 Silicea

Gelenke

allgemein – bei Beschwerden

► **Tab. 8.22** Einnahmeempfehlung bei Gelenkbeschwerden – Steifigkeit bzw. Schmerzen.

Mineralstoff		Stück/Tag
Nr. 1	Calcium fluoratum	7
Nr. 2	Calcium phosphoricum	10
Nr. 3	Ferrum phosphoricum	10
Nr. 5	Kalium phosphoricum	7

▼

▲

Mineralstoff		Stück/Tag
Nr. 8	Natrium chloratum	10
Nr. 9	Natrium phosphoricum	10–20
Nr. 11	Silicea	7

Die angegebene Mineralstoffkombination ist als Gel oder Cremegel für viele Gelenkbeschwerden und zur Stärkung geeignet.

► Arthrose
Auftreibung – Gicht ► Gicht
Bluterguss Nr. 11 Silicea
Gefühl wie von zerschlagenen Gliedern, wie Blei in den Gliedern Nr. 3 Ferrum phosphoricum, *Nr. 10 Natrium sulfuricum
► Gicht
Gliederschmerzen – ziehen, reißen Nr. 10 Natrium sulfuricum
Knacken der Gelenke Nr. 8 Natrium chloratum ◆ *Auch als Cremegel*!
wenn sich die Knochen verändern ► Arthrose
Schlottergelenke – Hypermobilität Nr. 1 Calcium fluoratum ◆ *Auch als Cremegel!*
Verhärtung des Gelenkknorpels *Nr. 1 Calcium fluoratum, Nr. 8 Natrium chloratum

Gelenkentzündung

akut

► **Tab. 8.23** Einnahmeempfehlung für Gelenkschmerzen.

Mineralstoff		Stück/Tag
Nr. 1	Calcium fluoratum	7
Nr. 2	Calcium phosphoricum	10
Nr. 3	Ferrum phosphoricum	10
Nr. 8	Natrium chloratum	10
Nr. 9	Natrium phosphoricum	10
Nr. 11	Silicea	7
Nr. 22	Calcium carbonicum	5

Die angegebene Kombination sollte als Cremegel ebenfalls verwendet werden!

bohrend Nr. 2 Calcium phosphoricum, Nr. 3 Ferrum phosphoricum, Nr. 5 Kalium phosphoricum, Nr. 7 Magnesium phosphoricum, *Nr. 9 Natrium phosphoricum, Nr. 11 Silicea
Schmerzen bei Bewegung *Nr. 3 Ferrum phosphoricum, Nr. 5 Kalium phosphoricum
Schmerzen blitzartig Nr. 7 Magnesium phosphoricum
Schmerzen wandernd Nr. 6 Kalium sulfuricum
Schulterschmerzen Zusätzlich zu Einnahmeempfehlung bei Gelenkschmerzen: Nr. 25 Aurum chloratum natronatum

Gelenkrheumatismus

▶ **Rheuma**

Gelenkschwellung

akut Nr. 1 Calcium fluoratum, *Nr. 3 Ferrum phosphoricum, Nr. 4 Kalium chloratum, Nr. 5 Kalium phosphoricum, Nr. 8 Natrium chloratum, Nr. 11 Silicea ◆ *Die Mineralstoffkombination ist in der Anwendung als Cremegel besonders zu empfehlen.*
allgemein *Nr. 4 Kalium chloratum, Nr. 5 Kalium phosphoricum, *Nr. 8 Natrium chloratum, Nr. 9 Natrium phosphoricum, Nr. 10 Natrium sulfuricum, Nr. 11 Silicea ◆ *Die Mineralstoffkombination ist in der Anwendung als Cremegel besonders zu empfehlen.*

Genickstarre

verursacht durch Erkrankungen, die ihren Schwerpunkt im Kopf haben *Nr. 2 Calcium phosphoricum, Nr. 5 Kalium phosphoricum, Nr. 7 Magnesium phosphoricum, Nr. 8 Natrium chloratum ◆ *Die Mineralstoffkombination ist in der Anwendung als Cremegel besonders zu empfehlen.*
verursacht durch zu große Spannung in den Nackenmuskeln *Nr. 2 Calcium phosphoricum, Nr. 7 Magnesium phosphoricum ◆ *Die Mineralstoffkombination ist in der Anwendung als Cremegel besonders zu empfehlen.*

Geräuschempfindlichkeit

allgemein Nr. 11 Silicea

Gerstenkorn, Hagelkorn

am Augenlid Nr. 1 Calcium fluoratum, Nr. 4 Kalium chloratum, *Nr. 9 Natrium phosphoricum, Nr. 11 Silicea, Nr. 12 Calcium sulfuricum ◆ *Die Mineralstoffkombination ist in der Anwendung als Tropfen besonders zu empfehlen* (▶ **S. 113**).

Geruchsverlust, Geschmacksverlust

▶ **Schnupfen**

Geschmack

Merke: Wenn die Schüßler-Salze einen besonderen Geschmack haben, zeigt das einen speziellen Mangel an.

bitter Nr. 10 Natrium sulfuricum
kalkig, sandig Nr. 2 Calcium phosphoricum
modrig, mockig Nr. 5 Kalium phosphoricum
nach Parfüm Nr. 4 Kalium chloratum
salzig Nr. 8 Natrium chloratum
sauer Nr. 9 Natrium phosphoricum

Geschwulst

Anschwellung von Gelenken, wenn nach Druck die Vertiefung bleibt Nr. 4 Kalium chloratum, Nr. 8 Natrium chloratum, *Nr. 10 Natrium sulfuricum ◆ *Die Mineralstoffkombination ist in der Anwendung als Cremegel besonders zu empfehlen.*

verursacht durch Überbeine *Nr. 1 Calcium fluoratum, Nr. 11 Silicea
wenn die Geschwulst sich verhärtet *Nr. 1 Calcium fluoratum, Nr. 5 Kalium phosphoricum, Nr. 8 Natrium chloratum, Nr. 12 Calcium sulfuricum
wenn Drüsen anschwellen Nr. 2 Calcium phosphoricum, *Nr. 4 Kalium chloratum, Nr. 7 Magnesium phosphoricum, Nr. 9 Natrium phosphoricum, Nr. 11 Silicea, Nr. 12 Calcium sulfuricum
wenn ein schmerzender Druck keine Vertiefung hinterlässt Nr. 8 Natrium chloratum, Nr. 9 Natrium phosphoricum, *Nr. 10 Natrium sulfuricum, Nr. 11 Silicea, Nr. 16 Lithium chloratum ◆ *Die Mineralstoffkombination ist in der Anwendung als Cremegel besonders zu empfehlen.*

Gesicht – Gesichtslähmung ▶ Fascialisparese

*Nr. 5 Kalium phosphoricum, Nr. 8 Natrium chloratum, Nr. 21 Zincum chloratum

Gicht

allgemein

▶ **Tab. 8.24** Einnahmeempfehlung bei Gicht.

Mineralstoff		Stück/Tag
Nr. 3	Ferrum phosphoricum	10
Nr. 8	Natrium chloratum	10
Nr. 9	Natrium phosphoricum	20
Nr. 10	Natrium sulfuricum	10
Nr. 11	Silicea	7
Nr. 12	Calcium sulfuricum	7
Nr. 16	Lithium chloratum	7
Nr. 23	Natrium bicarbonicum	7

Die angegebene Mineralstoffkombination ist in der Anwendung als Cremegel besonders zu empfehlen.

begleitet von Fieber bis 38,8° C Nr. 3 Ferrum phosphoricum
begleitet von starkem Schweiß an Händen und Füßen Nr. 11 Silicea
Gichtanfall, begleitend zum notwendigen Medikament

▶ **Tab. 8.25** Einnahmeempfehlung bei Gichtanfall.

Mineralstoff		Stück/Tag
Nr. 3	Ferrum phosphoricum	30
Nr. 8	Natrium chloratum	20
Nr. 9	Natrium phosphoricum	20
Nr. 10	Natrium sulfuricum	10

▼

▲

Mineralstoff		Stück/Tag
Nr. 11	Silicea	10
Nr. 12	Calcium sulfuricum	10

Zusätzlich: Von jedem Mineralstoff je ca. 20 Stück auflösen und als Brei auflegen.

Gichtknoten, deformierte Fingergelenke *Nr. 8 Natrium chloratum, Nr. 9 Natrium phosphoricum, Nr. 11 Silicea
wenn die Schmerzen wandern Nr. 6 Kalium sulfuricum

Gingivitis

▶ **Zahnfleisch**

Glaukom – Grüner Star

▶ **Star**

Gliederschmerzen

▶ **Gelenke**

Globusgefühl – Globus hystericus

Ein Gefühl, als ob ein Kloß („Knödel") im Hals stecken würde Nr. 7 Magnesium phosphoricum

Grauer Star

▶ **Star**

Grippaler Infekt

begleitet von hohem Fieber *Nr. 5 Kalium phosphoricum, Nr. 10 Natrium sulfuricum
Schüttelfrost Nr. 2 Calcium phosphoricum, Nr. 3 Ferrum phosphoricum, Nr. 5 Kalium phosphoricum, *Nr. 10 Natrium sulfuricum
für verschiedene Symptome

▶ **Tab. 8.26** Einnahmeempfehlung für leichte Grippe (grippaler Infekt).

Mineralstoff		Stück/Tag
Nr. 3	Ferrum phosphoricum	10
Nr. 4	Kalium chloratum	7
Nr. 5	Kalium phosphoricum	7
Nr. 6	Kalium sulfuricum	7
Nr. 8	Natrium chloratum	10
Nr. 10	Natrium sulfuricum	10–20

Grippe

> **Cave**
> **Echte Virusgrippe: zum Arzt**

allgemein *Nr. 3 Ferrum phosphoricum, Nr. 4 Kalium chloratum, *Nr. 5 Kalium phosphoricum, Nr. 8 Natrium chloratum, Nr. 10 Natrium sulfuricum, Nr. 12 Calcium sulfuricum
begleitet von hohem Fieber *Nr. 5 Kalium phosphoricum, Nr. 10 Natrium sulfuricum
niedriges Fieber Nr. 3 Ferrum phosphoricum
zur Vorbeugung einer Grippe Nr. 10 Natrium sulfuricum

Haare

allgemein – zur Kräftigung Nr. 2 Calcium phosphoricum, Nr. 5 Kalium phosphoricum, Nr. 8 Natrium chloratum, *Nr. 9 Natrium phosphoricum, *Nr. 11 Silicea, Nr. 21 Zincum chloratum
Ausfall Nr. 1 Calcium fluoratum,Nr. 3 Ferrum phosphoricum, Nr. 5 Kalium phosphoricum, Nr. 8 Natrium chloratum, Nr. 9 Natrium phosphoricum, Nr. 11 Silicea, *Nr. 21 Zincum chloratum
Funken beim Kämmen – nur in der Dunkelheit sichtbar – Bernsteinelektrizität Nr. 9 Natrium phosphoricum, Nr. 11 Silicea, (bei längerer Anwendung + Nr. 9 Natrium phosphoricum)
Haarausfall – kreisrund *Nr. 5 Kalium phosphoricum, Nr. 11 Silicea, Nr. 21 Zincum chloratum, (+ Nr. 9 Natrium phosphoricum bei längerer Anwendung)
Haarspitzen brechen leicht und spalten sich *Nr. 9 Natrium phosphoricum, Nr. 11 Silicea
Schuppen auf fettigem Untergrund Nr. 9 Natrium phosphoricum
Schuppen auf klebrigem Untergrund Nr. 6 Kalium sulfuricum
Schuppen, weiß, rieselnd Nr. 1 Calcium fluoratum, Nr. 8 Natrium chloratum
verstärkter Haarausfall Nr. 2 Calcium phosphoricum, Nr. 7 Magnesium phosphoricum, Nr. 8 Natrium chloratum, *Nr. 9 Natrium phosphoricum, *Nr. 11 Silicea
Wuchs wird angeregt durch Nr. 11 Silicea, Nr. 21 Zincum chloratum

Halsentzündung

▸ Angina

Haltungsschäden

*Nr. 1 Calcium fluoratum, *Nr. 2 Calcium phosphoricum, Nr. 11 Silicea, Nr. 22 Calcium carbonicum (+ Nr. 9 Natrium phosphoricum bei längerer Einnahme)

Hämorrhoiden

▸ **Krampfadern**

Hände

Blasen mit gelblicher Flüssigkeit als Inhalt – juckend ▶ Blasen auf der Haut Nr. 6 Kalium sulfuricum, *Nr. 10 Natrium sulfuricum ◆ *Die Mineralstoffkombination ist in der Anwendung als Cremegel besonders zu empfehlen.*
Blasen mit heller, glasklarer Flüssigkeit Nr. 8 Natrium chloratum
Fingergelenke geschwollen – aufgetrieben ▶ Gicht *Nr. 8 Natrium chloratum, Nr. 9 Natrium phosphoricum, Nr. 11 Silicea, Nr. 23 Natrium bicarbonicum ◆ *Die Mineralstoffkombination ist in der Anwendung als Cremegel besonders zu empfehlen.*
Finger geschwollen Nr. 10 Natrium sulfuricum
Handinnenflächen leicht gelblich – in der Farbe des Hornstoffes – Handflächen rauh Nr. 1 Calcium fluoratum ◆ *Der Mineralstoff ist in der Anwendung als Salbe oder Cremegel besonders zu empfehlen.*
kalte Hände *Nr. 8 Natrium chloratum, Nr. 24 Arsenum iodatum
kribbelnde Hände, bis zum Taubheitsgefühl verstärkt Nr. 2 Calcium phosphoricum
leicht zittrige Hände *Nr. 2 Calcium phosphoricum, Nr. 11 Silicea, evtl. Nr. 14 Kalium bromatum
rissige Hände, schmerzhafte Schrunden, die immer wieder aufbrechen Nr. 1 Calcium fluoratum, Nr. 3 Ferrum phosphoricum ◆ *Vor allem auch als Salbe oder Cremegel.*
verstärkter, unangenehmer Schweiß Nr. 8 Natrium chloratum, *Nr. 9 Natrium phosphoricum, Nr. 11 Silicea

Harn

Auftreten von Sedimenten, Harngrieß Nr. 2 Calcium phosphoricum, Nr. 9 Natrium phosphoricum
häufiger Drang zum Harnlassen Nr. 8 Natrium chloratum
Harnmenge vermindert – scharf – sauer riechend Nr. 9 Natrium phosphoricum
Harnröhre brennt beim Wasserlassen Nr. 3 Ferrum phosphoricum, Nr. 8 Natrium chloratum
Harnstau (obstruktive Uropathie) Nr. 8 Natrium chloratum, Nr. 16 Lithium chloratum
Harn unwillkürlich abgehend – Bettnässen Nr. 1 Calcium fluoratum, Nr. 5 Kalium phosphoricum, *Nr. 10 Natrium sulfuricum
leichte Inkontinenz, beim Husten *Nr. 1 Calcium fluoratum, Nr. 5 Kalium phosphoricum, Nr. 8 Natrium chloratum, Nr. 10 Natrium sulfuricum
unwillkürliches Harnverhalten Nr. 2 Calcium phosphoricum, Nr. 5 Kalium phosphoricum, *Nr. 7 Magnesium phosphoricum, Nr. 10 Natrium sulfuricum

Harnblase

allgemein – zur Stärkung

▶ **Tab. 8.27** Einnahmeempfehlung zur Stärkung der Harnblase.

Mineralstoff		Stück/Tag
Nr. 1	Calcium fluoratum	7
Nr. 3	Ferrum phosphoricum	10–20

▼

▲

Mineralstoff		Stück/Tag
Nr. 8	Natrium chloratum	10–15
Nr. 9	Natrium phosphoricum	7

brennend Nr. 3 Ferrum phosphoricum, *Nr. 8 Natrium chloratum
chronisch belastet Nr. 3 Ferrum phosphoricum, *Nr. 8 Natrium chloratum, *Nr. 9 Natrium phosphoricum, Nr. 12 Calcium sulfuricum, Nr. 16 Lithium chloratum
Katarrh *Nr. 3 Ferrum phosphoricum, Nr. 7 Magnesium phosphoricum, *Nr. 8 Natrium chloratum, Nr. 9 Natrium phosphoricum, Nr. 16 Lithium chloratum
Reizblase – nervös Nr. 3 Ferrum phosphoricum, *Nr. 7 Magnesium phosphoricum, Nr. 9 Natrium phosphoricum
Reizung – Entzündung *Nr. 3 Ferrum phosphoricum, Nr. 4 Kalium chloratum, Nr. 8 Natrium chloratum, *Nr. 9 Natrium phosphoricum, Nr. 10 Natrium sulfuricum, Nr. 16 Lithium chloratum

Harnsäure

zum Abbau der Harnsäure *Nr. 9 Natrium phosphoricum, Nr. 11 Silicea, Nr. 23 Natrium bicarbonicum
Ablagerung von Kristallen Nr. 11 Silicea
Lösung der Harnsäure Nr. 16 Lithium chloratum
Überschuss von Harnsäure in Blut und Gewebe *Nr. 9 Natrium phosphoricum, Nr. 23 Natrium bicarbonicum
zur Steinprophylaxe

► **Tab. 8.28** Einnahmeempfehlung zur Steinprophylaxe.

Mineralstoff		Stück/Tag
Nr. 2	Calcium phosphoricum	7
Nr. 7	Magnesium phosphoricum	10
Nr. 9	Natrium phosphoricum	10–20
Nr. 23	Natrium bicarbonicum	7

Harnwegsinfekte

akut *Nr. 3 Ferrum phosphoricum, Nr. 8 Natrium chloratum, Nr. 9 Natrium phosphoricum, Nr. 12 Calcium sulfuricum
chronisch, zum Aufbau der Abwehrkräfte Nr. 3 Ferrum phosphoricum, Nr. 5 Kalium phosphoricum, Nr. 8 Natrium chloratum, *Nr. 9 Natrium phosphoricum, Nr. 16 Lithium chloratum

Haut

Altersflecken Nr. 6 Kalium sulfuricum, Nr. 10 Natrium sulfuricum
Ekzeme, scharf abgegrenzte Stellen Nr. 3 Ferrum phosphoricum, Nr. 5 Kalium phosphoricum, Nr. 6 Kalium sulfuricum, Nr. 7 Magnesium phosphoricum, Nr. 8 Natrium

chloratum, Nr. 10 Natrium sulfuricum ◆ *Die Mineralstoffkombination ist in der Anwendung als Cremegel besonders zu empfehlen.*
Haut – zur Stärkung des Gewebes Nr. 1 Calcium fluoratum, Nr. 4 Kalium chloratum, Nr. 5 Kalium phosphoricum, Nr. 6 Kalium sulfuricum, Nr. 8 Natrium chloratum, Nr. 11 Silicea ◆ *Die Mineralstoffkombination ist in der Anwendung als Cremegel besonders zu empfehlen.*
erschlaffte Haut – zu Faltenbildung neigend Nr. 1 Calcium fluoratum, Nr. 11 Silicea ◆ *Die Mineralstoffkombination ist in der Anwendung als Cremegel besonders zu empfehlen.*
Hautausschlag, mehr ausgebreitet Nr. 2 Calcium phosphoricum, Nr. 3 Ferrum phosphoricum, Nr. 5 Kalium phosphoricum, Nr. 6 Kalium sulfuricum, Nr. 8 Natrium chloratum, Nr. 10 Natrium sulfuricum ◆ *Die Mineralstoffkombination ist in der Anwendung als Cremegel besonders zu empfehlen.*
heiß – trocken – schuppend – rau Nr. 6 Kalium sulfuricum, Nr. 13 Kalium arsenicosum
Ichthyosis, Fischschuppen *Nr. 1 Calcium fluoratum, Nr. 3 Ferrum phosphoricum, Nr. 5 Kalium phosphoricum, Nr. 8 Natrium chloratum
juckend Nr. 6 Kalium sulfuricum, *Nr. 7 Magnesium phosphoricum, *Nr. 10 Natrium sulfuricum, Nr. 13 Kalium arsenicosum ◆ *Die Mineralstoffkombination ist in der Anwendung als Cremegel besonders zu empfehlen.*
Neigung zu Schrunden, Rissen in der Haut *Nr. 1 Calcium fluoratum, Nr. 8 Natrium chloratum, Nr. 11 Silicea ◆ *Die Mineralstoffkombination ist in der Anwendung als Cremegel besonders zu empfehlen.*
Pigmentstörung – Vitiligo Nr. 4 Kalium chloratum, *Nr. 6 Kalium sulfuricum, Nr. 12 Calcium sulfuricum, Nr. 17 Manganum sulfuricum, Nr. 19 Cuprum arsenicosum ◆ *Die Mineralstoffkombination ist in der Anwendung als Cremegel besonders zu empfehlen.*
Rötung – knollige Flecken, Erythem *Nr. 3 Ferrum phosphoricum, Nr. 7 Magnesium phosphoricum, Nr. 11 Silicea
Schuppen auf der Haut – nach schweren Krankheiten Nr. 6 Kalium sulfuricum ◆ *Auch nach dem Einsatz von Chemotherapie schuppt die Haut u.U. ab.*
trocken – feuchtigkeitsarm Nr. 8 Natrium chloratum
unreine Haut *Nr. 9 Natrium phosphoricum, Nr. 11 Silicea
Verhärtungen – warzenähnlich – auch als Knötchen auftretend ▸ Warzen

Hautabsonderungen

bräunlich-gelb – schleimig – klebrig Nr. 6 Kalium sulfuricum
brennend-salzig Nr. 8 Natrium chloratum
eitrig Nr. 9 Natrium phosphoricum, Nr. 11 Silicea, Nr. 12 Calcium sulfuricum
farbloser, wässriger Schleim Nr. 8 Natrium chloratum
fettig Nr. 9 Natrium phosphoricum
grünlich-gelb – wässrig Nr. 10 Natrium sulfuricum
honiggelb – rahmartig Nr. 9 Natrium phosphoricum
Hornstoff – als Hornhaut – oder als Platten auf der Hautoberfläche Nr. 1 Calcium fluoratum ◆ *Der Mineralstoff ist in der Anwendung als Salbe oder Cremegel besonders zu empfehlen.*
nässende Absonderungen – allgemein Nr. 2 Calcium phosphoricum, Nr. 4 Kalium chloratum, Nr. 12 Calcium sulfuricum, *Nr. 24 Arsenum iodatum

Schuppen, rieselnd Nr. 1 Calcium fluoratum, Nr. 8 Natrium chloratum ◆ *Äußere Anwendung: biochemisches Duschgel, biochemisches Haarwasser*
schuppig, auf klebrigem Untergrund Nr. 6 Kalium sulfuricum ◆ *Der Mineralstoff ist in der Anwendung als Salbe oder Cremegel besonders zu empfehlen.*
unter der Hautoberfläche bläulich-rote Verfärbung Nr. 10 Natrium sulfuricum ◆ *Der Mineralstoff ist in der Anwendung als Salbe oder Cremegel besonders zu empfehlen.*
unter der Hautoberfläche grünlich-gelb – bevor die Flüssigkeit austritt Nr. 10 Natrium sulfuricum ◆ *Der Mineralstoff ist in der Anwendung als Salbe oder Cremegel besonders zu empfehlen.*

Hautausschläge

▶ **Haut – Ekzeme**

Hautgrieß

Nr. 4 Kalium chloratum ◆ *Innerlich und äußerlich als Cremegel*

Heiserkeit

allgemein Nr. 2 Calcium phosphoricum, Nr. 4 Kalium chloratum, *Nr. 7 Magnesium phosphoricum, Nr. 8 Natrium chloratum, Nr. 15 Kalium iodatum
begleitet vom Verlangen nach frischer Luft Nr. 6 Kalium sulfuricum
durch unentwegtes Räuspern gekennzeichnet Nr. 15 Kalium iodatum
wenn sie eine Erkältung begleitet Nr. 1 Calcium fluoratum, *Nr. 3 Ferrum phosphoricum, Nr. 4 Kalium chloratum, Nr. 6 Kalium sulfuricum, Nr. 8 Natrium chloratum, Nr. 9 Natrium phosphoricum
wenn sie nach einer Überanstrengung auftritt *Nr. 3 Ferrum phosphoricum, Nr. 5 Kalium phosphoricum, Nr. 8 Natrium chloratum

Heißhunger

begleitet von großem Durst Nr. 8 Natrium chloratum
diffuses Hungergefühl Nr. 5 Kalium phosphoricum
nach allem Möglichen und man weiß nicht, wonach *Nr. 7 Magnesium phosphoricum, Nr. 8 Natrium chloratum
nach Speisen Nr. 9 Natrium phosphoricum

Herpes

am Beginn, die betroffenen Stellen beginnen zu spannen und zu schmerzen Nr. 3 Ferrum phosphoricum, Nr. 8 Natrium chloratum, *Nr. 10 Natrium sulfuricum, Nr. 12 Calcium sulfuricum, Nr. 26 Selenium ◆ *Die Mineralstoffkombination ist in der Anwendung als Cremegel besonders zu empfehlen.*
am Höhepunkt, im vollen Ausbruch Nr. 3 Ferrum phosphoricum, Nr. 5 Kalium phosphoricum, Nr. 8 Natrium chloratum, Nr. 9 Natrium phosphoricum, *Nr. 10 Natrium sulfuricum, Nr. 12 Calcium sulfuricum ◆ *Die Mineralstoffkombination ist in der Anwendung als Cremegel besonders zu empfehlen.*
im Abklingen – Verkrustung Nr. 1 Calcium fluoratum, Nr. 3 Ferrum phosphoricum, Nr. 5 Kalium phosphoricum, Nr. 6 Kalium sulfuricum, Nr. 8 Natrium chloratum, Nr. 10

Natrium sulfuricum ◆ *Die Mineralstoffkombination ist in der Anwendung als Cremegel besonders zu empfehlen.*
Bläschen, unter Umständen auch auf den Schamlippen Nr. 5 Kalium phosphoricum, Nr. 8 Natrium chloratum, *Nr. 10 Natrium sulfuricum, Nr. 11 Silicea
wenn Eiter entsteht Nr. 9 Natrium phosphoricum, Nr. 11 Silicea, *Nr. 12 Calcium sulfuricum
Vorsorge, Vorbeugung Nr. 3 Ferrum phosphoricum, Nr. 8 Natrium chloratum, *Nr. 10 Natrium sulfuricum, Nr. 16 Lithium chloratum, *Nr. 26 Selenium

Herz

beim Auftreten von Flattern, Herzrasen Nr. 2 Calcium phosphoricum, Nr. 15 Kalium iodatum, Nr. 16 Lithium chloratum
beim Auftreten von Schwäche Nr. 5 Kalium phosphoricum
beim Auftreten von Unruhe – beunruhigend Nr. 2 Calcium phosphoricum, *Nr. 7 Magnesium phosphoricum, Kalium iodatum Nr. 15
Gefühl der Beklemmung im Brustkorb Nr. 2 Calcium phosphoricum, Nr. 3 Ferrum phosphoricum, Nr. 5 Kalium phosphoricum, *Nr. 6 Kalium sulfuricum, *Nr. 7 Magnesium phosphoricum, Nr. 11 Silicea, (+ Nr. 9 Natrium phosphoricum bei längerer Anwendung)
Herzklopfen, nervöses Nr. 7 Magnesium phosphoricum als „Heiße Sieben", Nr. 16 Lithium chloratum (Herzklopfen)
Herzklopfen, verstärkt in der Nacht Nr. 2 Calcium phosphoricum
Herzklopfen, starkes Nr. 16 Lithium chloratum
plötzlich auftretende Schmerzen *Nr. 3 Ferrum phosphoricum, Nr. 5 Kalium phosphoricum, Nr. 6 Kalium sulfuricum, Nr. 7 Magnesium phosphoricum, Nr. 11 Silicea
zur Stärkung Nr. 1 Calcium fluoratum, Nr. 2 Calcium phosphoricum, Nr. 5 Kalium phosphoricum, *Nr. 7 Magnesium phosphoricum, Nr. 8 Natrium chloratum, Nr. 11 Silicea, (+ Nr. 9 Natrium phosphoricum bei längerer Anwendung) ◆ *Die Mineralstoffkombination ist in der Anwendung als Cremegel besonders zu empfehlen.*

Heuschnupfen

▸ **Allergie**
Augen, rinnend oder trocken Nr. 8 Natrium chloratum ◆ *Die Verwendung von Augentropfen aus diesem Mineralstoff ist sehr zu empfehlen.*
Nase, rinnend oder trocken Nr. 8 Natrium chloratum ◆ *Die Verwendung von Nasentropfen aus diesem Mineralstoff ist sehr zu empfehlen.*

Hexenschuss – Lumbago

allgemein

▸ **Tab. 8.29** Einnahmeempfehlung bei Hexenschuss.

Mineralstoff		Stück/Tag
Nr. 1	Calcium fluoratum	7
Nr. 2	Calcium phosphoricum	20

▾

▲

Mineralstoff		Stück/Tag
Nr. 3	Ferrum phosphoricum	10
Nr. 5	Kalium phosphoricum	7
*Nr. 7	Magnesium phosphoricum	5 × „Heiße Sieben“
Nr. 8	Natrium chloratum	10
Nr. 9	Natrium phosphoricum	7
Nr. 11	Silicea	20
Nr. 22	Calcium carbonicum	7
Nr. 23	Natrium bicarbonicum	10

Die Mineralstoffkombination ist in der Anwendung als Cremegel besonders zu empfehlen.

als erste Hilfe „Heiße Sieben“ mehrmals zur Entspannung der Nerven einnehmen. Zur Entspannung der Muskeln kann auch Nr. 2 Calcium phosphoricum dazugegeben werden.

Hoden

Bruch Nr. 1 Calcium fluoratum, Nr. 11 Silicea

geschwollen, füllen sich mit Flüssigkeit Nr. 2 Calcium phosphoricum, Nr. 4 Kalium chloratum, Nr. 8 Natrium chloratum, *Nr. 10 Natrium sulfuricum, Nr. 11 Silicea ◆ *Die Mineralstoffkombination ist in der Anwendung als Cremegel besonders zu empfehlen.*

Hormone – zur Regulation

Nr. 2 Calcium phosphoricum, Nr. 4 Kalium chloratum, Nr. 13 Kalium arsenicosum, Nr. 19 Cuprum arsenicosum, Nr. 21 Zincum chloratum, Nr. 25 Aurum chloratum natronatum, Nr. 26 Selenium

Hörstörungen

allgemein – organisch Nr. 1 Calcium fluoratum, Nr. 3 Ferrum phosphoricum, Nr. 4 Kalium chloratum, Nr. 9 Natrium phosphoricum, Nr. 11 Silicea

Druck im Ohr Nr. 10 Natrium sulfuricum

Mittelohrentzündng *Nr. 3 Ferrum phosphoricum, Nr. 9 Natrium phosphoricum, Nr. 10 Natrium sulfuricum, Nr. 12 Calcium sulfuricum

Mittelohrschwellung Nr. 4 Kalium chloratum, Nr. 12 Calcium sulfuricum

Hornhaut – als Ablagerung von Hornstoff

▸ **Hautabsonderungen**

Hüftgelenk

allmähliche Bewegungseinschränkung Nr. 1 Calcium fluoratum, Nr. 2 Calcium phosphoricum, Nr. 7 Magnesium phosphoricum, *Nr. 9 Natrium phosphoricum, Nr. 11 Silicea, Nr. 22 Calcium carbonicum ◆ *Die Mineralstoffkombination ist in der Anwendung als Cremegel besonders zu empfehlen.*

Entzündung mit erhöhter Körpertemperatur Nr. 3 Ferrum phosphoricum ◆ *Auch als Cremegel.*
Knochenveränderungen

► **Tab. 8.30** Einnahmeempfehlung bei Knochenveränderungen.

Mineralstoff		Stück/Tag
Nr. 1	Calcium fluoratum	7
Nr. 2	Calcium phosphoricum	7
Nr. 7	Magnesium phosphoricum	7
Nr. 8	Natrium chloratum	10
Nr. 9	Natrium phosphoricum	10
Nr. 11	Silicea	7
Nr. 12	Calcium sulfuricum	7
Nr. 21	Zincum chloratum	10
Nr. 22	Calcium carbonicum	10

Die Mineralstoffkombination ist in der Anwendung als Cremegel besonders zu empfehlen. Bei Schmerzen, v.a. akuten, pochenden, müssen zusätzlich noch weitere 10 – 20 Stück von der Nr. 3 Ferrum phosphoricum genommen werden.

Knorpelveränderungen *Nr. 8 Natrium chloratum, Nr. 17 Manganum sulfuricum ◆ *Auch als Cremegel. Auch wenn es im Gelenk knackt, bei Gelenkgeräuschen.*
Schmerzen, akut Nr. 3 Ferrum phosphoricum ◆ *Auch als Salbe oder Cremegel.*
Schmerzen, chronisch Nr. 1 Calcium fluoratum, Nr. 2 Calcium phosphoricum, Nr. 8 Natrium chloratum, *Nr. 9 Natrium phosphoricum, Nr. 11 Silicea ◆ *Die Mineralstoffkombination ist in der Anwendung als Cremegel besonders zu empfehlen.*
Schmerz, pochender, klopfender mit lokaler Temperaturerhöhung Nr. 3 Ferrum phosphoricum ◆ *Auch als Cremegel.*

Hühnerauge

*Nr. 1 Calcium fluoratum, Nr. 8 Natrium chloratum, Nr. 13 Kalium arsenicosum ◆ *Die Mineralstoffkombination ist in der Anwendung als Cremegelmischung besonders zu empfehlen.*

Husten

abends schlimmer, Schleimrasseln, ohne Auswurf

► **Tab. 8.31** Einnahmeempfehlung bei schleimigem Husten.

Mineralstoff		Stück/Tag
Nr. 2	Calcium phosphoricum	7 – 10
Nr. 4	Kalium chloratum	10 – 20

▼

▲

Mineralstoff		Stück/Tag
Nr. 6	Kalium sulfuricum	10
Nr. 7	Magnesium phosphoricum	7
Nr. 8	Natrium chloratum	10
+ Nr. 10	Natrium sulfuricum (bei längerer Anwendung)	10

allgemein – weißer zäher Schleim Nr. 4 Kalium chloratum
Bronchitis

▶ **Tab. 8.32** Einnahmeempfehlung bei Bronchitis.

Mineralstoff		Stück/Tag
Nr. 2	Calcium phosphoricum	10
Nr. 3	Ferrum phosphoricum	20
Nr. 4	Kalium chloratum	30
Nr. 6	Kalium sulfuricum	10
Nr. 8	Natrium chloratum	10
Nr. 12	Calcium sulfuricum	10
+ Nr. 10	Natrium sulfuricum (bei längerer Einnahme)	10

Die Mineralstoffkombination ist in der Anwendung als Hustensalbe besonders zu empfehlen.

bellend Nr. 2 Calcium phosphoricum
krampfartig Nr. 2 Calcium phosphoricum, *Nr. 7 Magnesium phosphoricum
Reizhusten, trocken Nr. 2 Calcium phosphoricum, *Nr. 8 Natrium chloratum
Schleim bräunlich-gelb, ocker Nr. 6 Kalium sulfuricum
Schleim gelblich-grün Nr. 10 Natrium sulfuricum
Schleimstau, nach der Nacht Nr. 4 Kalium chloratum, Nr. 6 Kalium sulfuricum, *Nr. 8 Natrium chloratum ◆ *Die Mineralstoffkombination ist in der Anwendung als Salbe besonders zu empfehlen.*
trocken, ohne Schleim Nr. 3 Ferrum phosphoricum, *Nr. 8 Natrium chloratum, Nr. 13 Kalium arsenicosum

Hüsteln

hohes, ohne Räuspern Nr. 16 Lithium chloratum
als Räusperzwang Nr. 15 Kalium iodatum

Hyperaktivität

► **Tab. 8.33** Einnahmeempfehlung bei Hyperaktivität.

Mineralstoff		Spezieller Bedarf	Stück/Tag
*Nr. 2	Calcium phosphoricum	Existenzaufbau	10–20
Nr. 3	Ferrum phosphoricum	Verminderung der Reibung	10
Nr. 5	Kalium phosphoricum	innere Entlastung	10
Nr. 7	Magnesium phosphoricum	Verminderung der Spannung	7
Nr. 11	Silicea	Entspannung der Nerven	7
Nr. 12	Calcium sulfuricum	Rückkehr zu sich selbst	10
Nr. 13	Kalium arsenicosum	Stärkt Hypophyse, Wachstum	7–10
Nr. 21	Zincum chloratum	Nervenstärkung	10
Nr. 22	Calcium carbonicum	Linderung innerster Erschöpfung	7

Immunsystem

zur Stärkung

► **Tab. 8.34** Einnahmeempfehlung zur Stärkung des Immunsystems.

Mineralstoff		Stück/Tag
Nr. 3	Ferrum phosphoricum	7
Nr. 4	Kalium chloratum	7
Nr. 5	Kalium phosphoricum	10
Nr. 6	Kalium sulfuricum	7
Nr. 7	Magnesium phosphoricum	7
Nr. 9	Natrium phosphoricum	20
Nr. 21	Zincum chloratum	10
Nr. 23	Natrium bicarbonicum	10
Nr. 26	Selenium	10

Wesentlich für das Immunsystem ist die Absenkung des Säurespiegels. Die Säure frisst wertvolle Mineralstoffe, die zum Aufbau des Energie- bzw. Immunfeldes von großer Bedeutung sind.

Impffolgen

abschuppende Oberhaut auf klebrigem Untergrund Nr. 6 Kalium sulfuricum
Ausscheidungen nässend und grünlich-gelb Nr. 10 Natrium sulfuricum
Ausschlag Nr. 2 Calcium phosphoricum, *Nr. 4 Kalium chloratum, Nr. 10 Natrium sulfuricum ◆ *Auch als Salbe und Cremegel.*
bei eitrigen Prozessen Nr. 9 Natrium phosphoricum, Nr. 11 Silicea, *Nr. 12 Calcium sulfuricum

Impfung

allgemein zur Vorbeugung von Folgen Nr. 2 Calcium phosphoricum, Nr. 3 Ferrum phosphoricum, *Nr. 4 Kalium chloratum, Nr. 20 Kalium aluminium sulfuricum

Infertilität

Nr. 2 Calcium phosphoricum, Nr. 3 Ferrum phosphoricum, Nr. 5 Kalium phosphoricum, Nr. 8 Natrium chloratum, *Nr. 13 Kalium arsenicosum, Nr. 14 Kalium bromatum, Nr. 15 Kalium iodatum, *Nr. 21 Zincum chloratum, Nr. 22 Calcium carbonicum, Nr. 22 Calcium carbonicum, Nr. 25 Aurum chloratum natronatum, Nr. 26 Selenium

Inkontinenz – Stuhlabgang

*Nr. 1 Calcium fluoratum, Nr. 4 Kalium chloratum, Nr. 7 Magnesium phosphoricum, Nr. 10 Natrium sulfuricum, Nr. 22 Calcium carbonicum

Innere Unruhe

Nr. 7 Magnesium phosphoricum, *Nr. 14 Kalium bromatum, Nr. 21 Zincum chloratum

Insekten- und Bienenstiche

allgemein Nr. 2 Calcium phosphoricum, Nr. 3 Ferrum phosphoricum, Nr. 4 Kalium chloratum, *Nr. 8 Natrium chloratum + Nr. 10 Natrium sulfuricum, wenn der Stich juckt
◆ *Innerlich und äußerlich anzuwenden. Bei starken Reaktionen äußerlich einen Brei auflegen, da die Salbe weniger Wirkstoffe enthält. Die Nr. 2 ist für die Verarbeitung der eingedrungenen fremden Eiweißsubstanzen notwendig.*
Insektenstich, alt, bläulich-rot, auch juckend Nr. 10 Natrium sulfuricum, Nr. 12 Calcium sulfuricum

Ischias

allgemein

▶ **Tab. 8.35** Einnahmeempfehlung bei Ischias.

Mineralstoff		Stück/Tag
Nr. 1	Calcium fluoratum	7
Nr. 2	Calcium phosphoricum	10
Nr. 3	Ferrum phosphoricum	10
Nr. 7	Magnesium phosphoricum	2 × „Heiße Sieben“
Nr. 8	Natrium chloratum	7
Nr. 9	Natrium phosphoricum	7
Nr. 11	Silicea	20
Nr. 19	Cuprum arsenicosum	7

Zur Kräftigung der Wirbelsäule und Vorbeugung, als Mineralstoffmischung innerlich und als Cremegel äußerlich.

Ausstrahlung der Schmerzen in die Hüften Nr. 5 Kalium phosphoricum, *Nr. 9 Natrium phosphoricum, Nr. 11 Silicea
Belastung der Nervenfasern durch Ablagerungen Nr. 5 Kalium phosphoricum, *Nr. 9 Natrium phosphoricum, Nr. 11 Silicea, Nr. 21 Zincum chloratum
bei Schmerzen mit erhöhter Temperatur Nr. 3 Ferrum phosphoricum
reißende Schmerzen, die in die Beine ausstrahlen Nr. 2 Calcium phosphoricum, Nr. 7 Magnesium phosphoricum als „Heiße Sieben", Nr. 8 Natrium chloratum, Nr. 10 Natrium sulfuricum
schießender Schmerz, der immer wieder Pausen macht Nr. 7 Magnesium phosphoricum

Jetlag

als Folge der Zeitumstellung nach einer Flugreise

► **Tab. 8.36** Einnahmeempfehlung bei Jetlag.

Mineralstoff		Stück/Tag
Nr. 1	Calcium fluoratum	7
Nr. 3	Ferrum phosphoricum	20
Nr. 5	Kalium phosphoricum	20
Nr. 7	Magnesium phosphoricum	3 – 5 × „Heiße Sieben"
Nr. 8	Natrium chloratum	10
Nr. 25	Aurum chloratum natronatum	10

Juckreiz

Ausscheidung von Schlacken über die Haut Nr. 10 Natrium sulfuricum
► **Haut**
bei Hautjucken das Hauptmittel Nr. 7 Magnesium phosphoricum *Innerlich und äußerlich!*
Juckreiz am After *Nr. 6 Kalium sulfuricum, Nr. 8 Natrium chloratum, Nr. 9 Natrium phosphoricum, Nr. 10 Natrium sulfuricum ◆ *Die Mineralstoffkombination ist in der Anwendung als Cremegel besonders zu empfehlen.*
bei heftigem Juckreiz, wenn andere Mineralstoffe nicht helfen Nr. 13 Kalium arsenicosum

Kallusbildung

► **Knochenbruch**

Karies

zur Vorbeugung Nr. 1 Calcium fluoratum, *Nr. 2 Calcium phosphoricum, Nr. 8 Natrium chloratum, Nr. 11 Silicea

Keuchhusten

Cave

Arzt

▶ **Tab. 8.37** Einnahmeempfehlung bei Keuchhusten.

Mineralstoff		Stück/Tag
Nr. 2	Calcium phosphoricum	7
Nr. 3	Ferrum phosphoricum	10–20
Nr. 4	Kalium chloratum	10
Nr. 5	Kalium phosphoricum	10
Nr. 7	Magnesium phosphoricum	„Heiße Sieben“
Nr. 8	Natrium chloratum	10

Kiefer

beim Kauen Gelenkgeräusche: Knarren, Schaben Nr. 2 Calcium phosphoricum, Nr. 7 Magnesium phosphoricum, *Nr. 8 Natrium chloratum ◆ *Die Mineralstoffkombination ist in der Anwendung als Cremegel besonders zu empfehlen.*

Kiefergelenk ▶ Arthrose

Kieferhöhle – Schmerzen Nr. 3 Ferrum phosphoricum

Kiefersperre Nr. 2 Calcium phosphoricum, *Nr. 7 Magnesium phosphoricum als „Heiße Sieben“

Vereiterung Nr. 4 Kalium chloratum, Nr. 9 Natrium phosphoricum, Nr. 11 Silicea, *Nr. 12 Calcium sulfuricum

Kinderkrankheiten

▶ **Tab. 8.38** Einnahmeempfehlung bei Kinderkrankheiten – nach Stadien aufgeteilt.

Stadium der Kinderkrankheit	Mineralstoff		Stück/Tag
1. Stadium so lange der Organismus mit der Krankheit kämpft	Nr. 3	Ferrum phosphoricum	10–20
2. Stadium bei Gefahr, dass sich die Krankheit im Körper festsetzt	Nr. 4	Kalium chloratum	10–20
3. Stadium wenn sich die Krankheit im Körper festgesetzt hat, chronische Krankheiten	Nr. 6 Nr. 10	Kalium sulfuricum Natrium sulfuricum	20 10

► **bei den entsprechenden Kinderkrankheiten**[9]

Wiederaufbau nach den Krankheiten Der Wiederaufbau nach einer Krankheit wird durch die nachfolgenden Mineralstoffe besonders gefördert (► **Tab. 8.39**).

► **Tab. 8.39** Einnahmeempfehlung zum Wiederaufbau.

Mineralstoff		spezieller Bedarf	Stück/Tag
Nr. 2	Calcium phosphoricum	Eiweißaufbau	10–20
Nr. 3	Ferrum phosphoricum	Immunfeld	10–20
Nr. 5	Kalium phosphoricum	Energie	10
Nr. 8	Natrium chloratum	Neubildung von Gewebe	20

Klimakterium

► **Wechseljahre**

Knickfuß, „Schlottergelenk“

wenn der Knöchel leicht einknickt * Nr. 1 Calcium fluoratum, Nr. 5 Kalium phosphoricum, Nr. 8 Natrium chloratum, Nr. 11 Silicea, Nr. 22 Calcium carbonicum (+Nr. 9 Natrium phosphoricum bei längerer Einnahme) ◆ *Die Mineralstoffkombination ist in der Anwendung als Cremegel besonders zu empfehlen.*

Knie

Entzündung Nr. 3 Ferrum phosphoricum ◆ *Auch als Cremegel.*

► **Gelenke**

Kniegelenkarthrose – Deformation ► **Arthrose**

Schmerzen Nr. 1 Calcium fluoratum, Nr. 2 Calcium phosphoricum, Nr. 3 Ferrum phosphoricum, Nr. 8 Natrium chloratum, *Nr. 9 Natrium phosphoricum, Nr. 11 Silicea

Knochen

Aufbau Nr. 1 Calcium fluoratum, Nr. 2 Calcium phosphoricum, Nr. 5 Kalium phosphoricum, Nr. 7 Magnesium phosphoricum, Nr. 8 Natrium chloratum, Nr. 11 Silicea ◆ *Die Mineralstoffkombination ist in der Anwendung als Cremegel besonders zu empfehlen.*

bei Entkalkung der Knochen – brüchig *Nr. 2 Calcium phosphoricum, Nr. 9 Natrium phosphoricum

für die Härte der Knochen sorgt Nr. 1 Calcium fluoratum, Nr. 7 Magnesium phosphoricum

zusätzlich bei Knochenbeschwerden Nr. 22 Calcium carbonicum

Überbeine *Nr. 1 Calcium fluoratum, Nr. 11 Silicea

Knochenbrüche

als erste Hilfe und gegen Schmerzen Nr. 3 Ferrum phosphoricum

Kallusbildung wird gefördert durch Nr. 1 Calcium fluoratum, *Nr. 2 Calcium phos-

9 Feichtinger T, Niedan-Feichtinger S: Schüßler-Salze für Ihr Kind. Heidelberg: Karl F. Haug; 2001.

phoricum, Nr. 7 Magnesium phosphoricum, Nr. 11 Silicea ◆ *Die Mineralstoffkombination ist in der Anwendung als Cremegel besonders zu empfehlen.*
Schmerzen an alten Bruchstellen Nr. 8 Natrium chloratum, Nr. 9 Natrium phosphoricum, *Nr. 11 Silicea, Nr. 22 Calcium carbonicum ◆ *Die Mineralstoffkombination ist in der Anwendung als Cremegel besonders zu empfehlen.*
für das Zusammenwachsen Nr. 1 Calcium fluoratum, *Nr. 2 Calcium phosphoricum, Nr. 11 Silicea ◆ *Die Mineralstoffkombination ist in der Anwendung als Cremegel besonders zu empfehlen.*

Knochenwachstum

▶ **Wachstum**

Knorpel

Aufbau Nr. 5 Kalium phosphoricum, *Nr. 8 Natrium chloratum, Nr. 17 Manganum sulfuricum, Nr. 19 Cuprum arsenicosum, Nr. 21 Zincum chloratum
Gelenkgeräusche, wenn der Knorpel reibt Nr. 8 Natrium chloratum
Geschwulst, wenn der Knorpel aufgetrieben ist ▶ Gicht ▶ Rheumatismus
*Nr. 8 Natrium chloratum, Nr. 9 Natrium phosphoricum, Nr. 11 Silicea
Knorpelschäden Nr. 8 Natrium chloratum, Nr. 17 Manganum sulfuricum

Knollennase, Rhinophym

Nr. 1 Calcium fluoratum, *Nr. 10 Natrium sulfuricum, Nr. 12 Calcium sulfuricum ◆ *Die Mineralstoffkombination ist in der Anwendung als Cremegelmischung besonders zu empfehlen.*

Knoten

auf der Brust – Drüsen – weich

*Nr. 4 Kalium chloratum, Nr. 9 Natrium phosphoricum, *Nr. 12 Calcium sulfuricum ◆ *Die Mineralstoffkombination ist in der Anwendung als Cremegelmischung besonders zu empfehlen.*

> **Cave**
>
> **Arzt**

auf der Brust – verhärtet

Nr. 1 Calcium fluoratum, Nr. 5 Kalium phosphoricum, Nr. 8 Natrium chloratum, Nr. 12 Calcium sulfuricum ◆ *Die Mineralstoffkombination ist in der Anwendung als Cremegelmischung besonders zu empfehlen.*

> **Cave**
>
> **Arzt**

Koliken

allgemein, auch bei Steinkolik Nr. 7 Magnesium phosphoricum als „Heiße Sieben"
▸ **Blähungen**

Konzentrationsschwäche – in der Schule

▸ **Lernen**

Kopfgrind

▸ **Milchschorf**

Kopfhaut – Schuppen

Nr. 8 Natrium chloratum
▸ **Haare**

Kopfschmerzen

allgemein

▸ **Tab. 8.40** Einnahmeempfehlung bei akuten Kopfschmerzen.

Mineralstoff		Stück/Tag
Nr. 2	Calcium phosphoricum	10 – 20
Nr. 3	Ferrum phosphoricum	20
Nr. 5	Kalium phosphoricum	10
Nr. 6	Kalium sulfuricum	10
Nr. 7	Magnesium phosphoricum	3 – 5 × „Heiße Sieben"
Nr. 8	Natrium chloratum	10
Nr. 10	Natrium sulfuricum	20

als Folge übermäßigen Alkoholgenusses, Katerkopfschmerz Nr. 10 Natrium sulfuricum
an der Schläfe Nr. 11 Silicea
begleitet von einem Gefühl, als läge ein Ring um den Kopf Nr. 11 Silicea
dumpf, als Folge eines Flüssigkeitsmangels Nr. 8 Natrium chloratum
einseitige migräneartige Schmerzen *Nr. 7 Magnesium phosphoricum, Nr. 8 Natrium chloratum, Nr. 11 Silicea
gegen Abend und in der Wärme verstärkt Nr. 6 Kalium sulfuricum, Nr. 8 Natrium chloratum, Nr. 10 Natrium sulfuricum
hinter der Stirn Nr. 10 Natrium sulfuricum, Nr. 11 Silicea
klopfend, pochend Nr. 3 Ferrum phosphoricum
Kopfschmerzen der Kinder (evtl. beginnende Krankheit) Nr. 3 Ferrum phosphoricum ◆ *Wenn sie erschöpft von der Schule nach Hause kommen, benötigen sie auch noch Nr. 5 Kalium phosphoricum.*

Migräne – beginnend

▶ **Tab. 8.41** Einnahmeempfehlung bei Migräne.

Mineralstoff		Stück/Tag
Nr. 1	Calcium fluoratum	10
Nr. 2	Calcium phosphoricum	20–30
Nr. 7	Magnesium phosphoricum	als „Heiße Sieben" jede viertel bis halbe Stunde
Nr. 10	Natrium sulfuricum	20
Nr. 14	Kalium bromatum	10

schießend, bohrend, stechend Nr. 7 Magnesium phosphoricum
Spannungskopfschmerz Nr. 2 Calcium phosphoricum
verbunden mit Verspannungen, Koliken, Muskelverkrampfungen Nr. 7 Magnesium phosphoricum als „Heiße Sieben"
vom Nacken aus über den Hinterkopf ausstrahlend – Spannungskopfschmerz *Nr. 2 Calcium phosphoricum, Nr. 7 Magnesium phosphoricum, Nr. 8 Natrium chloratum
von Galle-Erbrechen (grün) begleitet Nr. 3 Ferrum phosphoricum, Nr. 7 Magnesium phosphoricum, *Nr. 10 Natrium sulfuricum

Krämpfe, Muskeln, Waden

Nr. 2 Calcium phosphoricum, Nr. 7 Magnesium phosphoricum, Nr. 9 Natrium phosphoricum

Krämpfe – Husten

*Nr. 2 Calcium phosphoricum, Nr. 3 Ferrum phosphoricum, Nr. 7 Magnesium phosphoricum, *Nr. 8 Natrium chloratum

Krampfadern, Hämorrhoiden, Varizen, Couperose

allgemein

▶ **Tab. 8.42** Einnahmeempfehlung bei Krampfadern, Hämorrhoiden, usw.

Mineralstoff		Stück/Tag
Nr. 1	Calcium fluoratum	7
Nr. 3	Ferrum phosphoricum	10
Nr. 4	Kalium chloratum	7
Nr. 9	Natrium phosphoricum	10
Nr. 11	Silicea	7

Die Mineralstoffkombination ist in der Anwendung als Cremegelmischung besonders zu empfehlen.

durch schleimige Absonderungen bedeckt Nr. 8 Natrium chloratum
wenn Blutungen auftreten *Nr. 3 Ferrum phosphoricum, Nr. 4 Kalium chloratum, Nr. 5 Kalium phosphoricum
Förderung der Rückbildung durch Nr. 1 Calcium fluoratum, Nr. 11 Silicea
juckend Nr. 7 Magnesium phosphoricum
wenn Knoten oder Verhärtungen auftreten *Nr. 1 Calcium fluoratum, Nr. 12 Calcium sulfuricum
Schmerzen Nr. 1 Calcium fluoratum, Nr. 3 Ferrum phosphoricum
bei Stauung Nr. 10 Natrium sulfuricum

Krämpfe

► **Fieber**

Fieberkrämpfe hysterisch – durch nervliche oder gefühlsmäßige Überspannung mit Verkrampfung der Muskeln *Nr. 7 Magnesium phosphoricum, Nr. 8 Natrium chloratum, Nr. 19 Cuprum arsenicosum
kurz und schmerzhaft – kolikartig Nr. 7 Magnesium phosphoricum
Muskelkrämpfe *Nr. 2 Calcium phosphoricum, Nr. 9 Natrium phosphoricum
Wadenkrämpfe *Nr. 2 Calcium phosphoricum, Nr. 7 Magnesium phosphoricum, Nr. 9 Natrium phosphoricum

Krampfhusten

► **Husten**

Kreislauf

Insuffizienz und Unregelmäßigkeiten Nr. 2 Calcium phosphoricum, *Nr. 5 Kalium phosphoricum, Nr. 7 Magnesium phosphoricum, Nr. 8 Natrium chloratum
Schwäche – mit leichtem Schwindelgefühl verknüpft Nr. 2 Calcium phosphoricum, Nr. 3 Ferrum phosphoricum, *Nr. 5 Kalium phosphoricum, Nr. 7 Magnesium phosphoricum, Nr. 8 Natrium chloratum

Kreuzschmerzen

allgemein ► **Rücken**

► **Tab. 8.43** Einnahmeempfehlung für den Rücken

Mineralstoff		Stück/Tag
Nr. 1	Calcium fluoratum	7
Nr. 2	Calcium phosphoricum	10
Nr. 3	Ferrum phosphoricum	10
Nr. 8	Natrium chloratum	10
Nr. 9	Natrium phosphoricum	20
Nr. 11	Silicea	10
Nr. 22	Calcium carbonicum	7

Die Mineralstoffkombination ist in der Anwendung als Cremegelmischung besonders zu empfehlen.

Ischiasschmerzen ▸ Ischias

Kropf – Struma

▸ **Schilddrüse**

Kürettage – Wundschmerz danach

Nr. 3 Ferrum phosphoricum, Nr. 4 Kalium chloratum, Nr. 5 Kalium phosphoricum, Nr. 8 Natrium chloratum, Adler Ortho Nr. 5

Kurzsichtigkeit – zur Unterstützung der Augen

*Nr. 2 Calcium phosphoricum, Nr. 9 Natrium phosphoricum, Nr. 11 Silicea

Lageveränderung

▸ **Gebärmutter**

▸ **Organverlagerung**

Lampenfieber – wenn jemand leicht aufgeregt ist

Nr. 7 Magnesium phosphoricum

Lärmempfindlichkeit

Nr. 11 Silicea (+ Nr. 9 Natrium phosphoricum bei längerer Einnahme)

Leber

allgemein – zur Stärkung Nr. 4 Kalium chloratum, Nr. 6 Kalium sulfuricum, *Nr. 10 Natrium sulfuricum, evtl. Nr. 20 Kalium aluminium sulfuricum, Nr. 26 Selenium ◆ *Die Mineralstoffkombination ist in der Anwendung als Cremegel besonders zu empfehlen.*

▸ **Gelbsucht – Hepatitis**

Schwellung *Nr. 4 Kalium chloratum, Nr. 6 Kalium sulfuricum, Nr. 7 Magnesium phosphoricum, *Nr. 10 Natrium sulfuricum, Nr. 26 Selenium ◆ *Die Mineralstoffkombination ist in der Anwendung als Cremegel besonders zu empfehlen.*

Leisten

▸ **Bruch**

Lernen

Antriebsschwäche *Nr. 5 Kalium phosphoricum, Nr. 8 Natrium chloratum, Nr. 14 Kalium bromatum, Nr. 17 Manganum sulfuricum

Konzentrationsschwäche Nr. 3 Ferrum phosphoricum ◆ *Durch die Gaben von Nr. 3 Ferrum phosphoricum wird die Sauerstoffversorgung im Gehirn verstärkt, wodurch die Leistungsfähigkeit wieder zunimmt.*

Lernmischung – allgemein

► **Tab. 8.44** Einnahmeempfehlung für Lernschwierigkeiten.

Mineralstoff		Stück/Tag
Nr. 3	Ferrum phosphoricum	10
Nr. 5	Kalium phosphoricum	10
Nr. 6	Kalium sulfuricum	10
Nr. 8	Natrium chloratum	10
+ Nr. 10	Natrium sulfuricum (bei längerer Einnahme)	10

Die Mischung kann so oft wie benötigt eingenommen werden.

Lernschwäche älterer Menschen Nr. 3 Ferrum phosphoricum, Nr. 5 Kalium phosphoricum, Nr. 8 Natrium chloratum
Prüfungsangst – Prüfungsstress Nr. 7 Magnesium phosphoricum als „Heiße Sieben"
Vergesslichkeit Nr. 20 Kalium aluminium sulfuricum

Lichtempfindlichkeit

allgemein

► **Tab. 8.45** Einnahmeempfehlung bei Lichtempfindlichkeit.

Mineralstoff		Stück/Tag
Nr. 3	Ferrum phosphoricum	5
Nr. 8	Natrium chloratum	5
Nr. 9	Natrium phosphoricum	7
Nr. 11	*Silicea	10–20
Nr. 21	Zincum chloratum	10

durch eine Bindehautentzündung ► **Bindehautentzündung** *Nr. 3 Ferrum phosphoricum, Nr. 4 Kalium chloratum

Lid

► **Augen** ► **Augenlid**
► **Gersten- oder Hagelkorn**
Lidschwellung ► **Augenlider, geschwollene**
►**Augenlid – Verschluss, verklebt**
► **Augenlid – Zuckungen der Lider**

Lippen

aufgesprungene Lippen *Nr. 1 Calcium fluoratum, Nr. 3 Ferrum phosphoricum, Nr. 8 Natrium chloratum, Nr. 11 Silicea ◆ *Die Mineralstoffkombination ist in der Anwendung als Cremegel besonders zu empfehlen.*

Bläschen Nr. 7 Magnesium phosphoricum, *Nr. 8 Natrium chloratum, Nr. 10 Natrium sulfuricum
blaue Lippen

Cave

Hinweis: Unter Umständen kann ein Zusammenhang mit dem Herz bestehen!

Nr. 1 Calcium fluoratum
Blutleere in den Lippen – blasse Lippen Nr. 2 Calcium phosphoricum
rissige Lippen *Nr. 1 Calcium fluoratum, Nr. 3 Ferrum phosphoricum, Nr. 11 Silicea (+Nr. 9 Natrium phosphoricum bei längerer Einnahme) ◆ *Die Mineralstoffkombination ist in der Anwendung als Cremegel besonders zu empfehlen.*

Lungenverschleimung

▶ **Husten**
bei Säuglingen Nr. 3 Ferrum phosphoricum, Nr. 4 Kalium chloratum (in hohen Dosen: 20 bis 30 Stück/Tag), Nr. 7 Magnesium phosphoricum

Lymphdrüsen

Entzündung Nr. 2 Calcium phosphoricum, *Nr. 3 Ferrum phosphoricum, Nr. 4 Kalium chloratum, Nr. 9 Natrium phosphoricum, Nr. 12 Calcium sulfuricum
Schwellung – Lymphknotenschwellung

▶ **Tab. 8.46** Einnahmeempfehlung bei Lymphknotenschwellung.

Mineralstoff		Stück/Tag
Nr. 2	Calcium phosphoricum	10
Nr. 4	Kalium chloratum	10
Nr. 7	Magnesium phosphoricum	10
Nr. 9	Natrium phosphoricum	20
Nr. 10	Natrium sulfuricum	20
Nr. 12	Calcium sulfuricum	10

Äußere Anwendung! Die Mineralstoffkombination ist in der Anwendung als Cremegel besonders zu empfehlen.

Lymphstau

in den Beinen Nr. 1 Calcium fluoratum (für die elastische Pumpbewegung der Lymphgefäße), Nr. 4 Kalium chloratum, *Nr. 9 Natrium phosphoricum, Nr. 10 Natrium sulfuricum ◆ *Die Mineralstoffkombination ist in der Anwendung als Cremegel besonders zu empfehlen.*
infolge Infektionsabwehr *Nr. 3 Ferrum phosphoricum, Nr. 5 Kalium phosphoricum, Nr. 9 Natrium phosphoricum, Nr. 10 Natrium sulfuricum ◆ *Die Mineralstoffkombination*

ist in der Anwendung als Cremegel besonders zu empfehlen.
im Körper – allgemein *Nr. 9 Natrium phosphoricum, Nr. 10 Natrium sulfuricum ◆ *Die Mineralstoffkombination ist in der Anwendung als Cremegel besonders zu empfehlen.*
geschwollene Lymphe infolge eines Säureüberschusses *Nr. 9 Natrium phosphoricum, Nr. 12 Calcium sulfuricum, Nr. 23 Natrium bicarbonicum

Magen

Blutungen Nr. 2 Calcium phosphoricum, *Nr. 3 Ferrum phosphoricum, Nr. 5 Kalium phosphoricum, Nr. 13 Kalium arsenicosum
► **Erbrechen**
Geschwür – Ulkus, auch Zwölffingerdarmgeschwür Nr. 5 Kalium phosphoricum, Nr. 8 Natrium chloratum, *Nr. 9 Natrium phosphoricum, Nr. 11 Silicea, Nr. 12 Calcium sulfuricum
nervöser Magen *Nr. 7 Magnesium phosphoricum, Nr. 8 Natrium chloratum, Nr. 9 Natrium phosphoricum
fehlender Magensaft Nr. 8 Natrium chloratum
Schleimhautentzündung ► Gastritis
als ob ein Stein im Magen liege Nr. 8 Natrium chloratum
Unruhe in der Magen- und Lebergegend *Nr. 7 Magnesium phosphoricum, Nr. 9 Natrium phosphoricum, Nr. 10 Natrium sulfuricum
Verlagerung – Senkung *Nr. 1 Calcium fluoratum, Nr. 11 Silicea
Völlegefühl ► Pankreas Nr. 6 Kalium sulfuricum

Magersucht

Cave

Arzt

► **Tab. 8.47** Begleitende Einnahmeempfehlung bei Magersucht.

Mineralstoff		spezieller Bedarf	Stück/Tag
Nr. 1	Calcium fluoratum	Schutz nach außen	10
Nr. 2	Calcium phosphoricum	Substanzbildung	20
Nr. 3	Ferrum phosphoricum	Auseinandersetzungsfähigkeit mit der Welt	10
Nr. 4	Kalium chloratum	Harmonisierung des Gefühlshaushaltes	10
Nr. 5	Kalium phosphoricum	Aufbau der Energie	10
Nr. 6	Kalium sulfuricum	Stärkung der Verdauungskraft	7
Nr. 7	Magnesium phosphoricum	Entlastung der inneren Spannung	als „Heiße Sieben“
Nr. 8	Natrium chloratum	Aufbau von Gewebe	10
Nr. 9	Natrium phosphoricum	Abbau von Säuren	10

▼

▲

Mineralstoff		spezieller Bedarf	Stück/Tag
Nr. 10	Natrium sulfuricum	Abbau von Schlacken	10
Nr. 11	Silicea	Aufbau von Bindegewebe	7
Nr. 12	Calcium sulfuricum	Verbindung der Innenwelt mit der Außenwelt	7

Mandelentzündung

allgemein *Nr. 3 Ferrum phosphoricum, Nr. 4 Kalium chloratum, Nr. 9 Natrium phosphoricum, Nr. 12 Calcium sulfuricum

begleitet von dickem, farblosem, schleimigem Belag Nr. 9 Natrium phosphoricum

begleitet von eitrigem Belag, wie bei eitriger Angina Nr. 9 Natrium phosphoricum, Nr. 11 Silicea, *Nr. 12 Calcium sulfuricum ◆ *Manchmal reicht die Nr. 12 Calcium sulfuricum allein.*

begleitet von üblem Mundgeruch Nr. 5 Kalium phosphoricum ◆ *Sollte häufig gegeben werden, da durch den Mangel an Nr. 5 unter anderem eine ziemliche Erschöpfung angezeigt wird.*

mit erhöhter Temperatur Nr. 3 Ferrum phosphoricum

wenn die Mandeln chronisch geschwollen sind Nr. 7 Magnesium phosphoricum, *Nr. 9 Natrium phosphoricum, Nr. 11 Silicea, Nr. 12 Calcium sulfuricum

Masern

► **Tab. 8.48** Einnahmeempfehlung bei Masern.

Mineralstoff		spezieller Bedarf	Stück/Tag
Nr. 3	Ferrum phosphoricum	Entzündung	10–20
Nr. 4	Kalium chloratum	Drüsen	10
Nr. 5	Kalium phosphoricum	bei hohem Fieber	alle 15 Min.
Nr. 6	Kalium sulfuricum	Abschuppung	10
Nr. 8	Natrium chloratum	Wasserhaushalt, bei hohem Fieber	10

Beginn der Krankheit und wenn sich der Organismus damit auseinandersetzt Nr. 3 Ferrum phosphoricum, Nr. 4 Kalium chloratum

bei fortschreitender Krankheit im Wechsel mit folgenden Mineralstoffen Nr. 4 Kalium chloratum, Nr. 7 Magnesium phosphoricum

bei hohem Fieber ► hohes Fieber, über 38,8° C

im Abklingen der Krankheit, zur Unterstützung des Abschuppungsprozesses Nr. 6 Kalium sulfuricum, Nr. 10 Natrium sulfuricum, *Nr. 5 Kalium phosphoricum, Nr. 8 Natrium chloratum ◆ *Die Nr. 5 sollte in rascher Folge gegeben werden. Wenn das hohe Fieber zurückgeht, zusätzlich die Nr. 8 geben.*

zur allgemeinen Stärkung nach der Krankheit *Nr. 2 Calcium phosphoricum, Nr. 3 Ferrum phosphoricum, Nr. 5 Kalium phosphoricum, Nr. 8 Natrium chloratum

Melancholie

depressive Verstimmung Nr. 2 Calcium phosphoricum, Nr. 6 Kalium sulfuricum, Nr. 7 Magnesium phosphoricum, Nr. 9 Natrium phosphoricum, Nr. 14 Kalium bromatum, *Nr. 15 Kalium iodatum, Nr. 16 Lithium chloratum, (+ Nr. 10 Natrium sulfuricum bei längerer Anwendung)
Niedergedrücktheit – Gemütsverstimmung, begleitet von einer gewissen Gereiztheit mit Neigung zu Übererregtheit Nr. 5 Kalium phosphoricum, Nr. 8 Natrium chloratum, Nr. 9 Natrium phosphoricum, Nr. 11 Silicea, *Nr. 14 Kalium bromatum
Niedergedrücktheit – Gemütsverstimmung, begleitet von großen Angstgefühlen verbunden mit andauernder Unruhe *Nr. 2 Calcium phosphoricum, Nr. 9 Natrium phosphoricum, Nr. 14 Kalium bromatum, Nr. 15 Kalium iodatum
Niedergedrücktheit – Gemütsverstimmung, begleitet von innerer Unruhe *Nr. 14 Kalium bromatum, Nr. 15 Kalium iodatum
Niedergedrücktheit – Gemütsverstimmung, zur Stärkung und zur Kräftigung Nr. 5 Kalium phosphoricum, Nr. 8 Natrium chloratum

Menarche

Nr. 2 Calcium phosphoricum, Nr. 3 Ferrum phosphoricum, Nr. 4 Kalium chloratum, Nr. 7 Magnesium phosphoricum, Nr. 11 Silicea, Nr. 12 Calcium sulfuricum, Nr. 13 Kalium arsenicosum, Nr. 15 Kalium iodatum (+ Nr. 9 Natrium phosphoricum bei längerer Einnahme)

Meniskus

Verletzung Nr. 1 Calcium fluoratum, Nr. 2 Calcium phosphoricum, Nr. 3 Ferrum phosphoricum, Nr. 4 Kalium chloratum, *Nr. 8 Natrium chloratum, Nr. 11 Silicea ◆ *Die Mineralstoffkombination ist in der Anwendung als Cremegel besonders zu empfehlen.*

Menopause

▸ **Wechseljahre**

Menstruation

begleitet von kolikartigen, krampfartigen Schmerzen, besonders zu Beginn Nr. 2 Calcium phosphoricum, *Nr. 7 Magnesium phosphoricum, Nr. 10 Natrium sulfuricum
begleitet von Kopfschmerzen Nr. 3 Ferrum phosphoricum, Nr. 8 Natrium chloratum, Nr. 10 Natrium sulfuricum, *Nr. 7 Magnesium phosphoricum als „Heiße Sieben“
bei starken Blutungen – akut *Nr. 1 Calcium fluoratum, Nr. 2 Calcium phosphoricum, Nr. 3 Ferrum phosphoricum, Nr. 5 Kalium phosphoricum, Nr. 11 Silicea, Nr. 12 Calcium sulfuricum
wenn sie zu früh kommt und zu lange dauert Nr. 2 Calcium phosphoricum
zu starke Monatsblutung – Menorrhagie – vorsorgend *Nr. 1 Calcium fluoratum, Nr. 3 Ferrum phosphoricum, Nr. 2 Calcium phosphoricum, Nr. 10 Natrium sulfuricum
Zwischenblutungen *Nr. 1 Calcium fluoratum, Nr. 7 Magnesium phosphoricum, Nr. 11 Silicea, Nr. 13 Kalium arsenicosum

Migräne

▸ **Kopfschmerzen**

Milchschorf

allgemein – Abschuppung auf klebrigem Untergrund *Nr. 4 Kalium chloratum, Nr. 6 Kalium sulfuricum, (bei längerer Anwendung + Nr. 10 Natrium sulfuricum)
bei starker Abschuppung auf klebrigem Untergrund Nr. 6 Kalium sulfuricum
bei Neugeborenen Nr. 2 Calcium phosphoricum, Nr. 4 Kalium chloratum, Nr. 6 Kalium sulfuricum, Nr. 8 Natrium chloratum, Nr. 9 Natrium phosphoricum, (bei längerer Anwendung + Nr. 10 Natrium sulfuricum)

Milchunverträglichkeit der Säuglinge

*Nr. 2 Calcium phosphoricum, Nr. 4 Kalium chloratum, Nr. 9 Natrium phosphoricum

> **Cave**
> **Arzt**

Mitesser

allgemein Nr. 9 Natrium phosphoricum

Mittelohr

▶ **Ohrerkrankungen**

Müdigkeit

„Durchhänger" Nr. 9 Natrium phosphoricum
Ermüdung beim Autofahren

▶ **Tab. 8.49** Einnahmeempfehlung für Anstrengungen beim Autofahren – Autofahrermischung.

Mineralstoff		Stück/Tag
Nr. 3	Ferrum phosphoricum	20
Nr. 5	Kalium phosphoricum	20
Nr. 6	Kalium sulfuricum	20
Nr. 8	Natrium chloratum	20
Nr. 9	Natrium phosphoricum	20

Die Mischung kann so oft eingenommen werden wie notwendig. Die Einnahme neben dem Autofahren ist sehr leicht möglich.

Erschöpfung Nr. 2 Calcium phosphoricum, *Nr. 5 Kalium phosphoricum, Nr. 22 Calcium carbonicum
Müdigkeit durch Sauerstoffmangel, vorwiegend am späten Nachmittag Nr. 3 Ferrum phosphoricum, *Nr. 6 Kalium sulfuricum
Müdigkeit durch Übersäuerung Nr. 9 Natrium phosphoricum

Mumps

► **Tab. 8.50** Einnahmeempfehlung bei Mumps.

Mineralstoff		spezieller Bedarf	Stück/Tag
Nr. 3	Ferrum phosphoricum	bei leichtem Fieber	10–20
Nr. 4	Kalium chloratum	Drüsenschwellung	10–20
Nr. 5	Kalium phosphoricum	Vermeidung von unangenehmem Mundgeruch	7
Nr. 8	Natrium chloratum	Speichelfluss	10

allgemein Nr. 3 Ferrum phosphoricum, Nr. 4 Kalium chloratum, Nr. 8 Natrium chloratum, Nr. 9 Natrium phosphoricum
begleitet von Mundgeruch Nr. 5 Kalium phosphoricum
verbunden mit einem Geruch nach Käse aus dem Ohr Nr. 4 Kalium chloratum, Nr. 6 Kalium sulfuricum, Nr. 7 Magnesium phosphoricum, *Nr. 9 Natrium phosphoricum
verbunden mit starkem Speichelfluss Nr. 8 Natrium chloratum
wenn Gefahr besteht, dass die Drüsen verhärten (Neigung, Anlage) Nr. 1 Calcium fluoratum, Nr. 12 Calcium sulfuricum

Mund

Mundfäule Nr. 3 Ferrum phosphoricum, *Nr. 5 Kalium phosphoricum, Nr. 8 Natrium chloratum, Nr. 12 Calcium sulfuricum
Mundsperre ► Kiefersperre
Mund ausgetrocknet; wenig Speichel oder Verlust des Speichels *Nr. 8 Natrium chloratum, Nr. 13 Kalium arsenicosum, Nr. 20 Kalium aluminium sulfuricum

Mundbläschen

► Aphthen

Mundgeruch

übel riechend Nr. 5 Kalium phosphoricum

Mundwinkel

Entzündung – eingerissen Nr. 1 Calcium fluoratum, *Nr. 3 Ferrum phosphoricum
Zucken der Mundwinkel – unwillkürlich Nr. 7 Magnesium phosphoricum, *Nr. 11 Silicea

Muskel

für anstrengende Arbeit, beugt dem Muskelkater vor Nr. 3 Ferrum phosphoricum
Muskelkater Nr. 4 Kalium chloratum, *Nr. 6 Kalium sulfuricum, Nr. 7 Magnesium phosphoricum, Nr. 9 Natrium phosphoricum, Nr. 10 Natrium sulfuricum, Nr. 12 Calcium sulfuricum ◆ *Zusätzlich zur Sauerstoffversorgung und Neubildung und Regeneration des Muskelgewebes: Nr. 3 Ferrum phosphoricum, Nr. 5 Kalium phosphoricum, Nr. 8 Natrium chloratum.*

Die Mineralstoffkombination ist in der Anwendung als Cremegel besonders zu empfehlen.
Muskelkrämpfe *Nr. 2 Calcium phosphoricum ◆ *Die Mineralstoffkombination ist in der Anwendung als Cremegel besonders zu empfehlen.*
Rheumatismus ► Rheuma

Muskelzucken

während des Halbschlafes oder kurz vor dem Einschlafen Nr. 11 Silicea

Mutterbänder

Vorfall, Knick oder Senkung durch Erschlaffung der Bänder
► **Gebärmutter** Nr. 1 Calcium fluoratum, Nr. 5 Kalium phosphoricum, Nr. 8 Natrium chloratum, Nr. 11 Silicea

Muttermal – Angiom

allgemein Nr. 5 Kalium phosphoricum, *Nr. 6 Kalium sulfuricum, Nr. 8 Natrium chloratum, Nr. 10 Natrium sulfuricum ◆ *Die Mineralstoffkombination ist in der Anwendung als Cremegelmischung besonders zu empfehlen.*

Myom

► **Gebärmutter**

Nabelbruch

► **Bruch**

Nachtblindheit

mangelndes Sehvermögen infolge Anpassungsschwierigkeit *Nr. 1 Calcium fluoratum, Nr. 5 Kalium phosphoricum, Nr. 8 Natrium chloratum, *Nr. 10 Natrium sulfuricum, Nr. 11 Silicea
durch starke Spannung im Nacken gestörter Energiefluss im Kopf Nr. 2 Calcium phosphoricum, Nr. 11 Silicea, Nr. 21 Zincum chloratum, (+ Nr. 9 Natrium phosphoricum bei längerer Anwendung)

Nachtschweiß

allgemein Nr. 2 Calcium phosphoricum, Nr. 5 Kalium phosphoricum, *Nr. 8 Natrium chloratum, Nr. 9 Natrium phosphoricum, Nr. 11 Silicea, Nr. 14 Kalium bromatum

Nachwehen

allgemein Nr. 5 Kalium phosphoricum
mangelnde Nr. 3 Ferrum phosphoricum, *Nr. 5 Kalium phosphoricum, Nr. 7 Magnesium phosphoricum
wenn die Mutterbänder erschlafft sind – zusätzlich Nr. 1 Calcium fluoratum
wenn Schmerzen auftreten Nr. 1 Calcium fluoratum, *Nr. 3 Ferrum phosphoricum, Nr. 7 Magnesium phosphoricum

Nackenschmerzen

allgemein *Nr. 2 Calcium phosphoricum, Nr. 9 Natrium phosphoricum, Nr. 11 Silicea
Nackenkrampf Nr. 1 Calcium fluoratum, *Nr. 2 Calcium phosphoricum, Nr. 9 Natrium phosphoricum, Nr. 11 Silicea ◆ *Die Mineralstoffkombination ist in der Anwendung als Cremegel besonders zu empfehlen.*
verbunden mit Steifheit *Nr. 2 Calcium phosphoricum, Nr. 3 Ferrum phosphoricum, Nr. 7 Magnesium phosphoricum, Nr. 8 Natrium chloratum, Nr. 9 Natrium phosphoricum
wenn die Schmerzen über den Hinterkopf hinaufziehen *Nr. 2 Calcium phosphoricum, Nr. 3 Ferrum phosphoricum, Nr. 5 Kalium phosphoricum, Nr. 8 Natrium chloratum

Nägel

brüchig – wenn sie sich in Schichten auflösen Nr. 11 Silicea
eingewachsen *Nr. 1 Calcium fluoratum, Nr. 3 Ferrum phosphoricum (entzündet), Nr. 4 Kalium chloratum (noch nicht vereitert), Nr. 11 Silicea (bei Eiterungen + Nr. 12 Calcium sulfuricum) (+ Nr. 9 Natrium phosphoricum bei längerer Einnahme)
Flecken weiß Nr. 2 Calcium phosphoricum, Nr. 21 Zincum chloratum
Nagelbetteiterung Nr. 3 Ferrum phosphoricum, Nr. 9 Natrium phosphoricum, Nr. 11 Silicea, *Nr. 12 Calcium sulfuricum
Nagelbettentzündung *Nr. 3 Ferrum phosphoricum, Nr. 9 Natrium phosphoricum, Nr. 11 Silicea
Nagelfalz-Eiterung, Paramychie Nr. 9 Natrium phosphoricum, Nr. 10 Natrium sulfuricum, *Nr. 12 Calcium sulfuricum
Pilze im Nagelbett ▸ Pilzerkrankung
Verwachsungen *Nr. 1 Calcium fluoratum, Nr. 5 Kalium phosphoricum, Nr. 8 Natrium chloratum ◆ *Die Mineralstoffkombination ist in der Anwendung als Cremegelmischung besonders zu empfehlen.*
zu biegsam oder zu hart bzw. spröde Nr. 1 Calcium fluoratum, Adler Ortho Nr. 1

Nägelkauen – verbunden mit großer Anspannung und Nervosität

Nr. 7 Magnesium phosphoricum, Adler Ortho Nr. 7

Narben

Narben werden weich und geschmeidig *Nr. 1 Calcium fluoratum, Nr. 5 Kalium phosphoricum, Nr. 8 Natrium chloratum, Nr. 11 Silicea ◆ *Die Mineralstoffkombination ist in der Anwendung als Cremegel besonders zu empfehlen.*
Narbenwulst, Keloid *Nr. 1 Calcium fluoratum, Nr. 5 Kalium phosphoricum, Nr. 8 Natrium chloratum, Nr. 12 Calcium sulfuricum ◆ *Die Mineralstoffkombination ist in der Anwendung als Cremegelmischung besonders zu empfehlen.*
Veränderungen an alten Narben *Nr. 1 Calcium fluoratum, Nr. 5 Kalium phosphoricum, Nr. 8 Natrium chloratum, Nr. 11 Silicea ◆ *Die Mineralstoffkombination ist in der Anwendung als Cremegel besonders zu empfehlen.*
wenn die Narben leicht aufbrechen Nr. 2 Calcium phosphoricum, Nr. 3 Ferrum phosphoricum, *Nr. 5 Kalium phosphoricum, Nr. 8 Natrium chloratum, Nr. 11 Silicea ◆ *Die Mineralstoffkombination ist in der Anwendung als Cremegel besonders zu empfehlen.*
Wundheilung wird unterstützt bzw. gefördert Nr. 1 Calcium fluoratum, *Nr. 3 Fer-

rum phosphoricum, Nr. 5 Kalium phosphoricum, Nr. 8 Natrium chloratum, Nr. 9 Natrium phosphoricum, Nr. 11 Silicea ◆ *Die Mineralstoffkombination ist in der Anwendung als Cremegel besonders zu empfehlen.*

Nasenbluten

allgemein Nr. 2 Calcium phosphoricum, Nr. 4 Kalium chloratum, Nr. 5 Kalium phosphoricum, *Nr. 8 Natrium chloratum (Nasengel)
durch das Aufplatzen von Adern mit sehr dünnem Bindegewebe Nr. 1 Calcium fluoratum, *Nr. 11 Silicea
durch die Verletzung allzu harter, eingetrockneter Schleimhäute *Nr. 8 Natrium chloratum, Nr. 20 Kalium aluminium sulfuricum
wenn Kinder leicht Nasenbluten haben *Nr. 2 Calcium phosphoricum, Nr. 3 Ferrum phosphoricum

Nasenpolypen

*Nr. 2 Calcium phosphoricum, weiterhin könnten noch erforderlich sein:
Nr. 9 Natrium phosphoricum, Nr. 11 Silicea
allgemein *Nr. 2 Calcium phosphoricum, Nr. 3 Ferrum phosphoricum, Nr. 12 Calcium sulfuricum (+Nr. 9 Natrium phosphoricum + Nr. 10 Natrium sulfuricum bei längerer Einnahme)

Nebenhöhlen – Entzündung

*Nr. 3 Ferrum phosphoricum, Nr. 4 Kalium chloratum, Nr. 8 Natrium chloratum, Nr. 12 Calcium sulfuricum

Nerven

► **Tab. 8.51** Einnahmeempfehlung bei extremer Nervosität.

Mineralstoff		Stück/Tag
Nr. 3	Ferrum phosphoricum	7
Nr. 5	Kalium phosphoricum	20
Nr. 7	Magnesium phosphoricum	3 – 5 × „Heiße Sieben"
Nr. 8	Natrium chloratum	7
Nr. 9	Natrium phosphoricum	7
Nr. 11	Silicea	20
Nr. 14	Kalium bromatum	10
Nr. 15	Kalium iodatum	10

Schwäche *Nr. 5 Kalium phosphoricum, Nr. 8 Natrium chloratum, Nr. 17 Manganum sulfuricum
starke Schmerzen verlangen zusätzlich *Nr. 5 Kalium phosphoricum, Nr. 7 Magnesium phosphoricum, Nr. 8 Natrium chloratum
wenn die Nerven „blank" liegen, gereizt und überempfindlich sind *Nr. 9 Natrium phosphoricum, Nr. 11 Silicea

Nervosität

Nr. 5 Kalium phosphoricum, Nr. 7 Magnesium phosphoricum, Nr. 8 Natrium chloratum, Nr. 9 Natrium phosphoricum, Nr. 11 Silicea, *Nr. 14 Kalium bromatum

Nesselausschlag – Urtikaria

allgemein

► **Tab. 8.52** Einnahmeempfehlung bei Urtikaria.

Mineralstoff		Stück/Tag
Nr. 2	Calcium phosphoricum	7
Nr. 3	Ferrum phosphoricum	10
Nr. 4	Kalium chloratum	10
Nr. 5	Kalium phosphoricum	7
Nr. 7	Magnesium phosphoricum	10
Nr. 8	Natrium chloratum	10
Nr. 10	Natrium sulfuricum	20

Neurodermitis

► **Tab. 8.53** Einnahmeempfehlung bei Neurodermitis.

Mineralstoff		spezieller Bedarf	Stück/Tag
Nr. 2	Calcium phosphoricum	Eiweißsteuerung	10
Nr. 4	Kalium chloratum	Stützung des Drüsenapparates	10–20
Nr. 6	Kalium sulfuricum	Abbau der Deponien in den Zellen	10–20
Nr. 7	Magnesium phosphoricum	Abbau der nervlichen Spannung	3 × „Heiße Sieben“
Nr. 8	Natrium chloratum	Abbau der allergischen Reaktionen	10–20
Nr. 9	Natrium phosphoricum	Säureregulierung	20
Nr. 10	Natrium sulfuricum	Schlackenausscheidung	10–20
Nr. 12	Calcium sulfuricum	Abflusss der Sekrete nach innen	20
Nr. 24	Arsenum iodatum	Linderung der nässenden Ekzeme	7

Die Mineralstoffkombination ist in der Anwendung als Cremegelmischung besonders zu empfehlen.

Niere

der Abbau bzw. Abgang von Steinen wird gefördert Nr. 2 Calcium phosphoricum, *Nr. 7 Magnesium phosphoricum, Nr. 9 Natrium phosphoricum, Nr. 11 Silicea

bei Neigung zur Steinbildung Nr. 2 Calcium phosphoricum, Nr. 7 Magnesium phosphoricum, *Nr. 9 Natrium phosphoricum, Nr. 11 Silicea
bei Schmerzen durch Steine Nr. 7 Magnesium phosphoricum als „Heiße Sieben"
zur Stärkung des Organs Nr. 3 Ferrum phosphoricum, *Nr. 5 Kalium phosphoricum, Nr. 8 Natrium chloratum, Nr. 9 Natrium phosphoricum, Nr. 16 Lithium chloratum

Nierengrieß

zur Unterstützung der Ausscheidung *Nr. 7 Magnesium phosphoricum, Nr. 9 Natrium phosphoricum, Nr. 11 Silicea

Nierensteinkolik

die Austreibung des Steines fördert Nr. 1 Calcium fluoratum, Nr. 5 Kalium phosphoricum, *Nr. 7 Magnesium phosphoricum als „Heiße Sieben"
wenn die Elastizität des Harnleiters unterstützt werden sollte Nr. 1 Calcium fluoratum, *Nr. 7 Magnesium phosphoricum als „Heiße Sieben"

Ödem

allgemein, bei Wasseransammlungen, wenn der Abdruck des Daumens bleibt Nr. 8 Natrium chloratum
der Augenlider Nr. 10 Natrium sulfuricum
bei schweren Fällen sollte noch dazugenommen werden Nr. 5 Kalium phosphoricum, Nr. 11 Silicea

Ohrerkrankungen, Mittelohr

allgemein Nr. 3 Ferrum phosphoricum
bei Druckgefühl im Ohr Nr. 10 Natrium sulfuricum
Gehörsturz, akut Nr. 3 Ferrum phosphoricum in hohen Dosen
Mittelohrentzündung *Nr. 3 Ferrum phosphoricum, Nr. 9 Natrium phosphoricum, Nr. 10 Natrium sulfuricum, Nr. 12 Calcium sulfuricum
Ohrgeräusche durch Blutfülle, verbunden mit Erhöhung der Temperatur Nr. 3 Ferrum phosphoricum
Ohrschmalz vermehrt Nr. 6 Kalium sulfuricum, *Nr. 9 Natrium phosphoricum, Nr. 10 Natrium sulfuricum
Ohrenschmerzen Nr. 3 Ferrum phosphoricum
Pfeifen im Ohr durch Verhärtung und Verengung der Aderwände Nr. 1 Calcium fluoratum, Nr. 11 Silicea, (bei längerer Anwendung + Nr. 9 Natrium phosphoricum)
Schleimabsonderung (Ausfluss)

- **glasklar, meistens aus der Nase**: Nr. 8 Natrium chloratum
- **bräunlich-gelb, ocker:** Nr. 6 Kalium sulfuricum
- **grünlich-gelb bis grünlich:** Nr. 10 Natrium sulfuricum
- **weißlich:** Nr. 4 Kalium chloratum
- **grau, meist zusätzlich (z.B. weißlich grau):** Nr. 5 Kalium phosphoricum

mit stechenden, klopfenden Schmerzen verbunden Nr. 3 Ferrum phosphoricum
Schrunden und Risse am Ohransatz Nr. 1 Calcium fluoratum ◆ *Die Mineralstoffkombination ist in der Anwendung als Cremegel besonders zu empfehlen.*

Schwerhörigkeit durch verdicktes Blut, durch erhöhten Anteil an Faserstoff Nr. 4 Kalium chloratum
Tinnitus aurium – Ohrensausen – Ohrgeräusche ▸ Tinnitus
verbunden mit Erhöhung der Temperatur Nr. 3 Ferrum phosphoricum
wenn der Gehörgang geschwollen ist Nr. 4 Kalium chloratum, Nr. 9 Natrium phosphoricum, Nr. 10 Natrium sulfuricum, Nr. 11 Silicea, *Nr. 12 Calcium sulfuricum
wenn der Pulsschlag im Ohr belästigend zu hören ist Nr. 3 Ferrum phosphoricum

Ohrgeräusche

▸ **Tinnitus**

Operation

zur Nachbehandlung ▸ Regeneration
zur Vorbereitung – langfristig Nr. 2 Calcium phosphoricum, Nr. 3 Ferrum phosphoricum, *Nr. 5 Kalium phosphoricum, Nr. 8 Natrium chloratum, Nr. 11 Silicea, Nr. 22 Calcium carbonicum (+ Nr. 9 Natrium phosphoricum bei längerer Einnahme)

Orangenhaut

▸ **Zellulitis**

Organverlagerung

*Nr. 1 Calcium fluoratum, Nr. 5 Kalium phosphoricum, Nr. 8 Natrium chloratum, Nr. 11 Silicea, (bei längerer Anwendung + Nr. 9 Natrium phosphoricum)

Osteoporose

allgemein

▸ **Tab. 8.54** Einnahmeempfehlung bei Osteoporose

Mineralstoff		Stück/Tag
Nr. 1	Calcium fluoratum	7
Nr. 2	Calcium phosphoricum	10–20
Nr. 3	Ferrum phosphoricum	7
Nr. 5	Kalium phosphoricum	7
Nr. 7	Magnesium phosphoricum	10–20
Nr. 9	Natrium phosphoricum	10
Nr. 11	Silicea	7
Nr. 15	Kalium iodatum	7–10
Nr. 22	Calcium carbonicum	7

Die Mineralstoffkombination ist in der Anwendung als Cremegel besonders zu empfehlen.
Bei gleichzeitig auftretenden Knorpelproblemen ist zusätzlich die Nr. 8 + Nr. 17 zu verabreichen.

Pankreas – Bauchspeicheldrüse

Belastungen bzw. Erkrankungen der Bauchspeicheldrüse Nr. 4 Kalium chloratum, *Nr. 6 Kalium sulfuricum, *Nr. 7 Magnesium phosphoricum, Nr. 10 Natrium sulfuricum, Nr. 23 Natrium bicarbonicum

Pankreatitis – Entzündung *Nr. 3 Ferrum phosphoricum, Nr. 6 Kalium sulfuricum

Paradentose – Parodontose

► **Zahnfleischschwund**

PCP – Primär-chronische Polyarthritis

Nr. 3 Ferrum phosphoricum, *Nr. 8 Natrium chloratum, *Nr. 9 Natrium phosphoricum, Nr. 10 Natrium sulfuricum, Nr. 12 Calcium sulfuricum ◆ *Die Mineralstoffkombination ist in der Anwendung als Cremegel besonders zu empfehlen.*

Penis

Phimose – Vorhautverengung *Nr. 1 Calcium fluoratum, Nr. 5 Kalium phosphoricum, Nr. 8 Natrium chloratum, Nr. 11 Silicea (+Nr. 9 Natrium phosphoricum bei längerer Einnahme ◆ *Die Mineralstoffkombination ist in der Anwendung als Cremegel besonders zu empfehlen.*

Schrunden, Einrisse Nr. 1 Calcium fluoratum ◆ *Auch als Salbe oder Cremegel.*

Versteifungsschmerz *Nr. 1 Calcium fluoratum, Nr. 10 Natrium sulfuricum, Nr. 11 Silicea ◆ *Die Mineralstoffkombination ist in der Anwendung als Cremegel besonders zu empfehlen.*

Vorhaut – Verhärtung *Nr. 1 Calcium fluoratum, Nr. 5 Kalium phosphoricum, Nr. 8 Natrium chloratum, Nr. 11 Silicea ◆ *Die Mineralstoffkombination ist in der Anwendung als Cremegel besonders zu empfehlen.*

► **Akne**

Pilzerkrankung

Darmpilz

► **Tab. 8.55** Einnahmeempfehlung bei Darmpilz.

Mineralstoff		Stück/Tag
Nr. 3	Ferrum phosphoricum	10
Nr. 5	Kalium phosphoricum	10
Nr. 6	Kalium sulfuricum	20
Nr. 8	Natrium chloratum	10
Nr. 9	Natrium phosphoricum	10
Nr. 10	Natrium sulfuricum	20
Nr. 23	Natrium bicarbonicum	7

Fußpilz

► **Tab. 8.56** Einnahmeempfehlung bei Fußpilz.

Mineralstoff		Stück/Tag
Nr. 3	Ferrum phosphoricum	10
Nr. 5	Kalium phosphoricum	20
Nr. 6	Kalium sulfuricum	10
Nr. 8	Natrium chloratum	10
Nr. 9	Natrium phosphoricum	7
Nr. 10	Natrium sulfuricum	20

Die Mineralstoffkombination ist in der Anwendung als Cremegel besonders zu empfehlen.

Mund – Soor Nr. 3 Ferrum phosphoricum, Nr. 4 Kalium chloratum, *Nr. 12 Calcium sulfuricum
Nagelpilz *Nr. 5 Kalium phosphoricum, Nr. 8 Natrium chloratum

Platzangst – Agoraphobie

allgemein *Nr. 5 Kalium phosphoricum, Nr. 8 Natrium chloratum

PMS – Prämenstruelles Syndrom

► **Tab. 8.57** Einnahmeempfehlung bei PMS.

Mineralstoff		spezieller Bedarf	Stück/Tag
Nr. 2	Calcium phosphoricum	Blutbildung	10
Nr. 3	Ferrum phosphoricum	Eisenhaushalt	10
Nr. 4	Kalium chloratum	Drüsen- bzw. Gefühlshaushalt	10
Nr. 5	Kalium phosphoricum	Energie	7
Nr. 7	Magnesium phosphoricum	Reduzierung der unwillkürlichen Spannung	als „Heiße Sieben"
Nr. 9	Natrium phosphoricum	Abbau der Säure	10
Nr. 11	Silicea	Nerven	7
Nr. 13	Kalium arsenicosum		10
Nr. 19	Cuprum arsenicosum		7
Nr. 25	Aurum chloratum natronatum		10

Polyarthritis

► PCP

Polypen – Nasenpolypen

► **Nasenpolypen**

Prellung

► **Zerrung**

Prostata

Entzündung *Nr. 3 Ferrum phosphoricum, Nr. 4 Kalium chloratum, Nr. 9 Natrium phosphoricum
vergrößert *Nr. 1 Calcium fluoratum, Nr. 7 Magnesium phosphoricum, Nr. 8 Natrium chloratum, Nr. 10 Natrium sulfuricum

Prüfungsangst

► **Lernen**

Pseudokrupp

► **Tab. 8.58** Einnahmeempfehlung bei Pseudokrupp.

Mineralstoff		spezieller Bedarf	Stück/Tag
Nr. 2	Calcium phosphoricum	Entspannung der Bronchien	10
Nr. 3	Ferrum phosphoricum	Durchblutungsförderung	10
Nr. 8	Natrium chloratum	Befeuchtung der Schleimhäute	20

Cave

Bei Pseudokrupp ist ärztliche Hilfe wichtig und notwendig! Als Erste-Hilfe-Maßnahme sollten die Fenster geöffnet und feuchte Tücher aufgelegt und aufgehängt werden.

Psoriasis

allgemein *Nr. 6 Kalium sulfuricum, Nr. 7 Magnesium phosphoricum, Nr. 9 Natrium phosphoricum, Nr. 10 Natrium sulfuricum, Nr. 11 Silicea, Nr. 12 Calcium sulfuricum, Nr. 23 Natrium bicarbonicum
höher dosiert könnten erforderlich sein, besonders im Frühjahr Nr. 9 Natrium phosphoricum, *Nr. 10 Natrium sulfuricum, Nr. 11 Silicea, Nr. 12 Calcium sulfuricum, Nr. 23 Natrium bicarbonicum

Pulsschlag

beschleunigt Nr. 2 Calcium phosphoricum

Quetschungen

als erste Hilfe Nr. 3 Ferrum phosphoricum ◆ *In Mineralstoffform einnehmen und als Brei sofort auflegen.*

bei Bildung oder einem Zurückbleiben einer Geschwulst Nr. 4 Kalium chloratum, Nr. 12 Calcium sulfuricum
bei Bluterguss Nr. 11 Silicea

Rachitis, Englische Krankheit

Nr. 1 Calcium fluoratum, *Nr. 2 Calcium phosphoricum, Nr. 3 Ferrum phosphoricum, Nr. 9 Natrium phosphoricum, Nr. 11 Silicea, Nr. 22 Calcium carbonicum

Räuspern

▶ **Hüsteln**

Regel

▶ **Menstruation**

Regeneration

nach einem Kollaps Nr. 1 Calcium fluoratum, Nr. 2 Calcium phosphoricum, Nr. 3 Ferrum phosphoricum, *Nr. 5 Kalium phosphoricum, Nr. 7 Magnesium phosphoricum, Nr. 8 Natrium chloratum, *Nr. 12 Calcium sulfuricum, Nr. 25 Aurum chloratum natronatum
nach einer leichten Krankheit

▶ **Tab. 8.59** Einnahmeempfehlung zur Regeneration nach einer leichten Krankheit.

Mineralstoff		Stück/Tag
Nr. 2	Calcium phosphoricum	7
Nr. 3	Ferrum phosphoricum	10
Nr. 4	Kalium chloratum	7
Nr. 5	Kalium phosphoricum	20
Nr. 8	Natrium chloratum	20
Nr. 10	Natrium sulfuricum	20

nach einer schweren Krankheit

▶ **Tab. 8.60** Einnahmeempfehlung nach schwerer Erkrankung.

Mineralstoff		Stück/Tag
Nr. 2	Calcium phosphoricum	20
Nr. 3	Ferrum phosphoricum	20
Nr. 5	Kalium phosphoricum	20
Nr. 6	Kalium sulfuricum	20 – 30
Nr. 8	Natrium chloratum	20
Nr. 10	Natrium sulfuricum	20 – 30
Nr. 22	Calcium carbonicum	7 – 10

nach einer Operation

► **Tab. 8.61** Einnahmeempfehlung nach einer Operation.

Mineralstoff		Stück/Tag
Nr. 2	Calcium phosphoricum	10
Nr. 3	Ferrum phosphoricum	20
Nr. 4	Kalium chloratum	20
Nr. 5	Kalium phosphoricum	20
Nr. 8	Natrium chloratum	20
Nr. 10	Natrium sulfuricum	20
Nr. 22	Calcium carbonicum	10

Die Mineralstoffkombination ist in der Anwendung als Cremegel besonders zu empfehlen.

nach einem Schock Nr. 2 Calcium phosphoricum, Nr. 3 Ferrum phosphoricum, *Nr. 5 Kalium phosphoricum, Nr. 8 Natrium chloratum, *Nr. 12 Calcium sulfuricum, Nr. 22 Calcium carbonicum

nach einer erschöpfenden Schwangerschaft

► **Tab. 8.62** Einnahmeempfehlung nach erschöpfender Schwangerschaft.

Mineralstoff		spezieller Bedarf	Stück/Tag
Nr. 1	Calcium fluoratum	Versorgung der Knochen und Zähne	7
Nr. 2	Calcium phosphoricum	Blut-, Knochen-, Muskelversorgung	10
Nr. 3	Ferrum phosphoricum	Durchblutung, Sauerstoffversorgung	10
Nr. 4	Kalium chloratum	Drüsen, Faserstoff	10
Nr. 5	Kalium phosphoricum	Energie	10
Nr. 6	Kalium sulfuricum	Abbau von Schlacken	7
Nr. 7	Magnesium phosphoricum	Herz, Nerven, Drüsen, Verdauung	10
Nr. 8	Natrium chloratum	Entgiftung, Schleimhäute	10
Nr. 9	Natrium phosphoricum	Abbau von Säure bei der Mutter	10
Nr. 10	Natrium sulfuricum	Abbau von Schlacken bei der Mutter	10
Nr. 11	Silicea	Aufbau der Nerven	7
Nr. 12	Calcium sulfuricum	Entschlackung, Entsäuerung	7

Reisen

Reiseangst Nr. 7 Magnesium phosphoricum als „Heiße Sieben"
Reisekrankheit

► **Tab. 8.63** Einnahmeempfehlung bei Reisekrankheit.

Mineralstoff		Stück/Tag
Nr. 1	Calcium fluoratum	7
Nr. 2	Calcium phosphoricum	10
Nr. 3	Ferrum phosphoricum	10
Nr. 4	Kalium chloratum	10
Nr. 5	Kalium phosphoricum	20
Nr. 7	Magnesium phosphoricum	3 – 5 × „Heiße Sieben"
Nr. 9	Natrium phosphoricum	7 – 10

Reizblase

► **Blase – Harnblase**

Rheuma – Rheumatismus

► **Tab. 8.64** Einnahmeempfehlung bei Gelenkrheumatismus.

Mineralstoff		Stück/Tag
Nr. 3	Ferrum phosphoricum	10
Nr. 4	Kalium chloratum	10
Nr. 8	Natrium chloratum	20
Nr. 9	Natrium phosphoricum	30
Nr. 11	Silicea	10
Nr. 12	Calcium sulfuricum	10
Nr. 16	Lithium chloratum	7
Nr. 17	Manganum sulfuricum	7

Die Mineralstoffkombination ist in der Anwendung als Cremegel besonders zu empfehlen.

bei geschwollenen Gelenken zusätzlich Nr. 8 Natrium chloratum, Nr. 10 Natrium sulfuricum
besonders der kleinen Gelenke zusätzlich Nr. 16 Lithium chloratum
chronische Schmerzen Nr. 2 Calcium phosphoricum, *Nr. 9 Natrium phosphoricum, Nr. 11 Silicea
bei reißenden Schmerzen *Nr. 9 Natrium phosphoricum, Nr. 10 Natrium sulfuricum, Nr. 11 Silicea, Nr. 12 Calcium sulfuricum
mit Fieber Nr. 3 Ferrum phosphoricum, Nr. 8 Natrium chloratum
Muskelrheumatismus – Weichteilrheumatismus Nr. 3 Ferrum phosphoricum, Nr. 6

Kalium sulfuricum, *Nr. 9 Natrium phosphoricum, *Nr. 11 Silicea ◆ *Die Mineralstoffkombination ist in der Anwendung als Cremegel besonders zu empfehlen.*

Rheuma bei Kindern

▶ **Tab. 8.65** Einnahmeempfehlung bei Rheuma der Kinder.

Mineralstoff		Stück/Tag
Nr. 4	Kalium chloratum	7
Nr. 8	Natrium chloratum	10
Nr. 9	Natrium phosphoricum	20
Nr. 11	Silicea	10
Nr. 12	Calcium sulfuricum	10
Nr. 16	Lithium chloratum	7

Die Mineralstoffkombination ist in der Anwendung als Cremegel besonders zu empfehlen.

Rippenprellung

durch Verletzung *Nr. 3 Ferrum phosphoricum, Nr. 5 Kalium phosphoricum, Nr. 8 Natrium chloratum ◆ *Die Mineralstoffkombination ist in der Anwendung als Cremegel besonders zu empfehlen.*

Risse an Händen und Füßen

▶ **Schrunden**

Röteln

▶ **Tab. 8.66** Einnahmeempfehlung bei Röteln.

Mineralstoff		spezieller Bedarf	Stück/Tag
Nr. 3	Ferrum phosphoricum	Entzündung, Fieber	10 – 20
Nr. 4	Kalium chloratum	Drüsen	10
Nr. 5	Kalium phosphoricum	Energie, Widerstandskraft	7
Nr. 6	Kalium sulfuricum	Oberhaut	7
Nr. 8	Natrium chloratum	Regeneration zusammen mit Nr. 5	10

nach Infektion ein 2 – 3 Tage dauernder Ausschlag in Form von rosaroten Flecken *Nr. 2 Calcium phosphoricum, Nr. 3 Ferrum phosphoricum, *Nr. 9 Natrium phosphoricum, Nr. 10 Natrium sulfuricum, Nr. 12 Calcium sulfuricum ◆ *Die Mineralstoffkombination ist in der Anwendung als Cremegel besonders zu empfehlen.*

Rotlauf, Erysipel

Nr. 3 Ferrum phosphoricum, Nr. 5 Kalium phosphoricum, Nr. 10 Natrium sulfuricum, Nr. 12 Calcium sulfuricum ◆ *Auf die äußerliche Anwendung achten: Bäder, Wickel*

Rückenschmerzen

allgemein Nr. 1 Calcium fluoratum, *Nr. 2 Calcium phosphoricum, Nr. 3 Ferrum phosphoricum, Nr. 5 Kalium phosphoricum, Nr. 8 Natrium chloratum, *Nr. 9 Natrium phosphoricum, Nr. 11 Silicea ◆ *Die Mineralstoffkombination ist in der Anwendung als Cremegel besonders zu empfehlen.*
als Folge einer Muskelzerrung Nr. 3 Ferrum phosphoricum
▸ **Hexenschuss**
verbunden mit Kribbeln oder Taubheitsgefühl Nr. 2 Calcium phosphoricum
Kyphose – Skoliose – Rückgratverkrümmung – wenn sie Schmerzen verursacht *Nr. 1 Calcium fluoratum, *Nr. 2 Calcium phosphoricum, Nr. 3 Ferrum phosphoricum, Nr. 7 Magnesium phosphoricum, Nr. 8 Natrium chloratum, Nr. 11 Silicea (+Nr. 9 Natrium phosphoricum bei längerer Einnahme) ◆ *Die Mineralstoffkombination ist in der Anwendung als Cremegelmischung besonders zu empfehlen.*
mit erhöhter Temperatur örtlich oder des ganzen Körpers Nr. 3 Ferrum phosphoricum

Säugling

Bauchkrämpfe Nr. 2 Calcium phosphoricum, *Nr. 7 Magnesium phosphoricum, Nr. 10 Natrium sulfuricum ◆ *Die Mineralstoffkombination ist in der Anwendung als Salbe besonders zu empfehlen (damit leicht den Bauch massieren), auch als Umschlag.*
bei saurem Aufstoßen Nr. 9 Natrium phosphoricum
kolikartige Schmerzen durch Blähungen Nr. 7 Magnesium phosphoricum, Nr. 10 Natrium sulfuricum
Säuglingsschnupfen Nr. 5 Kalium phosphoricum, Nr. 8 Natrium chloratum
schläft nicht tief Nr. 7 Magnesium phosphoricum, Nr. 11 Silicea
Stühle grasgrün Nr. 10 Natrium sulfuricum
Stuhlverstopfung Nr. 3 Ferrum phosphoricum, Nr. 8 Natrium chloratum
wenn die Winde nicht gehen Nr. 7 Magnesium phosphoricum, Nr. 10 Natrium sulfuricum
wenn der Hintern wund ist Nr. 3 Ferrum phosphoricum, Nr. 9 Natrium phosphoricum
▸ **Windelausschlag**
zur Begleitung bei Impfungen Nr. 2 Calcium phosphoricum, Nr. 3 Ferrum phosphoricum, *Nr. 4 Kalium chloratum, Nr. 8 Natrium chloratum, Nr. 20 Kalium aluminium sulfuricum

Schamlippen

Entzündung *Nr. 3 Ferrum phosphoricum, Nr. 5 Kalium phosphoricum, Nr. 8 Natrium chloratum, Nr. 13 Kalium arsenicosum, Nr. 21 Zincum chloratum
▸ **Herpes**

Salzhunger

Nr. 8 Natrium chloratum

Schamröte

Nr. 7 Magnesium phosphoricum

Scharlach

▶ **Tab. 8.67** Einnahmeempfehlung bei Scharlach.

Mineralstoff		spezieller Bedarf	Stück/Tag
Nr. 3	Ferrum phosphoricum	Fieber, Entzündung	10–20
Nr. 4	Kalium chloratum	Abbau der chemischen Gifte der Krankheitserreger	10
Nr. 5	Kalium phosphoricum	bei hohem Fieber, Antiseptikum	10–20
Nr. 6	Kalium sulfuricum	Abschuppung der Oberhaut	10
Nr. 8	Natrium chloratum	Entgiftung, Erneuerung	10
Nr. 10	Natrium sulfuricum	Entschlackung	10

Cave

Bei Scharlach ist eine ärztliche Begleitung unerlässlich, da gefährliche Folgekrankheiten wie Entzündungen des Gehirns, der Ohren oder der Gelenke auftreten können!

Scheide

brennend und wund, Juckreiz Nr. 6 Kalium sulfuricum, *Nr. 8 Natrium chloratum, Nr. 10 Natrium sulfuricum, Nr. 13 Kalium arsenicosum

erhöhte Reizbarkeit *Nr. 3 Ferrum phosphoricum, Nr. 7 Magnesium phosphoricum, Nr. 11 Silicea, Nr. 13 Kalium arsenicosum

Scheidenpilz Nr. 3 Ferrum phosphoricum, *Nr. 5 Kalium phosphoricum, Nr. 6 Kalium sulfuricum, Nr. 8 Natrium chloratum, Nr. 10 Natrium sulfuricum

wenn die Schleimhäute sehr trocken sind Nr. 6 Kalium sulfuricum, *Nr. 8 Natrium chloratum, Nr. 9 Natrium phosphoricum, Nr. 13 Kalium arsenicosum, Nr. 20 Kalium aluminium sulfuricum ◆ *Die Mineralstoffkombination ist in der Anwendung als Cremegel besonders zu empfehlen.*

wenn die Schleimhäute sehr trocken und heiß sind Nr. 3 Ferrum phosphoricum, *Nr. 8 Natrium chloratum, Nr. 13 Kalium arsenicosum, Nr. 20 Kalium aluminium sulfuricum ◆ *Auch als Cremegel.*

Weißfluss junger Mädchen ▶ **Fluor genitalis**

Scheuermann – Morbus Scheuermann

Wirbelsäulenerkrankung im jugendlichen Alter Nr. 1 Calcium fluoratum, *Nr. 2 Calcium phosphoricum, Nr. 8 Natrium chloratum, Nr. 9 Natrium phosphoricum, Nr. 11 Silicea, Nr. 22 Calcium carbonicum

Schilddrüse

bei verhärteten Drüsen *Nr. 1 Calcium fluoratum, Nr. 11 Silicea

Kropf – Vergrößerung des Schilddrüsengewebes Nr. 1 Calcium fluoratum, Nr. 2 Cal-

cium phosphoricum, Nr. 4 Kalium chloratum, Nr. 7 Magnesium phosphoricum, Nr. 13 Kalium arsenicosum, *Nr. 15 Kalium iodatum
Thyreoditis de Quervain – Entzündung Nr. 3 Ferrum phosphoricum (Hauptmittel)
Überfunktion – Hyperthyreose Nr. 14 Kalium bromatum, *Nr. 15 Kalium iodatum, Nr. 16 Lithium chloratum (wenn zusätzlich depressiv verstimmt)
Unterfunktion Nr. 14 Kalium bromatum, *Nr. 15 Kalium iodatum, Nr. 19 Cuprum arsenicosum, Nr. 26 Selenium

Schlaflosigkeit

allgemein Nr. 7 Magnesium phosphoricum als „Heiße Sieben“ („löscht das Licht aus“)
begleitet von dem Verlangen nach frischer Luft Nr. 6 Kalium sulfuricum
begleitet von starken Schweißausbrüchen in der Nacht Nr. 8 Natrium chloratum
durch Übermüdung und der damit verbundenen Überreiztheit *Nr. 2 Calcium phosphoricum, Nr. 5 Kalium phosphoricum, *Nr. 7 Magnesium phosphoricum, Nr. 8 Natrium chloratum, Nr. 11 Silicea
erweiterte allgemeine Mischung, empfohlen bei hartnäckiger Schlaflosigkeit *Nr. 2 Calcium phosphoricum, *Nr. 7 Magnesium phosphoricum, Nr. 14 Kalium bromatum, Nr. 21 Zincum chloratum
man kommt nur langsam in Schwung und ist am Abend fit *Nr. 9 Natrium phosphoricum, Nr. 11 Silicea
mit Zerschlagenheit am Morgen als Folge *Nr. 10 Natrium sulfuricum, Nr. 11 Silicea
verbunden mit einer inneren Unruhe *Nr. 7 Magnesium phosphoricum, Nr. 8 Natrium chloratum, Nr. 14 Kalium bromatum, Nr. 15 Kalium iodatum
verbunden mit einem zu schnellen Puls Nr. 2 Calcium phosphoricum

„Schlafcocktail“

für einen erholsamen, erfrischenden Schlaf

▶ **Tab. 8.68** Einnahmeempfehlung für erholsamen Schlaf.

Mineralstoff		Stück/Tag
Nr. 2	Calcium phosphoricum	10
Nr. 6	Kalium sulfuricum	20
Nr. 7	Magnesium phosphoricum	10
Nr. 8	Natrium chloratum	10
Nr. 9	Natrium phosphoricum	10
Nr. 10	Natrium sulfuricum	20
Nr. 14	Kalium bromatum	10
Nr. 21	Zincum chloratum	10
Nr. 25	Aurum chloratum natronatum	10

Schleimbeutelentzündung

▶ **Tab. 8.69** Einnahmeempfehlung bei Schleimbeutelentzündung

Mineralstoff		Stück/Tag
Nr. 3	Ferrum phosphoricum	20–30
Nr. 4	Kalium chloratum	10–20
Nr. 8	Natrium chloratum	20
Nr. 10	Natrium sulfuricum	20
Nr. 11	Silicea	10

Zu Beginn der äußeren Versorgung sollten die Mineralstoffe als Brei aufgelegt werden, später als Cremegel.

Schleimhäute

Entzündung *Nr. 3 Ferrum phosphoricum, Nr. 4 Kalium chloratum, Nr. 5 Kalium phosphoricum, Nr. 6 Kalium sulfuricum, *Nr. 8 Natrium chloratum, Nr. 10 Natrium sulfuricum, Nr. 12 Calcium sulfuricum, Nr. 13 Kalium arsenicosum, Nr. 14 Kalium bromatum

Schleimhautentzündung ▶ Mund ▶ Gebärmutter

trocken Nr. 6 Kalium sulfuricum, *Nr. 8 Natrium chloratum, Nr. 9 Natrium phosphoricum

Schlundbrennen – Brennen in der Speiseröhre herauf

allgemein (sollte nicht mit Sodbrennen verwechselt werden – brennt nur unten) Nr. 8 Natrium chloratum

Schluckauf

Schnackerl (österr.) Nr. 7 Magnesium phosphoricum

Schmerzen

Schmerzen allgemein, Entzündung, Verletzung, klopfend, pochend Nr. 3 Ferrum phosphoricum

Schmerzen, bohrend schießend Nr. 7 Magnesium phosphoricum als „Heiße Sieben"

Schnittwunden

als erste Hilfe Nr. 3 Ferrum phosphoricum ◆ *Innerlich und äußerlich (als Brei) anzuwenden – Pulver!*

wenn die Wunde schlecht verheilt ▶ Narben Nr. 1 Calcium fluoratum, *Nr. 3 Ferrum phosphoricum, Nr. 5 Kalium phosphoricum, Nr. 6 Kalium sulfuricum, Nr. 8 Natrium chloratum, Nr. 11 Silicea, Nr. 12 Calcium sulfuricum ◆ *Die Mineralstoffkombination ist in der Anwendung als Salbe oder Cremegel besonders zu empfehlen.*

Schnupfen

Bräunlich-gelb – schleimig Nr. 6 Kalium sulfuricum

dicke gelbeitrige Absonderungen Nr. 9 Natrium phosphoricum, Nr. 11 Silicea, *Nr. 12 Calcium sulfuricum

fließend, wässrig-durchsichtig, glasig, Tröpfchen an der Nase Nr. 8 Natrium chloratum
Fließschnupfen – allgemein Nr. 8 Natrium chloratum
grünlich-gelb – schleimig Nr. 10 Natrium sulfuricum
Stockschnupfen Nr. 4 Kalium chloratum, Nr. 12 Calcium sulfuricum
verbunden mit dem Verlangen nach frischer Luft Nr. 6 Kalium sulfuricum
verbunden mit heißer Stirn Nr. 3 Ferrum phosphoricum
Verlust des Geruchs oder Geschmacks Nr. 8 Natrium chloratum

Schock

allgemein – zur Lockerung der Verkrampfung *Nr. 2 Calcium phosphoricum, Nr. 3 Ferrum phosphoricum, Nr. 5 Kalium phosphoricum, Nr. 7 Magnesium phosphoricum, Nr. 12 Calcium sulfuricum
mit Übelkeit *Nr. 2 Calcium phosphoricum, Nr. 3 Ferrum phosphoricum, *Nr. 5 Kalium phosphoricum, Nr. 6 Kalium sulfuricum, Nr. 8 Natrium chloratum, (+ Nr. 10 Natrium sulfuricum bei längerer Anwendung)

Schulstress

▸ **Lernen**
▸ **Nervosität**

Schrunden

Risse in oberflächlich verhärteter Haut Nr. 1 Calcium fluoratum ◆ *Auch als Salbe oder Cremegel.*
Schrunden durch Kälte *Nr. 1 Calcium fluoratum, Nr. 8 Natrium chloratum, Nr. 11 Silicea ◆ *Die Mineralstoffkombination ist in der Anwendung als Cremegel besonders zu empfehlen.*

Schürfwunden

▸ **Wunden**

Schultergelenkentzündung

▸ **Gelenkentzündung**

Schuppen

▸ **Haare**
▸ **Haut**

Schuppenflechte

▸ **Psoriasis**

Schüttelfrost

Nr. 2 Calcium phosphoricum, Nr. 3 Ferrum phosphoricum, Nr. 5 Kalium phosphoricum, *Nr. 10 Natrium sulfuricum

Schwangerschaft

bei Neigung zu schwachem Bindegewebe, Schwangerschaftsrisse *Nr. 1 Calcium fluoratum, Nr. 5 Kalium phosphoricum, Nr. 8 Natrium chloratum, *Nr. 11 Silicea ◆ *Die Mineralstoffkombination ist in der Anwendung als Cremegel besonders zu empfehlen.*
Brustpflege bzw. Vorbereitung ▶ Brustwarzen Nr. 3 Ferrum phosphoricum (leicht erhöhte Temperatur während der ersten Wochen ist normal)
▶ Geburt
zur Kräftigung und Stärkung der Mutter *Nr. 2 Calcium phosphoricum, Nr. 5 Kalium phosphoricum, Nr. 8 Natrium chloratum
Schwangerschaftserbrechen ▶ Übelkeit Nr. 3 Ferrum phosphoricum, *Nr. 5 Kalium phosphoricum, Nr. 8 Natrium chloratum, Nr. 9 Natrium phosphoricum
Schwangerschaftsflecken Nr. 6 Kalium sulfuricum, Nr. 10 Natrium sulfuricum
Schwangerschaftsstreifen Nr. 1 Calcium fluoratum, Nr. 5 Kalium phosphoricum, Nr. 8 Natrium chloratum, Nr. 9 Natrium phosphoricum, *Nr. 11 Silicea ◆ *Die Mineralstoffkombination ist in der Anwendung als Cremegelmischung besonders zu empfehlen.*
verbunden mit üblem Mundgeruch Nr. 5 Kalium phosphoricum
bei Wadenkrämpfen Nr. 2 Calcium phosphoricum
zur Unterstützung der Wehen Nr. 7 Magnesium phosphoricum als „Heiße Sieben"

Schweiß

bei Neigung zum Schweißausbruch Nr. 2 Calcium phosphoricum, Kalium iodatum Nr. 15
fehlend Nr. 8 Natrium chloratum
fettig Nr. 8 Natrium chloratum, Nr. 9 Natrium phosphoricum
hauptsächlich im Kopfhaarbereich Nr. 2 Calcium phosphoricum
rein wässrig – salzig brennend Nr. 8 Natrium chloratum
sauer riechend *Nr. 9 Natrium phosphoricum, Nr. 23 Natrium bicarbonicum
übermäßig, stark Nr. 2 Calcium phosphoricum, Nr. 3 Ferrum phosphoricum, *Nr. 8 Natrium chloratum, Nr. 11 Silicea
unangenehmer Schweiß an Händen und Füßen – Schweißfüße *Nr. 9 Natrium phosphoricum, Nr. 11 Silicea
vor allem in der Nacht Nr. 8 Natrium chloratum, Nr. 14 Kalium bromatum
wenn jemand kaum oder nicht schwitzen kann Nr. 8 Natrium chloratum

Schwielen

allgemein *Nr. 1 Calcium fluoratum, Nr. 5 Kalium phosphoricum, Nr. 8 Natrium chloratum ◆ *Auch als Salbe oder Cremegel.*

Schwindelgefühl

nach längerer Bettlägrigkeit, beim Aufstehen *Nr. 2 Calcium phosphoricum, Nr. 5 Kalium phosphoricum, Nr. 8 Natrium chloratum, Nr. 15 Kalium iodatum
durch Blutandrang im Kopf Nr. 3 Ferrum phosphoricum
durch Blutleere im Kopf verursacht *Nr. 3 Ferrum phosphoricum, Nr. 5 Kalium phosphoricum, Nr. 8 Natrium chloratum
durch übertriebene Hektik Nr. 7 Magnesium phosphoricum, Nr. 15 Kalium iodatum

Sehnen

Schmerzen wegen Überlastung *Nr. 1 Calcium fluoratum, Nr. 5 Kalium phosphoricum, Nr. 8 Natrium chloratum, Nr. 9 Natrium phosphoricum, *Nr. 11 Silicea ◆ *Die Mineralstoffkombination ist in der Anwendung als Cremegel besonders zu empfehlen.*
Verkürzung, Verhärtung, Vernarbung *Nr. 1 Calcium fluoratum, Nr. 5 Kalium phosphoricum, Nr. 8 Natrium chloratum ◆ *Die Mineralstoffkombination ist in der Anwendung als Cremegel besonders zu empfehlen.*
Verlängerung – „Schlottergelenke" *Nr. 1 Calcium fluoratum, Nr. 11 Silicea ◆ *Die Mineralstoffkombination ist in der Anwendung als Cremegel besonders zu empfehlen.*

Sehnenscheidenentzündung

allgemein

► **Tab. 8.70** Einnahmeempfehlung bei Sehnenscheidenentzündung.

Mineralstoff		Stück/Tag
Nr. 1	Calcium fluoratum	10
Nr. 3	Ferrum phosphoricum	20
Nr. 5	Kalium phosphoricum	7
Nr. 8	Natrium chloratum	20
Nr. 9	Natrium phosphoricum	10
Nr. 11	Silicea	10

Die Mineralstoffkombination ist in der Anwendung vorerst als Brei dann später als Salbe oder Cremegel besonders zu empfehlen.

Seitenstechen

allgemein, entsteht durch Energiemangel, Schmerzen in der Milz Nr. 5 Kalium phosphoricum, Nr. 7 Magnesium phosphoricum, Nr. 8 Natrium chloratum, Nr. 17 Manganum sulfuricum

Senkung der Gebärorgane

► **Gebärmutter**
► **Organverlagerung**

Sinusitis

► **Tab. 8.71** Einnahmeempfehlung bei chronischen Problemen in den Nebenhöhlen.

Mineralstoff		Stück/Tag
Nr. 3	Ferrum phosphoricum	10
Nr. 4	Kalium chloratum	10
Nr. 6	Kalium sulfuricum	10

▼

▲

Mineralstoff		Stück/Tag
Nr. 8	Natrium chloratum	20–30
Nr. 10	Natrium sulfuricum	10
Nr. 12	Calcium sulfuricum	7

Entzündung – akut *Nr. 3 Ferrum phosphoricum, Nr. 4 Kalium chloratum, Nr. 6 Kalium sulfuricum, Nr. 8 Natrium chloratum, Nr. 12 Calcium sulfuricum ◆ *Die Mineralstoffkombination ist in der Anwendung als Cremegel besonders zu empfehlen.*

Sodbrennen

allgemein, Druck im Magen, als wenn ein Stein im Magen läge, brennt nur unten Nr. 9 Natrium phosphoricum

Aufstoßen

- **bitter** Nr. 10 Natrium sulfuricum
- **sauer** Nr. 9 Natrium phosphoricum
- **unverdaute Speisen** Nr. 3 Ferrum phosphoricum, Nr. 6 Kalium sulfuricum, (+ Nr. 10 Natrium sulfuricum bei längerer Anwendung)
- **Völle, Blähungen** Nr. 6 Kalium sulfuricum
- **von Luft** Nr. 7 Magnesium phosphoricum

Sommersproßen

Nr. 4 Kalium chloratum, *Nr. 6 Kalium sulfuricum (bei längerer Anwendung + Nr. 10 Natrium sulfuricum)

Sonnenallergie

Durch die Einstrahlung der Sonne entstehen rote Flecken und Bläschen, verbunden mit heftigem, beißendem Juckreiz.

▶ **Tab. 8.72** Einnahmeempfehlung bei Sonnenallergie.

Mineralstoff		Stück/Tag
Nr. 3	Ferrum phosphoricum	10
Nr. 6	Kalium sulfuricum	20
Nr. 8	Natrium chloratum	20
Nr. 10	Natrium sulfuricum	20–50
Nr. 12	Calcium sulfuricum	10

Die Mineralstoffkombination ist in der Anwendung als Cremegel besonders zu empfehlen.

Sonnenbrand

nach übermäßigem Aufenthalt in der Sonne Nr. 1 Calcium fluoratum, *Nr. 3 Ferrum phosphoricum, Nr. 5 Kalium phosphoricum, Nr. 6 Kalium sulfuricum, Nr. 8 Natrium chloratum, Nr. 11 Silicea ◆ *Zu Beginn der äußeren Versorgung sollten die Mineralstoffe als Brei aufgelegt werden, später als Cremegel.*

Sonnenschutz

In der Biochemie nach Dr. Schüßler besteht die Möglichkeit, die Eigenschutzzeit zu verlängern, vor allem durch äußere Anwendung, aber sie bietet keinen Sonnenschutz.

Cave

Für Kleinkinder bis 3 Jahre dürfen keine chemischen Sonnenschutzfilter verwendet werden!

Spulwürmer

Nr. 9 Natrium phosphoricum

Star

Grauer Star – Katarakt Nr. 1 Calcium fluoratum, Nr. 4 Kalium chloratum, *Nr. 8 Natrium chloratum, Nr. 9 Natrium phosphoricum, Nr. 11 Silicea
Grüner Star – Glaukom Nr. 4 Kalium chloratum, Nr. 5 Kalium phosphoricum, Nr. 7 Magnesium phosphoricum, Nr. 8 Natrium chloratum, *Nr. 10 Natrium sulfuricum, Nr. 11 Silicea
Linsentrübung durch Trockenheit – mangelnde Tränenflüssigkeit Nr. 8 Natrium chloratum, Nr. 21 Zincum chloratum

Steinbildung

Abbau der Steine ▸ Niere Nr. 2 Calcium phosphoricum, Nr. 7 Magnesium phosphoricum, *Nr. 9 Natrium phosphoricum, Nr. 11 Silicea
wird verhindert durch den Abbau der Säure im Körper Nr. 9 Natrium phosphoricum

Stillen

Abstillen, zu viel Milch Nr. 10 Natrium sulfuricum
zu wenig Milch Nr. 4 Kalium chloratum, *Nr. 8 Natrium chloratum, Nr. 13 Kalium arsenicosum

Stimmungswechsel – rascher

Nr. 7 Magnesium phosphoricum, Nr. 15 Kalium iodatum

Stirnhöhlenkatarrh

Nr. 3 Ferrum phosphoricum, Nr. 4 Kalium chloratum, Nr. 6 Kalium sulfuricum, Nr. 8 Natrium chloratum, *Nr. 12 Calcium sulfuricum

Stockschnupfen

Nr. 4 Kalium chloratum, Nr. 8 Natrium chloratum, Nr. 12 Calcium sulfuricum

Stoffwechsel

allgemein Nr. 3 Ferrum phosphoricum, Nr. 4 Kalium chloratum, *Nr. 12 Calcium sulfuricum
die Entschlackung wird allgemein gefördert durch Nr. 6 Kalium sulfuricum, Nr. 8 Natrium chloratum, *Nr. 10 Natrium sulfuricum, Nr. 23 Natrium bicarbonicum
Förderung der Stoffwechselvorgänge *Nr. 3 Ferrum phophoricum, Nr. 10 Natrium sulfuricum, Nr. 21 Zincum chloratum, Nr. 23 Natrium bicarbonicum
mit salzigem Geschmack Nr. 8 Natrium chloratum

Stottern

Nr. 7 Magnesium phosphoricum, Nr. 9 Natrium phosphoricum, Nr. 11 Silicea

Struma

▶ **Schilddrüse**

Stuhl

▶ **Bauchschmerzen**
Blähungskolik ▶ **Blähungen**
Darmkatarrh verbunden mit heißem Kopf Nr. 3 Ferrum phosphoricum
Darmträgheit – chronisch ▶ **Stuhlverstopfung**
Durchfälle beim Zahnen Nr. 2 Calcium phosphoricum, Nr. 5 Kalium phosphoricum, *Nr. 8 Natrium chloratum
Durchfälle kleiner Kinder, grasgrün Nr. 10 Natrium sulfuricum
Durchfälle kleiner Kinder, gelblich-grüne, wie gehackt (geronnen) Nr. 9 Natrium phosphoricum

Stuhlverstopfung

begleitet von kolikartigen Verkrampfungen *Nr. 7 Magnesium phosphoricum, Nr. 20 Kalium aluminium sulfuricum
chronisch – habituell Nr. 3 Ferrum phosphoricum, Nr. 7 Magnesium phosphoricum, Nr. 8 Natrium chloratum, Nr. 9 Natrium phosphoricum, Nr. 10 Natrium sulfuricum
Hartleibigkeit verbunden mit heißer Stirn Nr. 3 Ferrum phosphoricum
verbunden mit Völlegefühl und Druck auf dem Bauch Nr. 6 Kalium sulfuricum
wenn sich dabei die Winde im Dickdarm stauen Nr. 10 Natrium sulfuricum

Süßigkeiten, starkes Bedürfnis danach

Nr. 9 Natrium phosphoricum

Talgdrüsen verstopft, Mitesser, Pickel, Akne

Nr. 9 Natrium phosphoricum

Tennisarm

durch Überanstrengung der Schultermuskulatur – Ausstrahlung in den Ellbogen

► **Tab. 8.73** Einnahmeempfehlung bei Überanstrengung der Schultermuskulatur.

Mineralstoff		Stück/Tag
Nr. 1	Calcium fluoratum	10
Nr. 2	Calcium phosphoricum	20–30
Nr. 3	Ferrum phosphoricum	20
Nr. 8	Natrium chloratum	20
Nr. 9	Natrium phosphoricum	10
Nr. 11	Silicea	10

Die Mineralstoffkombination ist in der Anwendung als Cremegel besonders zu empfehlen, v.a. auch im Bereich des Schulterblattes anzuwenden.

Tic, Überregbarkeit

Nr. 2 Calcium phosphoricum, Nr. 7 Magnesium phosphoricum, Nr. 9 Natrium phosphoricum, Nr. 11 Silicea, *Nr. 14 Kalium bromatum, Nr. 15 Kalium iodatum

Tinnitus

akut Nr. 3 Ferrum phosphoricum
allgemein Nr. 1 Calcium fluoratum, Nr. 2 Calcium phosphoricum, *Nr. 3 Ferrum phosphoricum, Nr. 4 Kalium chloratum, Nr. 5 Kalium phosphoricum, Nr. 9 Natrium phosphoricum, Nr. 10 Natrium sulfuricum, *Nr. 11 Silicea
brummend, kurzzeitig hoher Pfeifton Nr. 3 Ferrum phosphoricum
pfeifend, sklerotisch verengte Adern Nr. 1 Calcium fluoratum, Nr. 9 Natrium phosphoricum, Nr. 11 Silicea
schwerhörig Nr. 4 Kalium chloratum, Nr. 10 Natrium sulfuricum, Nr. 12 Calcium sulfuricum
wechselnde Geräusche Nr. 2 Calcium phosphoricum

Tränen

► **Augen**

Tränenkanal verstopft

Nr. 4 Kalium chloratum, Nr. 9 Natrium phosphoricum, Nr. 12 Calcium sulfuricum

Cave

Arzt

Tränensack

Entzündung *Nr. 3 Ferrum phosphoricum, Nr. 8 Natrium chloratum, Nr. 10 Natrium sulfuricum, Nr. 12 Calcium sulfuricum ◆ *Auch als Cremegel empfehlenswert.*
Schwellung Nr. 10 Natrium sulfuricum

Trigeminusneuralgie

Schmerzen, die sich über Ober- und Unterkiefer hinziehen *Nr. 2 Calcium phosphoricum, Nr. 5 Kalium phosphoricum, Nr. 8 Natrium chloratum, Nr. 11 Silicea ◆ *Die Mineralstoffkombination ist in der Anwendung als Cremegel besonders zu empfehlen.*
zusätzlich könnte benötigt werden Nr. 7 Magnesium phosphoricum als „Heiße Sieben"

Trinken

ein dauerndes Durstgefühl schwächt ab Nr. 8 Natrium chloratum
wenn das Trinken von kaltem Wasser Schwierigkeiten bereitet Nr. 3 Ferrum phosphoricum, Nr. 8 Natrium chloratum

trockene Augen

Nr. 8 Natrium chloratum

trockene Schleimhäute

*Nr. 8 Natrium chloratum, Nr. 13 Kalium arsenicosum, Nr. 20 Kalium aluminium sulfuricum

Übelkeit

allgemein Nr. 3 Ferrum phosphoricum, *Nr. 5 Kalium phosphoricum, Nr. 6 Kalium sulfuricum, Nr. 10 Natrium sulfuricum
mit Brechreiz Nr. 3 Ferrum phosphoricum, *Nr. 5 Kalium phosphoricum, Nr. 8 Natrium chloratum
nach dem Essen Nr. 5 Kalium phosphoricum, *Nr. 6 Kalium sulfuricum
bei Reisekrankheit **▸ Reisekrankheit**
durch Überforderung *Nr. 5 Kalium phosphoricum, Nr. 6 Kalium sulfuricum, Nr. 8 Natrium chloratum, (+ Nr. 10 Natrium sulfuricum bei längerer Anwendung)

Überbein

allgemein *Nr. 1 Calcium fluoratum, Nr. 8 Natrium chloratum, Nr. 9 Natrium phosphoricum, Nr. 11 Silicea ◆ *Die Mineralstoffkombination ist in der Anwendung als Cremegel besonders zu empfehlen.*

Übergewicht[10]

10 Feichtinger T, Niedan-Feichtinger S: Gesund abnehmen mit Schüßler-Salzen. 2. Aufl. Stuttgart: Karl F. Haug; 2008.

Übersäuerung

des Gewebes *Nr. 9 Natrium phosphoricum, Nr. 11 Silicea, Nr. 12 Calcium sulfuricum, Nr. 23 Natrium bicarbonicum
des Magens Nr. 9 Natrium phosphoricum

Ulkus

begleitet von geschwollenen Leistendrüsen Nr. 4 Kalium chloratum, Nr. 7 Magnesium phosphoricum, Nr. 8 Natrium chloratum, *Nr. 9 Natrium phosphoricum, *Nr. 10 Natrium sulfuricum
▸ **im Magen**
Ulcus cruris

▸ **Tab. 8.74** Einnahmeempfehlung bei Ulcus cruris.

Mineralstoff		Stück/Tag
Nr. 3	Ferrum phosphoricum	10
Nr. 4	Kalium chloratum	20
Nr. 5	Kalium phosphoricum	10
Nr. 6	Kalium sulfuricum	20 – 30
Nr. 9	Natrium phosphoricum	20
Nr. 10	Natrium sulfuricum	30 – 50
Nr. 12	Calcium sulfuricum	10
Nr. 24	Arsenum iodatum	10

Zu Beginn der äußeren Versorgung sollten die Mineralstoffe als Brei aufgelegt werden, später als Salbe oder Cremegel.

Ulkus, Geschwür – allgemein Nr. 1 Calcium fluoratum, *Nr. 9 Natrium phosphoricum, Nr. 11 Silicea, Nr. 12 Calcium sulfuricum ◆ *Die Mineralstoffkombination ist in der Anwendung als Cremegel besonders zu empfehlen.*
verbunden mit einem wässrigen, bläulich-roten Hof Nr. 7 Magnesium phosphoricum, *Nr. 10 Natrium sulfuricum
verbunden mit erhöhter lokaler Temperatur Nr. 3 Ferrum phosphoricum

Umknicken der Knöchel

Bänderschwäche *Nr. 1 Calcium fluoratum, Nr. 5 Kalium phosphoricum, Nr. 8 Natrium chloratum, Nr. 11 Silicea, Nr. 22 Calcium carbonicum ◆ *Die Mineralstoffkombination ist in der Anwendung als Cremegel besonders zu empfehlen.*

Unfruchtbarkeit

▸ **Infertilität**

Untergewicht

Cave

Arzt

Nr. 2 Calcium phosphoricum, Nr. 3 Ferrum phosphoricum, Nr. 4 Kalium chloratum, *Nr. 5 Kalium phosphoricum, Nr. 8 Natrium chloratum, Nr. 13 Kalium arsenicosum, *Nr. 18 Calcium sulfuratum, Nr. 22 Calcium carbonicum

Urin

▶ **Harn**

Uterus

▶ **Gebärmutter**

Vagina

▶ **Scheide**

Varizen

▶ **Krampfadern**

Venen

▶ **Krampfadern**

Verbrennung – Combustio

akut Nr. 3 Ferrum phosphoricum, Nr. 8 Natrium chloratum ◆ *Äußerlich auch als Brei, später als Gel oder Cremegel.*
eiternd Nr. 9 Natrium phosphoricum, Nr. 11 Silicea, *Nr. 12 Calcium sulfuricum

Verdauungsstörungen

▶ **Darm, Darmkatarrh, Durchfall und Magen**

Vergesslichkeit

Nr. 1 Calcium fluoratum, Nr. 3 Ferrum phosphoricum, Nr. 5 Kalium phosphoricum, *Nr. 8 Natrium chloratum, *Nr. 20 Kalium aluminium sulfuricum

Vergiftung

Cave

Arzt!
Deutschland: Tel. 030/19240
Österreich: Tel. 01/4064343

Verhärtungen

allgemein *Nr. 1 Calcium fluoratum, Nr. 5 Kalium phosphoricum, Nr. 8 Natrium chloratum ◆ *Die Mineralstoffkombination ist in der Anwendung als Cremegel besonders zu empfehlen.*

Verlangen nach

Alkohol Nr. 7 Magnesium phosphoricum, *Nr. 8 Natrium chloratum
Bananen Nr. 5 Kalium phosphoricum
Bewegung Nr. 2 Calcium phosphoricum, Nr. 11 Silicea
Bitterem *Nr. 10 Natrium sulfuricum
Essen – Heißhunger Nr. 9 Natrium phosphoricum
Essig Nr. 2 Calcium phosphoricum, Nr. 8 Natrium chloratum
Fisch *Nr. 2 Calcium phosphoricum, Nr. 15 Kalium iodatum
Fleisch *Nr. 2 Calcium phosphoricum, Nr. 3 Ferrum phosphoricum, Nr. 8 Natrium chloratum, Nr. 9 Natrium phosphoricum
frischer Luft Nr. 6 Kalium sulfuricum
Geräuchertem – Speck Nr. 2 Calcium phosphoricum
Hirse Nr. 11 Silicea
Kaffee Nr. 3 Ferrum phosphoricum, Nr. 7 Magnesium phosphoricum
Kakao, Schokolade Nr. 7 Magnesium phosphoricum
Ketchup Nr. 2 Calcium phosphoricum
Kochsalz Nr. 8 Natrium chloratum
Leber, Leberwurst Nr. 3 Ferrum phosphoricum
Mehlspeisen Nr. 9 Natrium phosphoricum
Milch Nr. 2 Calcium phosphoricum, Nr. 4 Kalium chloratum
Nikotin Nr. 6 Kalium sulfuricum, Nr. 7 Magnesium phosphoricum
Nüssen Nr. 5 Kalium phosphoricum
Saurem Nr. 4 Kalium chloratum, Nr. 7 Magnesium phosphoricum, Nr. 9 Natrium phosphoricum, Nr. 23 Natrium bicarbonicum
Schokolade, dunkel Nr. 7 Magnesium phosphoricum
Schokolade, mit Nüssen, Milchschokolade Nr. 5 Kalium phosphoricum
stark gewürzten Speisen Nr. 2 Calcium phosphoricum, Nr. 8 Natrium chloratum
Süßigkeiten *Nr. 9 Natrium phosphoricum, Nr. 11 Silicea

Verletzungen

▸ **erste Hilfe**
Schlag – Stoß – wie benommen *Nr. 3 Ferrum phosphoricum, Nr. 5 Kalium phosphoricum, Nr. 8 Natrium chloratum
▸ **Wunden**

Verrenkungen, Verstauchung

allgemein *Nr. 1 Calcium fluoratum, *Nr. 3 Ferrum phosphoricum, Nr. 5 Kalium phosphoricum, Nr. 8 Natrium chloratum, Nr. 9 Natrium phosphoricum, Nr. 11 Silicea ◆ *Zu Beginn der äußeren Versorgung sollten die Mineralstoffe als Brei aufgelegt werden, später als Cremegel.*

geschwollen *Nr. 4 Kalium chloratum, Nr. 8 Natrium chloratum, Nr. 10 Natrium sulfuricum ◆ *Die Mineralstoffkombination ist in der Anwendung als Cremegel besonders zu empfehlen.*
Schmerzen *Nr. 3 Ferrum phosphoricum, Nr. 5 Kalium phosphoricum, Nr. 8 Natrium chloratum

Verstauchung – Distorsion

► **Zerrung**

Verstopfung

► **Stuhlverstopfung**

Vitiligo – Weißfleckenkrankheit

► **Haut – Pigmentstörung**

Völlegefühl

► **Pankreas**

Vorhautverengung

► **Penis**

Vulva – die weibliche „Scham" – Schrunden, Einrisse

*Nr. 1 Calcium fluoratum, Nr. 3 Ferrum phosphoricum, Nr. 5 Kalium phosphoricum, Nr. 8 Natrium chloratum, Nr. 13 Kalium arsenicosum ◆ *Die Mineralstoffkombination ist in der Anwendung als Cremegelmischung besonders zu empfehlen.*

Wachstumsprobleme, Wachstumsstörungen

► **Tab. 8.75** Einnahmeempfehlung bei Wachstumsstörungen.

Mineralstoff		spezieller Bedarf	Stück/Tag
Nr. 1	Calcium fluoratum	Knochenhüllen und alle elastischen Gewebe	7
Nr. 2	Calcium phosphoricum	Bildung der Knochen, Blutbildung, Muskelaufbau, Eiweißhaushalt	10
Nr. 3	Ferrum phosphoricum	Verstärkung des Stoffwechselumsatzes im Körper	7
Nr. 5	Kalium phosphoricum	Energieträger für die Gewebeneubildung und -stärkung	10
Nr. 8	Natrium chloratum	Aufbau von Schleimhäuten, Knorpel, Sehnen und Bändern; unentbehrlich zusammen mit Kalium phosphoricum Nr. 5 zum Gewebeaufbau	10

▼

▲

Mineralstoff		spezieller Bedarf	Stück/Tag
Nr. 11	Silicea	unentbehrlicher Bestandteil aller Körpergewebe, vor allem des Bindegewebes	7
Nr. 22	Calcium carbonicum	Aufbau einer guten Grundkonstitution	7

Längenwachstum vermehrt Nr. 5 Kalium phosphoricum, Nr. 8 Natrium chloratum, *Nr. 13 Kalium arsenicosum, Nr. 14 Kalium bromatum, *Nr. 21 Zincum chloratum
Längenwachstum vermindert Nr. 1 Calcium fluoratum, *Nr. 2 Calcium phosphoricum, Nr. 3 Ferrum phosphoricum, Nr. 5 Kalium phosphoricum, *Nr. 8 Natrium chloratum, Nr. 11 Silicea, Nr. 13 Kalium arsenicosum, Nr. 15 Kalium iodatum, Nr. 21 Zincum chloratum, Nr. 22 Calcium carbonicum (+ Nr. 9 Natrium phosphoricum bei längerer Anwendung)
Schmerzen in den Gelenken – Wachstumsfuge *Nr. 2 Calcium phosphoricum, Nr. 3 Ferrum phosphoricum, Nr. 5 Kalium phosphoricum, Nr. 17 Manganum sulfuricum, Nr. 22 Calcium carbonicum ◆ *Die Mineralstoffkombination ist in der Anwendung als Cremegel besonders zu empfehlen.*
Störungen im Knochenwachstum – hauptsächlich bei Kindern

► **Tab. 8.76** Einnahmeempfehlung bei Knochenwachstumsstörungen – bei Kindern.

Mineralstoff		Stück/Tag
Nr. 1	Calcium fluoratum	5
Nr. 2	Calcium phosphoricum	7
Nr. 5	Kalium phosphoricum	10
Nr. 7	Magnesium phosphoricum	7
Nr. 8	Natrium chloratum	7
Nr. 11	Silicea	7
Nr. 15	Kalium iodatum	3–5
Nr. 22	Calcium carbonicum	10–20

Die Mineralstoffkombination ist in der Anwendung als Cremegel besonders zu empfehlen.

Wadenkrampf

allgemein

► **Tab. 8.77** Einnahmeempfehlung bei Wadenkrampf.

Mineralstoff		Stück/Tag
Nr. 2	Calcium phosphoricum	30–50
Nr. 5	Kalium phosphoricum	10–20

▼

▲

Mineralstoff		Stück/Tag
Nr. 6	Kalium sulfuricum	10
Nr. 7	Magnesium phosphoricum	3–5 × „Heiße Sieben“
Nr. 8	Natrium chloratum	10
Nr. 9	Natrium phosphoricum (bei längerer Anwendung)	10

Die Mineralstoffkombination ist in der Anwendung als Cremegel besonders zu empfehlen.

Wallungen – Hitzewallungen

► **Tab. 8.78** Einnahmeempfehlung bei Hitzewallungen.

Mineralstoff		spezieller Bedarf	Stück/Tag
Nr. 2	Calcium phosphoricum	Angst – Spannungen – Energieverlust	10
Nr. 3	Ferrum phosphoricum	Abbau der inneren Reibung	20
Nr. 7	Magnesium phosphoricum	Abbau der inneren Spannung	3 × “Heiße Sieben“
Nr. 8	Natrium chloratum	Wärmehaushalt	20
Nr. 13	Kalium arsenicosum	Hormonsteuerung	10
Nr. 14	Kalium bromatum	Abbau der inneren Unruhe	10
Nr. 15	Kalium iodatum	Schilddrüsenregulativ	7
Nr. 25	Aurum chloratum natronatum	Rhythmussteuerung	7

Warzen

innerlich und äußerlich Nr. 1 Calcium fluoratum, *Nr. 4 Kalium chloratum, Nr. 8 Natrium chloratum, *Nr. 10 Natrium sulfuricum ◆ *Die Mineralstoffkombination ist in der Anwendung als Cremegelmischung besonders zu empfehlen.*
warzenähnliche Verhärtungen der Haut *Nr. 1 Calcium fluoratum, Nr. 4 Kalium chloratum, Nr. 5 Kalium phosphoricum, Nr. 8 Natrium chloratum, Nr. 13 Kalium arsenicosum ◆ *Die Mineralstoffkombination ist in der Anwendung als Cremegel besonders zu empfehlen.*

Waschmittelallergie

Nr. 3 Ferrum phosphoricum, Nr. 4 Kalium chloratum, Nr. 6 Kalium sulfuricum, *Nr. 8 Natrium chloratum, Nr. 10 Natrium sulfuricum

Wasser

Ansammlung in den Beinen Nr. 8 Natrium chloratum
geschwollene Finger Nr. 10 Natrium sulfuricum
wenn der Abdruck des Daumens nicht bleibt Nr. 10 Natrium sulfuricum
wenn der Abdruck des Daumens bleibt, ödematös Nr. 8 Natrium chloratum

Wechseljahre – Menopause

allgemein Nr. 2 Calcium phosphoricum, Nr. 7 Magnesium phosphoricum, Nr. 15 Kalium iodatum, Nr. 25 Aurum chloratum natronatum

► **Blutandrang**

eingefallene Haut – welk *Nr. 1 Calcium fluoratum, Nr. 5 Kalium phosphoricum, Nr. 6 Kalium sulfuricum, Nr. 8 Natrium chloratum, *Nr. 11 Silicea, Nr. 13 Kalium arsenicosum, Nr. 20 Kalium aluminium sulfuricum, Adler Ortho Nr. 1 ◆ *Die Mineralstoffkombination ist in der Anwendung als Cremegel besonders zu empfehlen.*

geschwollene Füße Nr. 4 Kalium chloratum, Nr. 7 Magnesium phosphoricum, Nr. 8 Natrium chloratum, *Nr. 10 Natrium sulfuricum

► **Osteoporose**

Schweißausbruch Nr. 2 Calcium phosphoricum, Nr. 7 Magnesium phosphoricum, *Nr. 8 Natrium chloratum, Nr. 15 Kalium iodatum

spröde Haare ► Haare

trockene Scheide – zur grundsätzlichen Versorgung Nr. 4 Kalium chloratum, Nr. 6 Kalium sulfuricum, *Nr. 8 Natrium chloratum, Nr. 10 Natrium sulfuricum, Nr. 13 Kalium arsenicosum, Nr. 19 Cuprum arsenicosum, Nr. 20 Kalium aluminium sulfuricum, Nr. 21 Zincum chloratum ◆ *Die Mineralstoffkombination ist in der Anwendung als Cremegel besonders zu empfehlen.*

Unruhe, Ruhelosigkeit Nr. 2 Calcium phosphoricum, *Nr. 7 Magnesium phosphoricum, *Nr. 14 Kalium bromatum, Nr. 15 Kalium iodatum, Nr. 21 Zincum chloratum, Nr. 25 Aurum chloratum natronatum, Adler Ortho Nr. 7

► **Wallungen**

Wehen

► **Geburt**

Weißfleckenkrankheit – Vitiligo

► **Haut – Pigmentstörung**

Weißfluss junger Mädchen

► **Fluor genitalis**

Wespenstich

► **Insektenstich, Bienenstich**

Wiederaufbau nach einer Krankheit

► **Regeneration**

Winde

► **Blähungen**

Wiederaufbau

► **Rekonvaleszenz**

Windelausschlag – Windeldermatitis

▶ **Tab. 8.79** Einnahmeempfehlung bei Windeldermatitis.

Mineralstoff		Stück/Tag
Nr. 3	Ferrum phosphoricum	7
Nr. 4	Kalium chloratum	10
Nr. 6	Kalium sulfuricum	7
Nr. 9	Natrium phosphoricum	20–30

Die Mineralstoffkombination ist in der Anwendung als Cremegel besonders zu empfehlen.

Windpocken – falsche Pocken – Varizellen, Schafblattern – Feuchtblattern

▶ **Tab. 8.80** Einnahmeempfehlung bei Windpocken.

Mineralstoff		spezieller Bedarf	Stück/Tag
Nr. 2	Calcium phosphoricum	Spannung	10
Nr. 3	Ferrum phosphoricum	Entzündungen	10–20
Nr. 4	Kalium chloratum	Drüsen	10
Nr. 5	Kalium phosphoricum	bei hohem Fieber	alle 5 Min.
Nr. 6	Kalium sulfuricum	Abschuppung	10
Nr. 7	Magnesium phosphoricum	Juckreiz	10
Nr. 10	Natrium sulfuricum	Juckreiz	10

zur Genesung Nr. 2 Calcium phosphoricum, Nr. 6 Kalium sulfuricum

Wirbelsäule

▶ **Rücken**

Wochenfluss – übermäßig

▶ **Geburt**

Wucherungen

▶ **Polypen**

Wunden

Blutung Nr. 3 Ferrum phosphoricum
Eiterungen, wenn die Verletzung vernachlässigt wird Nr. 9 Natrium phosphoricum, Nr. 11 Silicea, *Nr. 12 Calcium sulfuricum
Exsudat, vermehrter Flüssigkeitsaustritt bei Wunden Nr. 3 Ferrum phosphoricum, *Nr. 12 Calcium sulfuricum, (bei längerer Anwendung + Nr. 9 Natrium phosphoricum + Nr. 10 Natrium sulfuricum)

wenn die Haut aufgeschürft ist

► **Tab. 8.81** Einnahmeempfehlung bei Schürfwunden.

Mineralstoff		Stück/Tag
Nr. 1	Calcium fluoratum	7
Nr. 3	Ferrum phosphoricum	20–30
Nr. 5	Kalium phosphoricum	10–15
Nr. 6	Kalium sulfuricum	10
Nr. 8	Natrium chloratum	10
Nr. 11	Silicea	10
+ Nr. 9	Natrium phosphoricum (bei längerer Anwendung)	10

Die Mineralstoffkombination ist in der Anwendung vorerst als Brei, später als Salbe oder Cremegel besonders zu empfehlen.

wenn die Haut gereizt bzw. rot ist *Nr. 3 Ferrum phosphoricum, Nr. 6 Kalium sulfuricum ◆ *Die Mineralstoffkombination ist in der Anwendung als Cremegelmischung besonders zu empfehlen.*
frische Verletzungen, Stoß, Quetschungen – sofort als erste Hilfe Nr. 3 Ferrum phosphoricum
Wundheilung Nr. 1 Calcium fluoratum, *Nr. 3 Ferrum phosphoricum, Nr. 5 Kalium phosphoricum, Nr. 8 Natrium chloratum, Nr. 11 Silicea ◆ *Die Mineralstoffkombination ist in der Anwendung als Cremegel besonders zu empfehlen.*

Wundliegen

bei Kranken Nr. 1 Calcium fluoratum, *Nr. 3 Ferrum phosphoricum, *Nr. 5 Kalium phosphoricum, Nr. 8 Natrium chloratum, Nr. 11 Silicea ◆ *Die Mineralstoffkombination ist in der Anwendung als Cremegel besonders zu empfehlen.*
von Säuglingen ► Windelausschlag

Würmer

► **Spulwürmer**

Zähne

Entwicklung *Nr. 1 Calcium fluoratum, *Nr. 2 Calcium phosphoricum, Nr. 7 Magnesium phosphoricum, Nr. 9 Natrium phosphoricum, Nr. 11 Silicea, Nr. 22 Calcium carbonicum
Fistel Nr. 1 Calcium fluoratum, *Nr. 9 Natrium phosphoricum, Nr. 11 Silicea, Nr. 12 Calcium sulfuricum
Karies Nr. 1 Calcium fluoratum, Nr. 2 Calcium phosphoricum, Nr. 22 Calcium carbonicum
wenn die Zähne hohl werden – für das Zahnbein Nr. 2 Calcium phosphoricum
wenn sie ohne Schmerzen locker sind Nr. 1 Calcium fluoratum

Zähneknirschen

im Schlaf *Nr. 2 Calcium phosphoricum, Nr. 5 Kalium phosphoricum, Nr. 7 Magnesium phosphoricum

vor allem der Kinder (Schlafplatz beachten) *Nr. 2 Calcium phosphoricum, Nr. 5 Kalium phosphoricum, Nr. 7 Magnesium phosphoricum, Nr. 8 Natrium chloratum, Nr. 11 Silicea

Zahnen

bei Kleinkindern Nr. 1 Calcium fluoratum, *Nr. 3 Ferrum phosphoricum, Nr. 5 Kalium phosphoricum, Nr. 8 Natrium chloratum ◆ *Die Mineralstoffe aufgelöst mit Hilfe des Fingers auf die betroffene Stelle geben.*

Zahnfleisch

entzündet – Gingivitis Nr. 3 Ferrum phosphoricum, Nr. 12 Calcium sulfuricum

Schwund – Parodontose Nr. 3 Ferrum phosphoricum, *Nr. 5 Kalium phosphoricum, Nr. 8 Natrium chloratum

wenn es blutet Nr. 5 Kalium phosphoricum

wenn es geschwollen ist Nr. 1 Calcium fluoratum, Nr. 4 Kalium chloratum, *Nr. 12 Calcium sulfuricum

Zahnschmerzen

allgemein Nr. 3 Ferrum phosphoricum, Nr. 7 Magnesium phosphoricum

empfindliche Zähne – bei Kälte oder Hitze, obwohl das Zahnfleisch in Ordnung ist Nr. 3 Ferrum phosphoricum, Nr. 5 Kalium phosphoricum, *Nr. 7 Magnesium phosphoricum, *Nr. 8 Natrium chloratum

lockere Zähne Nr. 1 Calcium fluoratum

schießende, reißende Schmerzen in Intervallen Nr. 7 Magnesium phosphoricum

verbunden mit einem üblen Mundgeruch Nr. 5 Kalium phosphoricum

verbunden mit Speichelfluss Nr. 8 Natrium chloratum

wenn der Zahn auf leiseste Berührung schmerzhaft reagiert Nr. 1 Calcium fluoratum, Nr. 2 Calcium phosphoricum, Nr. 11 Silicea

wenn die Backe geschwollen ist *Nr. 3 Ferrum phosphoricum, Nr. 4 Kalium chloratum, Nr. 11 Silicea, Nr. 12 Calcium sulfuricum

wenn die Temperatur lokal oder insgesamt erhöht ist Nr. 3 Ferrum phosphoricum

Zahnspitzen

durchsichtig, wie Glas *Nr. 1 Calcium fluoratum, *Nr. 2 Calcium phosphoricum, Nr. 22 Calcium carbonicum, Adler Ortho Nr. 2

Zeckenbiss

Nr. 2 Calcium phosphoricum, Nr. 3 Ferrum phosphoricum, Nr. 4 Kalium chloratum, Nr. 8 Natrium chloratum, Nr. 10 Natrium sulfuricum

Cave

Arzt – Borreliosegefahr!

Zeckenbiss – ohne Impfung

Cave

Arzt

Zehen

Krämpfe in den Zehen *Nr. 2 Calcium phosphoricum, Nr. 7 Magnesium phosphoricum

◆ *Die Mineralstoffkombination ist in der Anwendung als Cremegel besonders zu empfehlen (leichte Massage).*

▶ **Restless legs**

wenn die Nägel brüchig sind und abbröckeln Nr. 11 Silicea

wenn die Zehennägel einwachsen Nr. 1 Calcium fluoratum

Zeitverschiebung bei Fernflügen – Beschwerden

▶ **Jetlag**

Zellulitis – Cellulite

Orangenhaut Nr. 1 Calcium fluoratum, *Nr. 2 Calcium phosphoricum, *Nr. 9 Natrium phosphoricum, Nr. 11 Silicea, *Nr. 12 Calcium sulfuricum, Nr. 23 Natrium bicarbonicum

◆ *Die Mineralstoffkombination ist in der Anwendung als Cremegel besonders zu empfehlen.*

Zerrungen

Verdrehung, Verzerrung

▶ **Tab. 8.82** Einnahmeempfehlung bei Zerrungen.

Mineralstoff		Stück/Tag
Nr. 1	Calcium fluoratum	20
Nr. 2	Calcium phosphoricum	10
Nr. 3	Ferrum phosphoricum	30–50
Nr. 5	Kalium phosphoricum	10–20
Nr. 8	Natrium chloratum	10–20
Nr. 11	Silicea	10–20

Zu Beginn der äußeren Versorgung sollten die Mineralstoffe als Brei aufgelegt werden, später als Cremegel. Es empfiehlt sich, je nach der Größe des Gelenkes, einen Brei aus den angeführten Mineralstoffen aufzulegen: Je 40 Stück von Nr. 3, 5 und 8 und je 10 Stück von Nr. 1 und 11. Zerrungen sind meistens von einem Bluterguss begleitet, welcher von der Nr. 11 „aufgesaugt" wird.
Dieselbe Mineralstoffmischung eignet sich auch gut für Prellungen.

Zuckerkrankheit

▶ **Diabetes**

Zunge

Bläschen Nr. 8 Natrium chloratum, Nr. 10 Natrium sulfuricum
Brennen an der Zungenspitze *Nr. 8 Natrium chloratum, Nr. 10 Natrium sulfuricum
brennende, schmerzende Bläschen auf der Zunge, Geschmacksverlust Nr. 8 Natrium chloratum, Nr. 21 Zincum chloratum
▶ **Geschmack**
salziger Geschmack, trocken verklebt Nr. 8 Natrium chloratum
bei trockener Zunge Nr. 8 Natrium chloratum, Nr. 13 Kalium arsenicosum
zerklüftete, rissige, borkige Zunge, Landkartenzunge *Nr. 1 Calcium fluoratum, Nr. 4 Kalium chloratum, Nr. 8 Natrium chloratum

Zungenbelag

bei feuchter Zunge ein goldgelber Belag Nr. 9 Natrium phosphoricum
bräunlich-gelb – schleimig Nr. 6 Kalium sulfuricum
grünlich-gelb – schmutzig Nr. 10 Natrium sulfuricum
weiß oder weißgrau, jedoch nicht schleimig – eine weiße Zunge Nr. 4 Kalium chloratum
wenn sich an den Rändern der Zunge Speichelbläschen zeigen Nr. 8 Natrium chloratum
wie mit flüssigem Senf bestrichen, verbunden mit üblem Mundgeruch Nr. 5 Kalium phosphoricum

Zwischenblutungen

▶ **Menstruation**

Zwölffingerdarmgeschwür

▶ **Magen – Magengeschwür**

9 Repertorium – Zusammenstellung zusätzlich erkennbarer körperlicher Merkmale

Cave

Die angeführten Mineralstoffe weisen ausschließlich auf den erkennbaren Mangel hin und sind keine Zusammenstellung für eine Einnahmeempfehlung!

Die in der Biochemie nach Dr. Schüßler notwendigen Kombinationen von Kalium sulfuricum Nr. 6 und Natrium sulfuricum Nr. 10, von Silicea Nr. 11 und Natrium phosphoricum Nr. 9, sowie von Calcium sulfuricum Nr. 12, Natrium phosphoricum Nr. 9 und Natrium sulfuricum Nr. 10 werden daher in diesem Repertorium nicht angeführt.

Cave

Nicht jede Behandlung darf ohne ärztliche Begleitung erfolgen. Auch ohne einen ausdrücklichen Hinweis ist bei vielen schweren gesundheitlichen Belastungen angeraten, unbedingt einen Fachmann hinzuzuziehen. Eine Abklärung des Befunds ist z.B. auf jeden Fall angezeigt bei Beschwerden, die mit starken Schmerzen einhergehen, wenn Beschwerden über längere Zeit anhalten oder wenn Beschwerden zu einer Verunsicherung führen.

▶ **Tab. 9.1 Hauttypen**

Symptom	Mineralstoffe	
Haut		
– empfindlich	Nr. 3 Nr. 5	Ferrum phosphoricum Kalium phosphoricum
– faltig	Nr. 11	Silicea
– fleckig, ocker	Nr. 6	Kalium sulfuricum
– gedunsen	Nr. 8	Natrium chloratum
– gelblich, braune Flecken, Pigmentflecken	Nr. 6	Kalium sulfuricum
– grobporig	Nr. 8	Natrium chloratum
– sensibel, allergisch	Nr. 3 Nr. 8 Nr. 21	Ferrum phosphoricum Natrium chloratum Zincum chloratum
– wächsern	Nr. 2	Calcium phosphoricum

▼

▲

Symptom	Mineralstoffe	
Gesichtshaut		
– bräunlich-gelb	Nr. 6	Kalium sulfuricum
– grau	Nr. 5	Kalium phosphoricum
– grünlich-gelblich (v.a. um Kinn)	Nr. 10	Natrium sulfuricum
– ocker	Nr. 6	Kalium sulfuricum
– Verfärbung alabasterweiß (wie Gips)	Nr. 12	Calcium sulfuricum

► **Tab. 9.2 Sichtbare** Hautsymptome.

Symptom	Mineralstoffe	
Abschuppung, mehlartig	Nr. 4	Kalium chloratum
Abschürfung	Nr. 3	Ferrum phosphoricum
Absonderung		
– blutig	Nr. 3 Nr. 5 Nr. 12	Ferrum phosphoricum Kalium phosphoricum Calcium sulfuricum
– eitrig, dick, gelb	Nr. 9 Nr. 11 Nr. 12	Natrium phosphoricum Silicea Calcium sulfuricum
– bei Entzündungen, nässend	Nr. 3 Nr. 10 Nr. 12 Nr. 24	Ferrum phosphoricum Natrium sulfuricum Calcium sulfuricum Arsenum iodatum
– faserstoffhaltig, weiß oder weißgrau, fadenziehend	Nr. 4	Kalium chloratum
– fettig	Nr. 9	Natrium phosphoricum
– gelatineartig, salzig brennend	Nr. 8	Natrium chloratum
– glasig	Nr. 8	Natrium chloratum
– unter Hautoberfläche	Nr. 12	Calcium sulfuricum
– schmierig, schleimig, übelriechend	Nr. 5	Kalium phosphoricum
– wässrig	Nr. 8 Nr. 12	Natrium chloratum Calcium sulfuricum
– weiß, weißgrau, nicht schleimig	Nr. 4	Kalium chloratum

▼

Symptom	Mineralstoffe	
Abszess		
– Eiter, grünlich	Nr. 9 Nr. 11 Nr. 12	Natrium phosphoricum Silicea Calcium sulfuricum
– Eiter, wässrig	Nr. 8 Nr. 9 Nr. 10 Nr. 11 Nr. 12	Natrium chloratum Natrium phosphoricum Natrium sulfuricum Silicea Calcium sulfuricum
– verhärtet	Nr. 1 Nr. 9 Nr. 11 Nr. 12	Calcium fluoratum Natrium phosphoricum Silicea Calcium sulfuricum
– Vorbeugung	Nr. 9	Natrium phosphoricum
Akne (vor allem die in tieferen Schichten liegenden härteren Knoten)	Nr. 3 Nr. 4 Nr. 9 Nr. 12	Ferrum phosphoricum Kalium chloratum Natrium phosphoricum Calcium sulfuricum
Altersfleck	Nr. 6	Kalium sulfuricum
Angiom (Aneurysma spongiosum)	Nr. 5 Nr. 6 Nr. 8 Nr. 10	Kalium phosphoricum Kalium sulfuricum Natrium chloratum Natrium sulfuricum
Augapfel, deutlich betont	Nr. 14	Kalium bromatum
Augen		
– bräunlich-schwärzliche Verfärbung rund um die Augen	Nr. 1	Calcium fluoratum
– entzündet, rot	Nr. 3 Nr. 8	Ferrum phosphoricum Natrium chloratum
– milchig-bläulich, Sklera	Nr. 4	Kalium chloratum
– ocker, Sklera	Nr. 6	Kalium sulfuricum
– verschwollen	Nr. 10	Natrium sulfuricum
Augenentzündung, akut	Nr. 3 Nr. 8	Ferrum phosphoricum Natrium chloratum

▲

Symptom	Mineralstoffe	
Augenlid		
– Entzündung	Nr. 3	Ferrum phosphoricum
– Gelatineglanz	Nr. 8	Natrium chloratum
– geschwollen	Nr. 10	Natrium sulfuricum
– milchig-rötliche bis milchig-bläuliche Verfärbung	Nr. 4	Kalium chloratum
– schmieriger	Nr. 8	Natrium chloratum
– Schwellung, Tränensack	Nr. 10	Natrium sulfuricum
– Verschluss, verklebt	Nr. 4	Kalium chloratum
Augenwinkel, innen, betonter weißer Knorpel	Nr. 21	Zincum chloratum
Ausschlag		
– um den Mund	Nr. 3 Nr. 8	Ferrum phosphoricum Natrium chloratum
– nässend	Nr. 12 Nr. 24	Calcium sulfuricum Arsenum iodatum
Beule, akut	Nr. 3	Ferrum phosphoricum
Bindehautentzündung (Konjunktivitis)	Nr. 3 Nr. 11	Ferrum phosphoricum Silicea
Bläschen		
– grünlich-gelblicher, wässriger Inhalt	Nr. 10	Natrium sulfuricum
– wässrig (Mund, Lippe)	Nr. 8	Natrium chloratum
Blase		
– nach Verbrennungen	Nr. 3 Nr. 8	Ferrum phosphoricum Natrium chloratum
– wässrig	Nr. 8	Natrium chloratum
– blutig	Nr. 3 Nr. 5 Nr. 8	Ferrum phosphoricum Kalium phosphoricum Natrium chloratum
– gelblich-grünlicher Inhalt	Nr. 10	Natrium sulfuricum
Blässe		
– milchig	Nr. 4	Kalium chloratum
– wächsern	Nr. 2	Calcium phosphoricum
– weiß wie die Wand	Nr. 12	Calcium sulfuricum
Blepharitis (Lidrandentzündung)	Nr. 3 Nr. 8	Ferrum phosphoricum Natrium chloratum
Brandblase	Nr. 3 Nr. 8	Ferrum phosphoricum Natrium chloratum

▼

▲

Symptom	Mineralstoffe	
Brillenhämatom (Bluterguss in den Augenlidern), Boxerauge	Nr. 3 Nr. 11	Ferrum phosphoricum Silicea
Dehnungsstreifen	Nr. 1 Nr. 11	Calcium fluoratum Silicea
Dekubitus (Druckgeschwür)	Nr. 5 Nr. 8	Kalium phosphoricum Natrium chloratum
Ekzem, juckend	Nr. 6 Nr. 10	Kalium sulfuricum Natrium sulfuricum
Entzündung		
– akut	Nr. 3	Ferrum phosphoricum
– Ausheilung	Nr. 3 Nr. 5 Nr. 8	Ferrum phosphoricum Kalium phosphoricum Natrium chloratum
– chronisch durch Gewebsirritation	Nr. 2 Nr. 3	Calcium phosphoricum Ferrum phosphoricum
– chronisch durch Übersäuerung	Nr. 3 Nr. 9	Ferrum phosphoricum Natrium phosphoricum
– eitrig, chronisch	Nr. 3 Nr. 12	Ferrum phosphoricum Calcium sulfuricum
Erfrierung Hände, Füße, Nase	Nr. 10	Natrium sulfuricum
– Schmerzen	Nr. 3 Nr. 10	Ferrum phosphoricum Natrium sulfuricum
Erysipel (Rotlauf, Gesichtsrose, Wundrose, meistens mit hohem Fieber)	Nr. 3 Nr. 10	Ferrum phosphoricum Natrium sulfuricum
Ferrum-Röte (warme rote Stellen im Gesicht)	Nr. 3	Ferrum phosphoricum
Fettglanz (stumpfer Glanz auf Stirn, Nasenrücken)	Nr. 9	Natrium phosphoricum
Finger, geschwollen	Nr. 10	Natrium sulfuricum
Fingergelenke, geschwollen	Nr. 8 Nr. 16	Natrium chloratum Lithium chloratum
Fingernägelkauen (Kinder)	Nr. 7	Magnesium phosphoricum
Fingerspitzen		
– rissig	Nr. 1	Calcium fluoratum
– wund	Nr. 3	Ferrum phosphoricum
Firnisglanz (fein glänzende, hauchfeine Schicht)	Nr. 1	Calcium fluoratum
Fistel		
– allgemein	Nr. 12	Calcium sulfuricum
– eitrig	Nr. 12	Calcium sulfuricum
– entzündet	Nr. 3	Ferrum phosphoricum

▼

▲

Symptom	Mineralstoffe	
– hektischer	Nr. 7	Magnesium phosphoricum
– karmesinrot, talergroß auf den Wangen, rechts und links vom Nasenflügel	Nr. 7	Magnesium phosphoricum
Fuß		
– Geschwür, offen	Nr. 10 Nr. 12	Natrium sulfuricum Calcium sulfuricum
– Wundrand entzündet	Nr. 3	Ferrum phosphoricum
Fußsohle		
– Hornhaut	Nr. 1	Calcium fluoratum
– juckend	Nr. 9 Nr. 10	Natrium phosphoricum Natrium sulfuricum
– rissig schmerzend	Nr. 1 Nr. 3	Calcium fluoratum Ferrum phosphoricum
Gelatineglanz, Ober-/ Unterlid	Nr. 8	Natrium chloratum
Geschwür		
– eitrig	Nr. 9 Nr. 11 Nr. 12	Natrium phosphoricum Silicea Calcium sulfuricum
– entzündet schmerzend	Nr. 3	Ferrum phosphoricum
Gesicht, aufgeschwemmt	Nr. 8	Natrium chloratum
Gesichtsrötung		
– bläulich-rot	Nr. 10	Natrium sulfuricum
– Fettglanz, stumpf	Nr. 9	Natrium phosphoricum
– Firnisglanz	Nr. 1	Calcium fluoratum
– Gelatineglanz	Nr. 8	Natrium chloratum
– karmesinrot	Nr. 7	Magnesium phosphoricum
– warm, rot	Nr. 3	Ferrum phosphoricum
Hände		
– leicht zittrig	Nr. 2 Nr. 11	Calcium phosphoricum Silicea
– rissige	Nr. 1 Nr. 3	Calcium fluoratum Ferrum phosphoricum
– trockene, fettarm	Nr. 9	Natrium phosphoricum
– trockene, feuchtigkeitsarm	Nr. 8	Natrium chloratum
Herpes simplex (Fieberblasen)		
– Eiterbildung	Nr. 9 Nr. 11 Nr. 12	Natrium phosphoricum Silicea Calcium sulfuricum

▼

Symptom	Mineralstoffe	
– Krankheitsabklang, Verkrustung	Nr. 3 Nr. 5 Nr. 8 Nr. 10	Ferrum phosphoricum Kalium phosphoricum Natrium chloratum Natrium sulfuricum
– Krankheitsbeginn	Nr. 3 Nr. 8 Nr. 10 Nr. 11	Ferrum phosphoricum Natrium chloratum Natrium sulfuricum Silicea
– Krankheitshöhepunkt	Nr. 3 Nr. 5 Nr. 8 Nr. 10 Nr. 12 Nr. 26	Ferrum phosphoricum Kalium phosphoricum Natrium chloratum Natrium sulfuricum Calcium sulfuricum Selenium
Kinn, bräunlich-gelbliche Farbe, ocker	Nr. 6	Kalium sulfuricum
Kupferfinne (Blutfülle und Wucherungen an Nase und ihrer Umgebung)	r. 10 Nr. 12	NNatrium sulfuricum Calcium sulfuricum
Lichtdermatose	Nr. 10	Natrium sulfuricum
Lipome (Fettgeschwulst)	Nr. 9	Natrium phosphoricum
Lippenfältchen (senkrechte Fältchen über der Oberlippe)	Nr. 9	Natrium phosphoricum
Mitesser	Nr. 9	Natrium phosphoricum
Mundwinkel		
– eingerissen, Entzündung	Nr. 1 Nr. 3	Calcium fluoratum Ferrum phosphoricum
– rissig	Nr. 1	Calcium fluoratum
– Zucken	Nr. 11	Silicea
Nasenflügel, Einriss	Nr. 1	Calcium fluoratum
Oberlippe, über der Oberlippe milchig	Nr. 4	Kalium chloratum
Ohr, warmes, rotes	Nr. 3	Ferrum phosphoricum
Pigmentierung, Störung, Regulierung	Nr. 6	Kalium sulfuricum
Pigmentflecken	Nr. 6	Kalium sulfuricum
Poren, große	Nr. 8	Natrium chloratum
Quaddel (nach Insektenstich oder durch Brennnesseln)	Nr. 2 Nr. 8	Calcium phosphoricum Natrium chloratum
Rötung		
– bläulich-rötlich	Nr. 10	Natrium sulfuricum
– karmesinrot	Nr. 7	Magnesium phosphoricum
– milchig-rötlich	Nr. 4	Kalium chloratum
– warm	Nr. 3	Ferrum phosphoricum

▲

Symptom	Mineralstoffe	
Schläfe, eingefallene	Nr. 5	Kalium phosphoricum
Schlupflid	Nr. 22	Calcium carbonicum
Tränensack, geschwollener	Nr. 10	Natrium sulfuricum
Überbein	Nr. 1	Calcium fluoratum
Unterlagerung (Talg)	Nr. 9 Nr. 27	Natrium phosphoricum Kalium bichromicum
Verlegenheitsröte	Nr. 7	Magnesium phosphoricum
Vitiligo (Weißfleckenkrankheit)	Nr. 4 Nr. 6 Nr. 12 Nr. 19	Kalium chloratum Kalium sulfuricum Calcium sulfuricum Cuprum arsenicosum
Windeldermatitis	Nr. 3 Nr. 9	Ferrum phosphoricum Natrium phosphoricum
Wunde, allgemein	Nr. 3	Ferrum phosphoricum
Wundheilung, verzögert	Nr. 3 Nr. 5 Nr. 8 Nr. 9 Nr. 12	Ferrum phosphoricum Kalium phosphoricum Natrium chloratum Natrium phosphoricum Calcium sulfuricum
Wundränder, nekrotische	Nr. 5	Kalium phosphoricum

► **Tab. 9.3 Haare, Kopfhaut.**

Symptom	Mineralstoffe	
Haare		
– dünn	Nr. 1 Nr. 11	Calcium fluoratum Silicea
– ergrauend	Nr. 6	Kalium sulfuricum
– fettarm, trocken	Nr. 9	Natrium phosphoricum
– fettig	Nr. 9	Natrium phosphoricum
– ohne „Schwung“ und ohne „Volumen“	Nr. 5 Nr. 9	Kalium phosphoricum Natrium phosphoricum
– spröde, trocken	Nr. 8	Natrium chloratum
Haarausfall	Nr. 9 Nr. 10 Nr. 11 Nr. 21	Natrium phosphoricum Natrium sulfuricum Silicea Zincum chloratum
– total (Kopf, Wimpern, Augenbrauen)	Nr. 21	Zincum chloratum

▼

▲

Symptom	Mineralstoffe	
Haarwuchs, mangelnder	Nr. 1	Calcium fluoratum
	Nr. 5	Kalium phosphoricum
	Nr. 8	Natrium chloratum
	Nr. 11	Silicea
	Nr. 21	Zincum chloratum
Kahlköpfigkeit	Nr. 9	Natrium phosphoricum
	Nr. 11	Silicea
	Nr. 21	Zincum chloratum

10 Repertorium – emotionale Belastungen

Emotionen haben im Leben des Menschen eine große Bedeutung. Sie beeinflussen nicht nur die Handlungen, meistens handelt der Mensch nach den Gefühlen und der Verstand wird dann zum Gehilfen, für die Handlungen, Gründe oder Erklärungen zu finden. Das alles findet unter dem wohlbekannten Prozess der Rationalisierung statt. Die folgende Aufzählung (► Tab. 10.1) dient als Übersicht und Hilfe, über einseitige oder belastende Emotionen einen Schlüssel zum entsprechenden Mineralstoff und damit zu den entsprechenden charakterlichen Strukturen zu bekommen.[11] Hinter den Gefühlen steckt immer ein intrapersonales Geschehen, das enträtselt werden muss. Sei es auch nur, dass eine körperliche Belastung gefunden wird, wie durch einseitigen Genuss bestimmter Nahrungsmittel, die dann extreme Gefühlsereignisse auslösen können (z.B. Gewürze).

► **Tab. 10.1 Emotionale Belastungen**

Gefühl	Mineralstoff		Erläuterung
abgespannt	Nr. 5	Kalium phosphoricum	
angefressen	Nr. 9	Natrium phosphoricum	
angeschlagen	Nr. 5 Nr. 1	Kalium phosphoricum Calcium fluoratum	im Gemüt im Selbstwert
angespannt	Nr. 1 Nr. 7 Nr. 2	Calcium fluoratum Magnesium phosphoricum Calcium phosphoricum	Sehnen Nerven Muskeln
Angst			
– vor Bedrohungen	Nr. 2	Calcium phosphoricum	existenziell
– vor Beschämung	Nr. 7	Magnesium phosphoricum	
– vor Blamage	Nr. 7	Magnesium phosphoricum	
– Existenzangst	Nr. 2	Calcium phosphoricum	
– vor der Enge	Nr. 2	Calcium phosphoricum	Umklammerung
– vor engen Räumen	Nr. 6	Kalium sulfuricum	
– vor Spott	Nr. 7	Magnesium phosphoricum	
– vor Verunsicherung	Nr. 1	Calcium fluoratum	Selbstwert
antriebslos	Nr. 5 Nr. 14	Kalium phosphoricum Kalium bromatum	
apathisch	Nr. 5	Kalium phosphoricum	

▼

11 Feichtinger T: Psychosomatik in der Biochemie nach Dr. Schüßler. Stuttgart: Karl F. Haug: 2005.

Gefühl	Mineralstoff		Erläuterung
ärgerlich/Ärger	Nr. 6	Kalium sulfuricum	
atemlos	Nr. 6	Kalium sulfuricum	
aufbrausend	Nr. 10	Natrium sulfuricum	
aufgeregt	Nr. 6 Nr. 7	Kalium sulfuricum Magnesium phosphoricum	Unruhe im Bauch Lampenfieber
aufmerksam	Nr. 6	Kalium sulfuricum	nach außen – übertrieben
aufreibend	Nr. 3	Ferrum phosphoricum	
ausgebrannt	Nr. 5	Kalium phosphoricum	Burn out
ausgleichend	Nr. 11	Silicea	Aus Angst vor Konflikten
autoaggressiv	Nr. 6 Nr. 8 Nr. 9 Nr. 10	Kalium sulfuricum Natrium chloratum Natrium phosphoricum Natrium sulfuricum	Ärger schmollen Enttäuschung wütend – Wut
beeindruckend	Nr. 1	Calcium fluoratum	übertrieben
cholerisch	Nr. 10	Natrium sulfuricum	
depressiv	Nr. 9 Nr. 5	Natrium phosphoricum Kalium phosphoricum	Säure Erschöpfung
eingeigelt	Nr. 12	Calcium sulfuricum	
enttäuscht	Nr. 8	Natrium chloratum	
entzündlich	Nr. 3	Ferrum phosphoricum	reibt sich an allem
erschöpft	Nr. 5	Kalium phosphoricum	
exaltiert	Nr. 4	Kalium chloratum	
festgefahren	Nr. 8	Natrium chloratum	
frustriert	Nr. 8	Natrium chloratum	
gebeugt	Nr. 1 Nr. 15	Calcium fluoratum Kalium iodatum	Haltung
gedrückt	Nr. 9	Natrium phosphoricum	
gefühlsbetont	Nr. 4	Kalium chloratum	
gehässig	Nr. 10	Natrium sulfuricum	
geladen	Nr. 3	Ferrum phosphoricum	
gelähmt	Nr. 5	Kalium phosphoricum	ein Gefühl, als man gelähmt wäre
genervt, gereizt	Nr. 11	Silicea	
geschockt	Nr. 12	Calcium sulfuricum	
grantig	Nr. 9	Natrium phosphoricum	
harmonisierend	Nr. 11	Silicea	
Hass	Nr. 10	Natrium sulfuricum	

▲

Gefühl	Mineralstoff		Erläuterung
heftig	Nr. 3	Ferrum phosphoricum	in der Auseinandersetzung
heiß gelaufen	Nr. 3	Ferrum phosphoricum	reibt sich
hungrig	Nr. 9 Nr. 2 Nr. 5	Natrium phosphoricum Calcium phosphoricum Kalium phosphoricum	Heißhunger nach Kontakt diffus
imponierend	Nr. 1	Calcium fluoratum	übertrieben
intensiv	Nr. 3	Ferrum phosphoricum	in der Auseinandersetzung
klammernd	Nr. 2	Calcium phosphoricum	Existenzangst
Klaustrophobie	Nr. 6	Kalium sulfuricum	
konfliktscheu	Nr. 11	Silicea	
lauernd	Nr. 2 Nr. 6 Nr. 10	Calcium phosphoricum Kalium sulfuricum Natrium sulfuricum	wegen Bedrohungen wegen Erwartungen wegen Missachtung von Anordnungen
maßlos	Nr. 2 Nr. 9	Calcium phosphoricum Natrium phosphoricum	Existenzangst, drückend
matt	Nr. 9	Natrium phosphoricum	
menschenscheu	Nr. 5 Nr. 12	Kalium phosphoricum Calcium sulfuricum	
minderwertig	Nr. 1	Calcium fluoratum	
missmutig	Nr. 7	Magnesium phosphoricum	
misstrauisch	Nr. 2	Calcium phosphoricum	
mutlos	Nr. 5	Kalium phosphoricum	
nervig	Nr. 11	Silicea	
niedergedrückt	Nr. 9 Nr. 5	Natrium phosphoricum Kalium phosphoricum	durch Säure erschöpft
panisch	Nr. 8 Nr. 12 Nr. 2	Natrium chloratum Calcium sulfuricum Calcium phosphoricum	allergisch geschockt traumatisiert
passiv	Nr. 3	Ferrum phosphoricum	
Platzangst	Nr. 5	Kalium phosphoricum	Agoraphobie
resignierend	Nr. 8 Nr. 9 Nr. 5	Natrium chloratum Natrium phosphoricum Kalium phosphoricum	schmollend sauer ohne Energie
ruhelos	Nr. 15	Kalium iodatum	gefühlsmäßig unter Druck
ruhelos	Nr. 22	Calcium carbonicum	willentlich unter Druck
„satt"	Nr. 10	Natrium sulfuricum	
sauer	Nr. 9	Natrium phosphoricum	
sentimental	Nr. 4	Kalium chloratum	
starr	Nr. 1	Calcium fluoratum	

▼

▲

Gefühl	Mineralstoff		Erläuterung
stressig	Nr. 2 Nr. 15 Nr. 14 Nr. 1	Calcium phosphoricum Kalium iodatum Kalium bromatum Calcium fluoratum	ist auf Reaktionen aus aufgedreht unruhig ist auf Applaus aus
„süchtig" nach			
– Alkohol	Nr. 8	Natrium chloratum	als Hilfe
– Bewegung	Nr. 2	Calcium phosphoricum	
– Bitterem	Nr. 10	Natrium sulfuricum	
– Einsamkeit	Nr. 5	Kalium phosphoricum	Flucht vor der Welt
– Entspannung	Nr. 8	Natrium chloratum	
– Essig	Nr. 2	Calcium phosphoricum	
– Fisch	Nr. 2	Calcium phosphoricum	Eiweißbedarf
– Fleisch	Nr. 2 Nr. 3	Calcium phosphoricum Ferrum phosphoricum	Eiweißbedarf Eisenbedarf
– frischer Luft	Nr. 6	Kalium sulfuricum	
– Geräuchertem	Nr. 2	Calcium phosphoricum	
– Kaffee	Nr. 3 Nr. 7	Ferrum phosphoricum Magnesium phosphoricum	 reduziert das Verlangen
– Kakao	Nr. 7	Magnesium phosphoricum	
– Mehlspeisen	Nr. 9	Natrium phosphoricum	
– Milch	Nr. 2	Calcium phosphoricum	
– Nikotin	Nr. 7	Magnesium phosphoricum	reduziert das Verlangen
– Nüssen	Nr. 5	Kalium phosphoricum	
– Salz (Kochsalz)	Nr. 8	Natrium chloratum	nach Salzigem
– Saurem	Nr. 9	Natrium phosphoricum	Säure!
–Schokolade	Nr. 7	Magnesium phosphoricum	
– stark gewürzten Speisen	Nr. 8	Natrium chloratum	
– Süßigkeiten	Nr. 9	Natrium phosphoricum	
teilnahmslos	Nr. 5	Kalium phosphoricum	
theatralisch	Nr. 4	Kalium chloratum	
traurig	Nr. 9 Nr. 8	Natrium phosphoricum Natrium chloratum	niedergedrückt enttäuscht. frustriert
überdreht	Nr. 4 Nr. 15	Kalium chloratum Kalium iodatum	im Gefühlshaushalt Schilddrüse
überfordert	Nr. 5	Kalium phosphoricum	
überschwänglich	Nr. 4	Kalium chloratum	
übertreibend	Nr. 9	Natrium phosphoricum	

▼

▲

Gefühl	Mineralstoff		Erläuterung
unflexibel	Nr. 1	Calcium fluoratum	
unruhig	Nr. 14	Kalium bromatum	
unsicher	Nr. 1 Nr. 7	Calcium fluoratum Magnesium phosphoricum	Selbstwert verlegen
verärgert	Nr. 6	Kalium sulfuricum	
verkapselt	Nr. 12	Calcium sulfuricum	
verkrampft	Nr. 2	Calcium phosporicum	Muskeln
verkrampft	Nr. 7	Magnesium phosphoricum	Nerven
verlegen	Nr. 7	Magnesium phosphoricum	
verschlossen	Nr. 12	Calcium sulfuricum	
verschnupft	Nr. 8	Natrium chloratum	
verzagt	Nr. 5	Kalium phosphoricum	
verzweifelt	Nr. 5	Kalium phosphoricum	energielos
verzweifelt	Nr. 14 Nr. 15	Kalium bromatum Kalium iodatum	Unruhe niedergedrückt, depressiv
vorwurfsvoll	Nr. 10	Natrium sulfuricum	
wachsam	Nr. 6	Kalium sulfuricum	100 000 Antennen
wechselhaft	Nr. 7	Magnesium phosphoricum	himmelhoch jauchzend – zu Tode betrübt
wehmütig	Nr. 6	Kalium sulfuricum	am späten Nachmittag
weinerlich	Nr. 5 Nr. 15	Kalium phosphoricum Kalium iodatum	aus Energiemangel wegen Nieder-geschlagenheit
wertlos	Nr. 5	Kalium phosphoricum	
Wut	Nr. 10	Natrium sulfuricum	
Zorn	Nr. 10	Natrium sulfuricum	

11 Über die Autoren – weitere Informationen

Thomas Feichtinger

Mineralstoffe nach Dr. Schüßler: Einzelberatung, Vorträge, Seminare, Ausbildung
Energiefeld des Menschen: Einzelberatung, Vorträge, Seminare
Persönlichkeitsbildung: Krisenintervention, Einzelberatung, Supervision, Seminare

Mag. pharm. Susana Niedan-Feichtinger

Mineralstoffe nach Dr. Schüßler: Einzelberatung, Vorträge, Seminare, spezielle Einführung für Apotheker, Ausbilderin und Referentin der GBA
Im Rahmen der Apotheke: Arzneimittelberatung, Homöopathie, Blütenessenzen nach Dr. Bach, Hausapotheke, Naturheilweisen

Vorträge, Seminare, Ausbildung, Auskünfte

Gesellschaft für Biochemie nach Dr. Schüßler und Antlitzanalyse

Die Gesellschaft hat es sich zur Aufgabe gemacht, die von Dr. Schüßler begründete Mineralstofflehre zu pflegen, das Wissen darüber zu verbreiten und die von Kurt Hickethier gegründete Antlitzanalyse weiterzuentwickeln und zu fördern.
Caspar-Vogl-Straße 8
A-5700 Zell am See
Tel. 00 43/(0)6542/53810
Fax. 00 43/ (0)6542/53810-500
E-Mail: gba@gba.at

Adler Pharma

Die Adler Pharma ist ein Arzneimittelgroßhandel und spezialisiert auf die Biochemie nach Dr. Schüßler und die Produktion von Mineralstoff-Salben, -Gelen und -Cremegelen sowie von Mineralstoff-Körperprodukten. Eine umfangreiche Informationsplattform zur Biochemie nach Dr. Schüßler bietet Ihnen die Homepage der Adler Pharma:
Homepage: www.adler-pharma.at
E-Mail: adler-pharma@schuessler-mineralstoffe.at
Tel: 0043/(0)6542/550-44
Fax: 0043/(0)6542/550-444

12 Schüßler-Salz-Produkte

Immer mehr Menschen reagieren allergisch auf Duftstoffe, auf Stoffe aus der High-Tech-Kosmetik und andere Wirkstoffe aus der Kosmetikindustrie.
Die biochemische Körperpflege der Adler Pharma zeichnet sich dadurch aus, dass die Produkte frei von künstlichen Duftstoffen, Parabenen, Triethanolamin, Mineralölprodukten wie Vaselin und Paraffin sind.

Es wird darauf Wert gelegt, dass die Produkte gut vertragen werden, alle Produkte sind dermatologisch getestet. Tragen Sie die Körperpflegeprodukte dünn auf und massieren Sie sie dann gut in die Haut ein. Danach kann, wenn es gewünscht wird, ein weiteres Auftragen erfolgen.

Die Mineralstoffe nach Dr. Schüßler sind hochwirksame Stoffe. Deshalb können Erstreaktionen entstehen, die sich aber von Unverträglichkeitsreaktionen gut unterscheiden lassen. Fragen Sie Ihren Therapeuten, Mineralstoffberater bzw. Apotheker, wenn sich Reaktionen bei Ihnen zeigen. Es hat sich gezeigt, dass bei konsequenter weiterer Anwendung des Produktes diese Reaktionen nach einiger Zeit (ein bis zwei Wochen) von selbst wieder vergehen, ähnlich der Reaktion bei der Einnahme der Mineralstoffe. Sind die Reaktionen überwunden, ist ein wesentlicher Schritt zu neuem Wohlbefinden getan.

Nachstehend einige Produkte, die Schüßler-Salze enthalten und als ergänzende Mittel angewendet werden können.

BaseDent, basische Zahnpasta

Ein Produkt, das schon vielen geholfen hat, mit Zahnfleischbluten und Zahnfleischschwund zurecht zu kommen. Die Zahncreme enthält keine hoch dosierten Fluoridsalze, sondern hoch verdünntes Calciumfluorid Nr. 1. Ohne Menthol, daher homöopathieverträglich, basischer pH-Wert.

Hand & Nail-Lotion

Hand & Nail, eine Handcreme im Spender, die rasch in die Haut einzieht, bei aufgesprungenen und schmerzenden Fingerkuppen. Die Lotion unterstützt den Aufbau einer glatten Nagelstruktur und reguliert mit hoch verdünnten Mineralstoffen die Hautpigmentierung.

Körpercreme Regeneration

Fördert die Elastizität der Haut, stützt das Bindegewebe und reguliert die Pigmentierung der Haut.

Tendiva Körperlotion

Die tägliche Feuchtigkeitspflege mit Mineralstoffen für die junge Haut enthält keine Duftstoffe.

Körpercreme Evocell

Bei Cellulite, strafft das Bindegewebe und steigert die Elastizität der Haut, enthält keine Duftstoffe. Sie hat ebenfalls, wie die Körpercreme einen hohen Anteil an wertvollem Olivenöl.

Massageöl

Das Massageöl festigt das Bindegewebe, wirkt entspannend auf den Bewegungsapparat und die Muskulatur. Es beugt Schwangerschaftsstreifen vor, enthält keine Duftstoffe.

Pre und After Sun

Stärkt sonnenempfindliche Haut vor dem Sonnenbad, danach ist es ein After Sun Gel, das Aloe Vera enthält. Ohne Duftstoffe. Achtung: Ohne Sonnenschutzfaktor!

Dusch'n Fun Duschgel

Das Duschgel kann auch als Haarshampoo und Badezusatz verwendet werden. Es belebt Haut und Haare und unterstützt deren Schutzfunktion.

Lippenpflege

Lippenbalsam mit Mineralstoffen und Panthenol: Bei trockenen, rissigen oder aufgesprungenen und zu Bläschen neigenden Lippen.

Lippencreme in einer Tube mit Applikator. Neben den hochverdünnten Mineralstoffen, die im Lippenbalsam enthalten sind, zeichnet sich die Lippencreme durch besondere Pflegeeigenschaften der Rohstoffe aus.

Pre Sport Gel Regidol

Dieses fettfreie Gel zur Vorbereitung von Muskulatur und Gelenken vor sportlicher Betätigung.

After Sport Lotion Regidol

Die After Sport Lotion versorgt den Bewegungsapparat mit den für die Regeneration erforderlichen hoch verdünnten Mineralstoffen nach dem Sport: enthält Lavendel- und Rosmarinöl.

Gelenkecreme Regidol

Die Zusammensetzung der Regidol Gelenkecreme ist darauf ausgerichtet, eine Gelenkepflege mit den entsprechenden hoch verdünnten Mineralstoffen zu ermöglichen. Die Gelenkecreme ist eine Allroundcreme für die Regeneration von Gelenken, wirkt unterstützend bei allen degenerativen Gelenksbeschwerden.

12.1 Adler Ortho

Adler Ortho Kapseln, die Nährstoffkombinationen zu den Schüßler-Salzen. Nachfolgend eine Übersicht (▶Tab. 12.1).

▶ **Tab. 12.1** Übersicht der Nährstoffkombinationen.

Nummer	Bereich	Anwendungsgebiet
Adler Ortho Nr. 1	Elastizität	Haut, Haare, Nägel, elastische Adern, Sehnen, Bänder, Kariesschutz
Adler Ortho Nr. 2	Knochen	Knochen(-brüche), Osteoporose (+Adler Ortho Nr.9), Wechselbeschwerden, Wachstumsschmerzen, Muskelkrämpfe
Adler Ortho Nr. 3	Blut	Antioxidans, Blutaufbau, Konzentrations- u. Merkfähigkeit, Steigerung der Abwehrkraft
Adler Ortho Nr. 4	Bindegewebssubstanz	Bindegewebsaufbau, vorbeugend bei Arteriosklerose, Hautgrieß, Couperose/Besenreiser
Adler Ortho Nr. 5	Energie	Erschöpfung, Nerven / Gehirn, Lernleistung (+Adler Ortho Nr. 3), Regeneration (+Adler Ortho Nr. 3)
Adler Ortho Nr. 6	Kohlenhydratstoffwechsel	Schadstoffe in Verbindung mit der Haut, begleitend bei chron. Hautkrankheiten, Pigmentstörung, Bauchspeicheldrüse (Völlegefühl)
Adler Ortho Nr. 7	Herz	Stress (+Adler Ortho Nr. 5), Leistung – körperlich (Sport), Schlaf-Wach-Rhythmus
Adler Ortho Nr. 8	Knorpelaufbau	Flüssigkeitshaushalt, Allergien, Geruch, Geschmacksinn, Schleimhautaufbau, „Schlundbrennen" (brennt herauf), Schwermetallausscheidung
Adler Ortho Nr. 9	Säure-Basen-Haushalt	Sodbrennen (unten), begleitend bei Gastritis, Pickel, Akne, Lymphknotenschwellung, Rheuma, Gicht
Adler Ortho Nr. 10	Leber (entgiften)	Schadstoffausscheidung (in Verbindung mit Leberbelastungen), Verdauungsbeschwerden, begleitend bei Diabetes Typ II, bei Cholesterin vorbeugend
Adler Ortho Nr. 11	Brüchigkeit	brüchige Haut, Haare, Nägel – Aufbau, Bindegewebestruktur (+ Adler Ortho Nr. 4), Dehnungsrisse des Bindegewebes (+Adler Ortho Nr. 1 und evtl. Adler Ortho Nr. 4), Faltenbildung
Adler Ortho Nr. 12	es stockt, sitzt fest	Fördert und startet den Schadstoff-, Eiweiß- und Säureabbau; Cellulite, Myogelosen, zu Beginn bei Blockaden beim Abnehmen

Qualität und Anwendung der Adler Ortho Kapseln

Besonders große Mineralstoffmängel werden neben der Einnahme der empfohlenen Schüßler Mischung durch die Gabe der entsprechenden Adler Ortho Nummer unterstützt, damit die Auffüllung dieses großen Mangels rascher geht, oder der Körper rascher umgestimmt wird. Adler Ortho kann auch allein angewendet werden, ohne Kombination mit anderen Maßnahmen.

Mineralstoffverbindung: Wo möglich, wird die gleiche Verbindung, wie die Ursubstanzen der Schüßler-Salze verwendet, also ist meist das jeweilige Makrosalz des entsprechenden Schüßler-Salzes enthalten.

12.2 Entschlackungspaket

Zell Basic Adler Pharma

Eine Mischung von Schüßler-Salzen, das in einem ganz bestimmten Mischungsverhältnis zusammengestellt wurde, es ist ein Pulver zum Einnehmen. Als Trituration (homöopathische Verreibung) ist es ein Arzneimittel, wie auch die Schüßler-Salz-Tabletten. Das Pulver kann eingenommen, oder in Wasser aufgelöst und getrunken werden.

BaseCare Bad

Ein intensiver Ausscheidungsvorgang wird über das Schwitzen erreicht. Das passive Schwitzen hilft, Säuren und Schadstoffe auszuscheiden, z.B. in der Sauna oder beim Baden.

Wird eine Entlastung von Schadstoffen über ein Bad angestrebt, sollte die Badetemperatur über der Körpertemperatur gewählt werden, sie sollte also über 37° C liegen.

Durch die Beimengung geeigneter Mineralstoffe wird im Badewasser ein pH-Wert von mindestens 8 hergestellt. Durch das basische Bad entsteht eine „Lauge“. Der Körper ist gezwungen, diesen pH-Wert des Bades auf den Wert zu senken, der ihm entspricht und dieser liegt bei ungefähr 7,4. Das ist der pH-Wert des menschlichen Blutes. Es entsteht also ein osmotischer Druck durch den die Säuren aus dem Körper ausgeleitet werden.

Zell Basic und oftmaliges Baden mit dem BaseCare erspart beim Abnehmen Hungerattacken, die durch Säurefluten ausgelöst werden. Müdigkeit und Mattigkeit bleiben aus. Durch eine geeignete Trägersubstanz der Mineralstoffe werden die ausgeschiedenen Stoffe im Badewasser sofort gebunden und können nicht mehr von der Haut aufgenommen werden, also nicht mehr rückresorbiert werden.

Angewendet wird es als Vollbad, basisches Sitzbad, basisches Fußbad, basisches Handbad, oder als Maske zur Hautrerinigung.

Stoffwechseltee Adler Pharma

Als wesentlicher Bestandteil einer Entschlackungskur, bzw. unterstützend zum Abnehmen, wird das Trinken von Kräutertees empfohlen.

Der Stoffwechseltee ist so zusammengestellt, dass einerseits eine vermehrte Ausscheidung über die Harnwege zustande kommt, andererseits wird der Zellstoffwechsel angeregt und die Schadstoffausscheidung gefördert. Es werden damit die beiden Ausscheidungswege, Niere und Leber in ihrer Tätigkeit angeregt, aber auch gestärkt.

Hepaxen Adler Pharma

Es geht beim Hepaxen grundsätzlich um eine Ausleitung von Schadstoffen, Säuren, oxidativen Abfallprodukten und Schwermetallen im Rahmen einer Schüßler Begleittherapie.

Zusätzlicher Aspekt: Wenn jemand seinen Schlafplatz auf einer geopathologischen Störzone hat, kann der Körper in der Nacht nicht ausscheiden und regenerieren. Die Schadstoffe sammeln sich und verursachen einen Schlackenstau, parallel dazu wird auch Säure gestaut.

Wird auf Anraten eines Geopathologen der Schlafplatz gewechselt, kommt es oft zu unangenehmen Beschwerden, da der Körper jetzt beginnen kann, auszuscheiden. Schlafstörungen sind das geringere Übel, es kann zu gesundheitlichen Störungen kommen.

13 Literaturverzeichnis und Literaturempfehlungen

Verwendete Literatur

Hickethier K: Sonnerschau: Lehrbuch der Antlitz-Diagnostik: Kemmenau: Charlotte Depke; 1993.

Schleimer J: Salze des Lebens. Stuttgart: Sonntag; 2002.

Schüßler WH: Eine Abgekürzte Therapie: Gegründet auf Histologie und Cellular-Pathologie. Oldenburg: Schulzesche Buchhandlung; 1874.

Empfehlungen Fachbücher

Feichtinger T, Niedan-Feichtinger S, Mandl E: Handbuch der Biochemie. 4. Aufl. Heidelberg: Karl F. Haug; 2006,

Feichtinger T, Niedan-Feichtinger S: Antlitzanalyse in der Biochemie nach Dr. Schüßler, Der Bildatlas. 3. überarb. u. erw. Aufl. Stuttgart: Karl F. Haug; 2007.

Feichtinger T, Niedan, S: Praxis der Biochemie nach Dr. Schüßler. 3. Aufl. Stuttgart: Karl F. Haug; 2003.

Feichtinger T: Psychosomatik in der Biochemie nach Dr. Schüßler. Stuttgart: Karl F. Haug; 2003.

Feichtinger T, Niedan-Feichtinger S, Schulze-Kroening J: Biochemie nach Dr. Schüßler bei Hautkrankheiten und Allergien. Stuttgart: Karl F. Haug; 2005.

Feichtinger T, Niedan-Feichtinger S, Fuchs N: Schüßler-Salze und Nährstoffe. Die zeitgemäße Kombination für die Praxis. Stuttgart: Karl F. Haug; 2007.

Feichtinger T: Biochemie nach Dr. Schüßler für Pferde. Stuttgart: Sonntag; 2004.

Feichtinger T, Niedan-Feichtinger S, Schaub R: Erweiterungsmittel in der Biochemie nach Dr. Schüßler. Stuttgart: Karl F. Haug; 2009.

Empfehlungen Sachbücher

Feichtinger T, Niedan-Feichtinger S: Schüßler-Salze für Körper und Seele. Stuttgart: Karl F. Haug; 2004.

Feichtinger T, Niedan, S: Gesund durchs Jahr mit Schüßler-Salzen. 2. Aufl. Stuttgart: Karl F. Haug; 2002.

Feichtinger T, Niedan-Feichtinger S: Gesund abnehmen mit Schüßler-Salzen. 2. Aufl. Stuttgart: Karl F. Haug; 2008.

Feichtinger T, Niedan-Feichtinger S: Schüßler-Salze für Frauen. 3. Aufl. Stuttgart: Karl F. Haug; 2008.

Fe**ichtinger T, Niedan, S:** Schüßler-Salze für Ihr Kind. Heidelberg: Karl F. Haug; 2001.

Niedan, S: Schüßler-Salze kurz & bündig. Heidelberg: Karl F. Haug; 2001.

Feichtinger T, Niedan-Feichtinger S: Schüßler-Beauty. Stuttgart: Karl F. Haug; 2004.

Feichtinger T, Niedan-Feichtinger S: Schüßler-Salze und Ernährung. Stuttgart: Karl F. Haug; 2005.

Weitere Schüßler-Bücher

Schaub R: Homöopathie – Biochemie nach Dr. Schüßler, eine Gegenüberstellung. Zell am See: FST; 2006.

Feichtinger EM, Niedan B: Die Schüßler Welt von A bis Z, übersichtlich und kompetent, FST: Zell am See; 2007.

14 Sachverzeichnis